AF411263

Les numéros placés après certains mots renvoient au chapitre portant ce nombre.
Ex. : Vitamine 31- renvoie au chapitre 31.

Tous les mots précédés d'une majuscule sont traités dans cet ouvrage. Pour les retrouver se reporter à la table.

"Connais=toi d'abord" = 3

Doit=on manger cru ou cuit?...

ou

L'ART DE RÉAPPRENDRE A MANGER

pour

NE JAMAIS ÊTRE MALADE

PAR

L.-G. RANCOULE

à DINARD (Ille-et-Vilaine)

—

1924

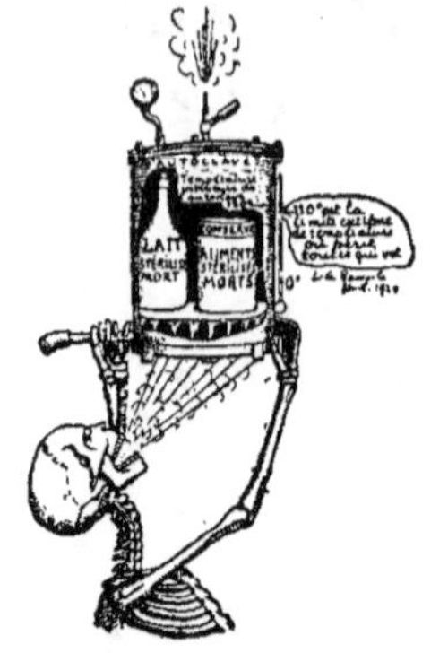

Ami lecteur,

Comme dans un procès cet ouvrage commence par un réquisitoire, continu par un exposé de la cause et se termine par des conclusions dont le fond et les fins se rapportent exclusivement à ce qui paraît de moins en moins intéresser l'humanité moderne, trop occupée qu'elle se montre, au nom du Progrès, à perfectionner les moyens de destruction. Pourtant ce que, à peu près, tout le monde néglige est l'essentiel pour le maintien normal de notre existence et de notre Santé, aussi bien physique que morale. En effet, l'équilibre de toutes nos fonctions biophysiologiques ne peut dépendre que de ce que nous mangeons : la Nourriture étant à la base intrinsèque de notre constitution, aussi bien corporelle que mentale.

C'est pour chercher à résoudre cette prépondérante question vitale — dans toute l'acception du mot — que je présente cet ouvrage au public.

Ai-je réussi ?

A vous maintenant, Ami lecteur, de remplir le rôle de juré et de m'adresser votre jugement pour clore ce procès.

Rancoule

Juillet 1924.

« Le Clos Saint-Jean ».
Dinard, le 21 Juillet 1924.

PREMIÈRE PARTIE

Propos sur l'Alimentation moderne

---

1 Que faut il faire pour bien se porter ? — Posez dans votre entourage la question suivante :

— Comment concevez-vous le meilleur procédé hygiénique *at home* pour protéger le corps humain contre les maladies?

L'unanimité des personnes à qui vous aurez posé cette question vous répondra sans plus réfléchir :

— Posséder une salle de bains !...

C'est, en effet, à quoi maintenant — avec le chauffage central — convergent toutes les ambitions au point de vue de l'Hygiène chez soi.

Ainsi, sans prendre la peine de raisonner, chacun reste persuadé que *pour bien se porter* il suffit de tenir propre son épiderme, sans réfléchir que le principal, le *laboratoire interne,* de qui dépend notre Vie et notre Santé, devrait *tout d'abord* profiter de tous nos soins et attentions; ce qui ne peut être obtenu qu'en lui assurant une *Alimentation normale,* exempte de produits morbides et une *Hygiène absolue des Voies intestinales* qui ne peut être obtenue que par des moyens naturels.

Voici un exemple typique appuyant ce qui précède.

Me trouvant en compagnie d'un brave aubergiste, habitant une ville reconstituée, à N..., un certain jour, au cours d'une conversation sur les meilleurs moyens de nous protéger contre les maladies, il s'écria tout à coup :

— Dans ma cité reconstruite, ni les architectes ni la municipalité n'ont prévu de *Salles de bain,* c'est-à-dire le principal au point de vue de l'hygiène, mais je saurai bien y remédier en faisant tous mes efforts pour qu'on en construise *afin que tout le monde soit à l'abri des maladies.*

A quoi je répondis :

— Avez-vous donc oublié, *Monsieur l'aubergiste,* votre ncble mission qui est de nous restaurer sainement? Ne saviez-vous donc que les maladies dont tout le monde souffre plus ou moins actuellement,

proviennent, pour la plupart, d'une *alimentation anormale*, sophistiquée et mal préparée? Alors pourquoi, en tant que restaurateur
chargé de ce soin, au lieu de vous emballer avec tant d'enthousiasme
sur l'installation de Salles de bains, nécessaires aussi, j'en conviens,
ne vous préoccuperiez plutôt de revenir aux saines traditions d'antan,
ainsi que le faisaient vos prédécesseurs, fiers de leur noble emploi?
Votre rôle consisterait alors à ne plus servir à vos clients d'*Aliments
artificiels* et de *conserves* de toutes sortes, qui sont, comme vous ne
devriez pas l'ignorer, des *Aliments morts* et par conséquent *indigestes
et inassimilables*. Pourquoi, vous, qui vous préoccupez tant à protéger
notre santé, nous servez-vous, sinon pour ne vous donner aucune
peine, des Bouillons et Potages confectionnés avec des Tablettes et
des Cubes, des Plats tout préparés dans des Boîtes de conserves, des
Sauces de toutes espèces que vous extrayez également de boîtes soudées après *stérilisation*, des Entremets, des Crêmes, où le lait et les
œufs sont remplacés par de la farine de Maïs et du Fucus ou de
l'Agar-Agar et les Aromes par de la *Vanillinine* ou autres parfums
de *Synthèse*, des *Confitures* ou des *Sirops* où les fruits ne figurent que
sur les étiquettes, remplacés par des Essences et des Colorants artificiels, *tolérés* par les « Commissions supérieures d'Hygiène », etc. ?
Ignoriez-vous donc que les conserves alimentaires et tous les produits
chimiques que vous donnez à vos clients *pour les restaurer*, dans le
sens le plus exact de ce mot, n'étant plus que des Aliments *sans
valeur pour l'assimilation* — but essentiel de l'Alimentation — vous
êtes donc, vous qui vous piquez d'Hygiène et de Prophylaxie, le
principal auteur du dépérissement lent et continu des pauvres
humains obligés de se nourrir chez vous, et, par conséquence directe,
l'auteur de toutes les maladies qui ne peuvent que surgir inéluctablement, fatalement, à la suite d'un pareil régime alimentaire. A cela
que répondez-vous ?

Mon brave aubergiste, défenseur de l'Hygiène, resta coi... Il
n'avait pas pensé à tout cela... parce que, comme presque tout le
monde, à commencer par les hygiénistes, il l'ignorait complètement !

2 **Les bons et les** Comment, en effet, aurait-il pu penser
mauvais aliments. —   que la santé dépendait *exclusivement* du
résultat d'une « alimentation naturelle » puisque personne ne le lui
avait appris !

Comment aurait-il pu savoir qu'une *assimilation normale* de notre
corps, équivalente comme proportion à la *désassimilation journalière*,
et le *bon fonctionnement* de nos Organes digestifs, sans Putréfactions
ni Intoxications morbides, ne pouvaient dépendre que de l'usage
continu « d'Aliments frais et naturels », *tels que la nature les a créés*,
et non d' « Aliments stérilisés » *dénaturés* et de « Succédanés chimiques » *inertes*, dont l'industrie culinaire nous inonde de plus en plus,
comment, en effet, pouvait-il répondre, puisqu'il n'en savait rien !

Ce ne sera donc que le jour où tout le monde — à commencer par
ceux qui nous soignent — aura bien compris — après l'avoir appris
— que la cause générale qui engendre les maladies et l'impuissance

à les guérir, malgré toutes les drogues toxiques, les « piqûres » et les opérations, remontent à une « alimentation antirationnelle », digne, à peine, pour faire fonctionner une machine — si machine inerte nous étions. — C'est alors que l'on comprendra, enfin, que le véritable remède, *capable de guérir effectivement*, ne peut consister qu'en une modification radicale de l'alimentation actuelle. C'est-à-dire *à revenir* à la « cuisine saine et hygiénique, préparée avec des *produits naturels*, telle qu'on la pratiquait encore il y a quelque cinquante ans, avant que la phobie des microbes et la paresse des cuisinières et cuisiniers, ne fissent intervenir la chimie et la stérilisation dans l'acte principal de notre existence, pour le plus grand malheur qui puisse affliger l'humanité et dont l'aboutissant logique nous conduira au néant de tout.

3 Que valent les Exercices physiques pour la santé ? — D'autres Hygiénistes ne voient le salut pour la Régénération de l'Humanité et la Santé que dans les Exercices physiques qui, tels qu'on les pratique avec excès, s'ils peuvent convenir à certains « Athlètes-nés » font plus de mal que de bien aux êtres de nature chétive, chez qui les Ponogènes (1) engendrées par la Fatigue, créent une Intoxication, quelquefois si grave qu'elle peut faire évoluer avec rapidité, par le milieu favorable qu'elle crée pour les Microbes, des Tuberculoses naissantes qu'une saine hygiène, sagement employée, eût jugulées. Chez d'autres, par l'effort accompli c'est le Cœur qui se détraque (2).

Il résulte que jamais les Exercices physiques brutaux et déprimants, comme on les voit pratiquer actuellement au nom de l'avenir de la race, ne remplaceront les *véritables Exercices physiques naturels*, la Marche, l'Equitation, le Canotage ou la Natation, *complétés*, ce dont personne ne parle, par une Alimentation saine et appropriée aux tempéraments des sujets ; en les alliant avec *des Exercices de massage des Centres nerveux animateurs de nos organes*, notamment des plus faibles, comme je l'indique dans les Tomes I et II de « *Connais-toi d'abord* », et dont la pratique continue aboutit à des résultats de Régénération, saine et normale, du Corps humain au lieu de détraquer notre organisme, comme le font les Sports violents, adoptés, en ce moment, par la jeunesse des deux sexes.

4 Revenons aux Salles à manger confortables. — Au temps jadis, que j'ai connu, le rêve de tout jeune ménage était d'avoir une *salle à manger* en vieux chêne. Ce désir, tout à fait naturel et en rapport avec la loi naturelle de nos besoins physiologiques, était logique et normal. La plus belle pièce de notre logis étant celle où nous consacrons le temps le plus précieux, le plus indispensable au

---

(1) Toxine que la Fatigue engendre et qui s'accumule dans le sang.

(2) Ces lignes étaient écrites depuis longtemps lorsque le Dr Boigey, médecin-chef de l'école de Joinville, fit à l'Académie de Médecine, en mars, avril ou mai de cette année — j'ai oublié de noter la date — une communication sur les perturbations graves que les exercices physiques peuvent avoir sur le Cœur de certains sujets. Cette communication ne fait donc qu'appuyer ma thèse.

maintien de notre existence. Dans une salle à manger bien aménagée
avec un beau service et des sièges confortables, nous nous *restaure-rons* avec un meilleur appétit, donc nous *digérerons mieux* et conséquemment nous *assimilerons mieux*. Résultat : une *meilleure santé*.

Aujourd'hui, la salle à manger n'existe plus, on lui préfère le
Studio, pièce bizarre où, sous prétexte de causer de choses artistiques
ou de littérature, l'on meuble son Cerveau de pensées mal traduites
quand, par surcroît, elles ne sont pas pernicieuses. D'où les « détra-
quements » qui s'en suivent pour ceux — ou celles — qui ne sont pas
artistes-nés.

5 L'Alimentation moderne. — Une gazette de Tunisie, le *Journal
de Sahel* publia, sous la signature de M. Pascal Ory, le 17 mai 1924,
une petite chronique qui m'évite, puisqu'elle correspond à ce que je
pense, de la composer. La voici :

Je me rappelle qu'au temps de ma prime jeunesse, la cuisinière bour-
geoise avait des principes et disait : Pour faire du lait, prenez une vache !...
Depuis, elle a fait connaissance avec un chimiste distingué qui lui a
démontré, au grand dommage de notre chocolat du matin, que pour le
résultat en question, la collaboration des mammifères est tout à fait inutile. On n'a qu'à prendre de la farine, de la fécule de pommes de terre, des
cervelles de mouton, du bicarbonate de soude, de l'acide salycilique, du
bichromate de potasse, du sérum de sang et de l'amidon. On verse dans un
tonneau, on bat le mélange et on sert bien paré. La décoration du contenant fait passer le contenu.

La bière, le vin, les liqueurs sont d'ingénieuses combinaisons chimiques : on fait les sardines, les œufs, le thé, le sucre, le fromage, l'huile, le
vinaigre, le sel, le poivre et la salade, et le ministre de l'Agriculture
n'autorisa-t-il pas, il y a quelques années, la fabrication du café... avec des
figues sèches ? Pauvres de nous !

On crée des confitures de fruits avec des navets et des citrouilles et,
pour leur donner le parfum désiré, on les additionne d'une bonne petite
préparation chimique. Pour faire la plus idéale des essences de prune, par
exemple, rien ne vaut un mélange de glycérine, d'éther acétique, d'éther
butyrique et d'huile de persico. Voilà de quoi satisfaire, il me semble, les
estomacs les plus exigeants.

Que vous faut-il encore ? Des escargots ? Rien n'est plus simple. Les
vieilles coquilles ramassées et nettoyées, on y introduit des petits carrés de
mou de veau bouilli et l'on recouvre de la classique couche de beurre (plutôt de Margarine ou de Cocose) à l'ail et de fines herbes. Et allez donc ! La
Bourgogne n'en fait pas de pareils. Et d'abord la Bourgogne n'en fait plus,
puisque les faux escargots suffisent à la consommation.

En face de cette marée montante de falsifications, que font les pouvoirs
publics ? Pas grand'chose. On vote bien des lois répressives de la fraude,
mais il semble qu'elles n'ont servi jusqu'à présent qu'à créer des postes
d'inspecteurs où les fils à papa ont trouvé la bonne sinécure. Car nos aliments n'ont jamais été aussi truqués que depuis que ces messieurs ont
reçu mission d'y mettre obstacle.

Vous me direz que l'initiative privée est là pour quelque chose. Je vous
crois, certes ! On l'a bien vu quand le Congrès de l'aliment pur a tenu ses
assises.

D'après le titre pompeux de cette honnête assemblée, il semblait qu'elle se proposât d'appeler la vindicte publique pour toute denrée fraudée, quelle qu'elle soit. L'événement a prouvé que ce n'était pas ça du tout, puisque ces chercheurs d'aliments purs ont pris uniquement la peine d'indiquer aux fraudeurs quels maquillages pouvaient être pratiqués sans risquer de nuire à la santé publique.

Ce n'est pas précisément le moyen de supprimer la fraude.

6 **L'Hygiène alimentaire et la peur des Microbes.** — « La peur des Microbes est le commencement de la Maladie », ai-je écrit quelque part. En effet, les Microbes qui ont existé de tout temps, même avant l'époque où le Grand Pasteur les découvrit, s'ils avaient la toute puissance dont on les accuse à l'égard de notre santé, — donc de notre existence — ne s'acharneraient pas plutôt sur certaines personnes — comme à la guerre — plutôt que sur d'autres. Et puisque depuis que le monde existe, comme les Microbes ont, eux aussi, toujours existé et qu'il y a toujours eu de la *saleté*, propre à l'existence de ces infiniments petits, et des gens qui vivaient dans ces milieux microbiens sans paraître trop en souffrir, comment alors expliquer cette Immunité, si ce n'est que le *seul remède* à opposer à ces Microbes : une *Alimentation naturelle bien digérée*, s'opposant aux dangers de leur contamination.

Au reste, comme exemple, voici quelques parties détaillées d'un article humoristique de M. Jean Callot, paru dans le *Progrès Civique* :

« ... On se demande comment, en plein Paris, peuvent se perpétuer les étranges abus qu'un séjour de dix minutes vous permet de constater.

D'abord, les étalages.

Oh ! ces pièces de bœuf ou de mouton qui, des jours durant, ramassent toutes les poussières et qui, parfois, horreur ! sont manipulées par des mains, fleurées par des nez...

Hier, j'ai vu ceci. A l'étal d'un boucher, la viande, fatiguée, laissait couler du sang de teinte douteuse. Une employée arrive, armée d'un seau. Dans le seau, une eau noire, immonde, et une éponge. De ses pattes sales, elle soulève chaque morceau de viande et, très proprement, essuie le sang avec l'éponge, puis remet la marchandise à sa place — jusqu'au prochain nettoyage.

Oh ! les beaux radis roses ! C'est frais à la bouche, hors-d'œuvre excellent... Mais pourquoi, ô marchande, avez-vous cédé à la tentation, pour les recolorer, de les tremper dans l'eau du ruisseau ?...

Et encore. Comme c'est agréable de songer que vous mangerez de ces haricots contenus dans un sac que tous les Médors du quartier arrosent de pipis incontinents ?

Et le poisson. O maquereaux au ventre verdissant et flasque qui laissez échapper vos entrailles ! O dorades à l'œil glauque, si « flapies » sur votre couche de branches de sapin ! O tous ces *frutti di mare*, ternes, avachis, dégageant une odeur tenace et fade !... Et cela se vend...

Comme se vendent aussi ces légumes et ces fruits demi-pourris qu'une pauvre vieille crainquebillette, toute ridée, cède au rabais, comme occasions exceptionnelles...

Arrêtons là l'énumération... et tirons la morale.

La morale, c'est que nous autres citadins — et aussi pas mal de ruraux... sommes un miracle permanent.

Car avec la somme de microbes pathogènes que nous impose la saleté ambiante, et spécifiquement le tripotage dégoûtant des denrées alimentaires, nous devrions tous trépasser à la fleur de l'âge. »

7 Le mauvais Pain. — Nous en sommes arrivés à ce point de Progrès que, avec le machinisme moderne qui a remplacé les vieilles meules de grès par des meules d'acier, il ne nous est plus possible de manger du *vrai* Pain; c'est-à-dire du « Pain complet », dont la totalité des éléments qu'il doit normalement renfermer suffisent, avec quelque peu de corps gras, à entretenir la vie.

Pour obtenir une Farine renfermant *tous ces éléments* il n'existait qu'un seul procédé : les Meules en grès. Or, maintenant, partout, on leur a substitué des Moulins à cylindre en acier qui, dans la mouture, laissent adhérer au Son *les parties les plus essentiellement nutritives* du Blé : le Gluten, les Vitamines et les Sels minéraux, si bien que ce qui reste dans la Farine n'est plus que de l'Amidon avec un peu de Gluten. On peut donc dire avec les Biologistes qui se sont occupés de la question que si les hommes condamnés à vivre avec le Pain moderne dépérissent, par contre les animaux à qui l'on donne le Son engraissent et sont plein de santé.

8 Les Succédanés ajoutés au Pain et... l'Encéphalite léthargique. — L'affreuse guerre que nous venons de subir avait failli, par compensation, nous redonner le « Bon pain » de nos pères. En obligeant les meuniers à pousser l'extraction des farines à des limites plus élevées, 78 à 82 pour cent, au lieu de 60 à 70 comme l'usage l'avait établi, nous aurions alors eu du *Bon pain sain et substantiel.*

Mais les récoltes étant déficitaires et l'importation des Blés difficile on ordonna d'ajouter à la Farine obtenue des « Succédanés » : Farine de Seigle, d'Orge, de Riz, de Maïs, voire de Gesse cultivée ou de Haricots.

La Gesse nous vient d'Europe et le Maïs d'Amérique.

Voyons qu'elles peuvent être les effets pathologiques de ces deux derniers succédanés.

La Gesse, même quand elle n'est pas altérée par le temps, cause à ceux qui en font un usage assez prolongé, variant de deux à trois mois, une maladie de forme grave *affectant les centres nerveux* (Névraxite) et que l'on désigne sous le nom de *Lathyrisme*, nom dérivé de celui de la Gesse qui en botanique s'appelle *Lathyrus.* Cette maladie se caractérise par la Paralysie des centres nerveux logés dans la moëlle épinière (Névraxite) affectant les parties inférieures du corps, avec des douleurs rayonnant de la région lombaire tout autour du ventre, compliquée de Paralysie intermittente de l'Appareil urinaire. *Aucune médication n'a d'action sur cette affectation qui ne cesse qu'après la cessation de l'usage de la Gesse.*

Pour la Farine de Maïs, comme pour toutes les farines, elle s'altère en vieillissant, et, ce faisant, présente un caractère d'une

toxicité particulière. Elle peut alors provoquer une maladie très grave,
la *Pelagre*, bien connue des Italiens et des Basques habitant les
Pyrénées, grands consommateurs de Maïs. « Cette maladie se manifeste par des rougeurs de la Peau (Erythème) avec sentiment dou-
loureux, d'altérations graves de la muqueuse intestinale, de *troubles
des centres nerveux* (Névraxite) allant en s'accentuant, de la *Céphalalgie*
(douleurs dans la tête), de la *Paralysie des membres inférieurs*,
du *Vertige* souvent accompagné de chutes, ce qui fait croire à des
accidents épilepiiformes, il se produit alors de véritables *troubles
mentaux* allant en s'aggravant, en commençant par de la Stupeur, du
Découragement, de la Tristesse, et pouvant aller jusqu'à la Folie
pélagreuse, pendant laquelle les malades sont en proie à un *affaiblissement mental* progressif qui aboutit à la Démence et à l'Imbé-
cilité » (Littré, *passim*).

Comme on peut le constater dans le diagnostic de ces deux affections, nées de la Gesse ou du Maïs avarié, et notamment pour celle
causée par ce dernier, les symptômes du *Lathyrisme* et surtout ceux
de la *Pelagre* offrent de si troublantes analogies avec l'*Encéphalite
léthargique* qu'on a pu les confondre.

C'est, du reste, ce qui s'est souvent produit, comme a pu le
constater le Dr Albert Veillard, de Meung-sur-Loire (Loiret), ainsi
qu'il le relate dans le n° 6 de la *Revue naturiste*. Il démontre,
après enquête suivie de ville en ville, que partout où sévissait de
l'*Encéphalite léthargique* on avait ajouté au Pain de la Farine de
Maïs importé d'Amérique, et que cette maladie disparaissait dès que
ce succédané était supprimé.

D'autre part, on a constaté, en Amérique, que les dockers qui
manipulaient la Farine de Maïs qui nous était destinée étaient aussi
fréquemment frappés d'*Encéphalite léthargique !* qu'alors on confon-
dait aussi avec la Pelagre.

Récemment, en septembre 1923, une *Epidémie d'Encéphalite
léthargique* (?) se déclarait à Soupir, près de Soissons ; comme tous
ceux qui en furent atteints avaient des noms à désinance italienne et
que les Italiens consomment beaucoup de Maïs il est fort probable
qu'il ne s'agissait encore que de Pelagre.

De Fumay, un lecteur m'écrivait : « J'ai remarqué que quand je
mangeais du *Pain de froment pur*, je ne ressentais aucun malaise et
me portais très bien ; *mais que dès que le pain changeait* cela n'allait
plus du tout, car je souffrais partout ».

Maintenant pourquoi les meuniers préfèrent-ils incorporer à leur
Farine plutôt de la Farine de Maïs que de la Farine de Seigle, par
exemple, laquelle fournirait un pain sain, savoureux et substantiel,
c'est que, ô mercantisme, la première leur assure un plus grand
bénéfice.

Moralité : La bonne et saine Farine de Seigle aux bestiaux et la
Farine de Maïs avariée homicide aux humains !...

9 De mieux en mieux. — Comme si tous ces tripotages pernicieux
ne suffisaient pas, voilà que des chimistes recommandent *d'incorporer*

à la farine... de la « sciure de bois » finement pulvérisée, qu'ils ont l'audace d'appeler « Farine de bois ». Et cela sous le prétexte que le bois contient, comme le Froment, de l'Amidon. Où allons-nous, grand Dieu !

Déjà pour l' « Enfleurage » du Pain, on avait substitué la Sciure de bois au Rémoulage (fin son), ce qui donnait au Pain la même apparence extérieure mais pas du tout le même goût. Avec le Rémoulage, la saveur était exquise et goûtée par les raffinés, tandis qu'avec la Sciure de bois...

Quand donc les Conseils d'Hygiène, créés dans le but de nous assurer des Aliments non sophistiqués et l'Académie de Médecine, dont c'est le rôle et le devoir, imposeront-ils à nos législateurs des vœux motivés pour en faire des projets de loi destinés à interdire de telles pratiques ?

En attendant, voici celui que je proposerai :

« **Article unique.** — *Dans le cas où la récolte de Froment serait insuffisante en France pour les besoins de la fabrication du pain, le Ministre de l'Agriculture décrétera ce qui suit : « A la Farine de Froment blutée à 82 o/o d'extraction, sans exception, il sera ajouté, proportionnellement à ce qui manque pour la consommation totale de la France, de la Farine de Seigle, ou d'Orge, ou d'Avoine, ou de Riz, selon les régions où l'on pourra trouver sur place plutôt l'un que l'autre de ces succédanés. En outre, l'usage du Froment est réservé exclusivement à la consommation des humains... »*

A cette loi suivraient, en cas de fraude, les pénalités pouvant aller depuis l'amende « très salée » jusqu'à... la corde. Et pourquoi pas : faire mourir quelqu'un en l'empoisonnant sournoisement n'est-ce pas aussi grave que le vulgaire assassinat !

10 Le mauvais Lait. — En biologie, on nous apprend que le Lait renferme, en outre de la totalité des éléments nécessaires à la Nutrition du corps, un ferment improprement désigné sous le nom d'Acide lactique. Ce corps, *Ferment particulier au Lait,* est destiné par la Nature à faire subir à ce dernier *les modifications ultimes et indispensables pour sa digestion dans les Intestins.* En outre, le Ferment lactique est un *Microbicide* et un *Antiputride.*

Or, que fait-on pour le Lait ?

Eh bien, on recommande... de détruire le Ferment lactique (Ferment vivant, comme tous les Ferments !)

Oui, puisqu'en suivant les prescriptions affichées partout « *faire bouillir le Lait* », sous prétexte de détruire les Micro-bactéries *qu'il peut contenir,* notamment celui de la Tuberculose, ce faisant on tue en même temps le Ferment lactique.

Ainsi pour détruire des Microbes problématiques, ce dont le Ferment lactique se serait parfaitement chargé, on en arrive à ceci de paradoxal. c'est de ne plus consommer *que du Lait indigeste et devenu impropre à la Nutrition du corps.*

Si encore on se contentait de l'Ebullition à 100° cent. qui laisse encore subsister, quand elle n'est pas prolongée, quelques Ferments lactiques, se serait déjà très grave, surtout pour les jeunes enfants

ou les personnes à qui un Régime lacté est imposé, mais on en était
arrivé à cette monstruosité homicide : la *Stérilisation*, qui détruit
tous les impondérables animés, Ferments et Vitamines, pour ne
laisser comme aliment qu'un produit absolument indigeste et dont
la valeur nutritive équivaut, à peu près, à de l'eau que l'on aurait
mélangée avec du plâtre...

L'importance de la présence du Ferment lactique est devenue,
par la suite, si évidente, *qu'après les avoir supprimés du Lait* par
l'ébullition, on recommande *maintenant* de les réincorporer, d'abord
sous forme d'Acide lactique, puis, comme on s'est aperçu que cet
Acide était trop pernicieux pour les organes digestifs, on le remplaça
par un *Sel*, le Citrate de soude, enfin, comme cela n'allait pas encore
très bien, par... du *Jus de Citron* ou d'*Orange*, c'est-à-dire des *Ferments citriques naturels*, succédanés des Ferments lactiques.

Ce dont, pour ma joie intérieure, je me félicite, car voici plus de
trente années que j'ai toujours recommandé pour les malades et les
jeunes enfants d'incorporer du jus de citron ou d'orange au lait que
l'on achète.

11 Eaux bouillies et Vous a-t-on assez dit et répété qu'il vous
Eaux minérales. — fallait « faire bouillir votre eau » ou ne boire
que des Eaux minérales, sous peine de contracter, pour le moins, la
« typhoïde ».

Avec l'Eau bouillie, si vous avez des chances — et encore — de
ne pas contracter la typhoïde, vous contracterez sûrement des Maux
d'Estomac et de l'Entérite, qui en affectant les autres organes vous
prédisposeront en toute certitude à toutes les autres Maladies contagieuses. Car ces maladies ne se contractent pas seulement par l'eau
de boissons, mais de mille autres manières.

Avec les Eaux minérales, lorsqu'elles sont *Alcalines* (bicarbonate
de soude ou sels de Lithine), vous deviendrez Cachexique par leur
usage journalier et perdrez ainsi progressivement toutes vos forces de
résistance vitale.

Ainsi pour éviter des maladies problématiques causées par des
microbes que tout organisme bien constitué, comme l'est celui des
personnes ayant une alimentation saine, eût tôt fait de détruire par
ses propres moyens de « Self-défense », vous devenez la victime d'une
méthode qui vous prédispose aux Maladies organiques, à la Cachexie
et à toutes les misères physiologiques qui sont à la base de toutes
les autres maladies, même contagieuses.

Car, ne l'oubliez pas, les Microbes pathogènes nous environnent
de toutes parts, par milliards de milliards, que ce soit dans l'air que
nous respirons, les Aliments que nous mangeons et les objets que
nous touchons.

Il vaut donc mieux ne compter que sur les moyens défensifs dont
la nature prévoyante nous a prémuni et qui sont, je le répète, suffi-
sants lorsque par une Alimentation rationnelle on leur fournit les
moyens de se régénérer.

12 Les Conserves alimentaires ou la « mort en boîtes ».

La pire de toutes les monstruosités qui fût infligée à l'humanité, au nom du Progrès, ce fut, sous le prétexte de pouvoir conserver les Aliments, la *stérilisation*.

Nous verrons dans le cours de la prochaine partie le rôle essentiel des Diastases 26 et des Vitamines 31 au point de vue de la Digestion, de l'Assimilation et de la Transmutation de la totalité des corps chimico-organiques et vivants renfermés dans les substances alimentaires. Nous verrons aussi que ces impondérables ne résistent pas à des températures variant de 65 à 105° cent. pour les Diastases, et de 70 à 110° cent. pour les Vitamines.

Si donc par une chaleur outrancière l'on vient à détruire Diastases et Vitamines, on *supprime* de ce fait, *Digestion*, *Assimilation* et *Transmutation*. C'est-à-dire qu'avec les Conserves alimentaires en boîtes, *stérilisées à une température de 120° cent. maintenue pendant deux heures à l'autoclave*, comme il ne reste plus ni Diastases ni Vitamines — *celles-ci* ayant toutes été tuées — dans les Aliments conservés par ce procédé, *leur digestion normale n'ayant pu s'accomplir dans nos organes digestifs, c'est absolument comme si l'on ne mangeait rien du tout*. Toutefois, si à ces aliments stérilisés on mêle d'autres aliments *renfermant des Diastases et des Vitamines en excès*, on pallie à cet inconvénient fatal, par l'apport de ces Diastases et Vitamines qui, intervenant vis-à-vis des corps stérilisés, contribueront par leur action à en faire digérer une faible partie. C'est pourquoi si l'on mêle des *Aliments crus*, tels que la salade, des jus de fruits, particulièrement du citron, *on peut encore vivre* à peu près en se nourrissant avec des Conserves. Sinon c'est la mort à brève échéance par Scorbut, Avitaminose ou Botulisme.

Si les gens de forte constitution peuvent encore résister avec un régime mixte « d'Aliments morts », et « d'Aliments vivants », il n'en est plus de même pour les Malades affaiblis et les Consomptifs, qui, eux, ne pourront résister à cette funeste alimentation.

Quant aux petits enfants élevés exclusivement avec du lait stérilisé à 120° — ne confondez pas avec le lait Pasteurisé à 65° 70° — demandez dans les crèches combien il en reste de vivant après quelques mois ?

Et lorsque passant devant une maison d'alimentation vous aurez énuméré la liste de tous les Plats préparés, de tous les Légumes, de tous les Fruits, voire de toutes les Sauces qui y figurent, dans le but de simplifier la cuisine, vous demanderez-vous encore pourquoi il y a de plus en plus de malades *qui ne peuvent jamais se guérir*, malgré Drogues, « Piqûres » et Opérations ?

13 Laits stérilisés. Laits condensés. Farines alimentaires.-

Dès le plus bas âge, quand il faudrait que les enfants trouvent dans leur alimentation le maximum *d'éléments* « *nutritifs* » *et* « *vivants* » pour leur croissance et leurs réserves d'avenir, on commence à leur donner des Aliments sophistiqués et stérilisés. Pour les enfants élevés artificiel-

lement au biberon, c'est le Lait stérilisé ou condensé, plus tard ce
seront les Farines de céréales, « mortes » par l'âge, en raison du
temps écoulé depuis leur mouture jusqu'à celui de leur consommation, ou stérilisées, afin qu'*elles ne fermentent pas*, ce qui est encore
pis ; par aggravation on les condimente avec du Cacao et du Sucre
industriel d'épicerie, produits toxiques et pernicieux pour la Santé.
Dans les Couvents et les Collèges, on ne fait plus de Pot-au-feu,
mais simplement du Bouillon où la Viande solubilisée et les bons
légumes sont remplacés par des « Cubes ».

Après tout cela, comment voulez-vous que la jeunesse actuelle ait
de la Santé et que, plus tard, elle soit capable de procréer des enfants,
sinon des avortons voués à une mort rapide ou, pour le moins au
Rachitisme, la Scrofule et la Tuberculose.

14 Petits pois « régénérés ». — Comme si les Petits pois de
conserve ne suffisaient pas à notre malheureux sort, voilà que d'ingénieux industriels ont imaginé d'offrir au public des « Pois régénérés », présentés dans des boîtes semblables aux Pois nouveaux
conservés.

En lisant ces mots, vous pensez aussitôt :

« Enfin voilà un bienfaiteur de l'humanité qui a trouvé le moyen
de « faire revivre » (régénérer) des Pois dévitalisés par la Stérilisation !

Eh bien ! détrompez-vous, mes amis, il s'agit dans la circonstance, non pas d'une amélioration réparant les effets néfastes de la
stérilisation, mais, au contraire — comme si c'était encore possible,
— d'une sophistication nouvelle venant s'ajouter aux effets meurtriers
de l'autoclave et, par conséquent, d'une tromperie sur la dénomination de la marchandise vendue, que l'on offre comme ayant été
« régénérée », c'est-à-dire « revitalisée »; tandis que, au contraire,
il ne s'agit que de *vieux pois secs trempés* jusqu'à ce qu'ils aient récu-
péré l'eau perdue par l'âge, temps qui peut varier de une à plusieurs
journées, suivant leur caducité, puis ensuite *reverdis* — par quel
produit chimique, ô mon Dieu ! — mis alors dans des boîtes en fer
blanc et *Stérilisés à l'autoclave*.

Avouez que comme *procédé de régénération* cela n'est pas banal,
et que les promoteurs de ce produit vont tout de même un peu fort
avec l'usage de la langue française.,. Et ne pensez-vous pas avec moi
que les préposés chargés de réprimer les fraudes alimentaires ne
feraient pas œuvre utile en donnant à ces commerçants une bonne
leçon de Français. sous forme d'assignation en police correctionnelle,
pour leur apprendre ce que veut dire le mot « Régénérer » ?

15 Les Aliments artificiels. — Comme leur énumération avec
commentaires m'entraînerait trop loin je ne vous en donne qu'une
liste succincte.

Café *décaféiné* et imprégné *ensuite* dans une solution concentrée
de Chicorée. (La *Caféine* est vendue très chère par les droguistes et

une partie du *Café décaféiné*, vendu plus cher qu'avant son traitement comme café pour les Cardiaques et les Nerveux.)

Gousses de Vanille *dévanillées* et imprégnées *ensuite* dans de la *Vanille de Synthèse*. (Le parfum retiré est utilisé par les parfumeurs et les gousses « régénérées » sont offertes le plus souvent par des petits vendeurs à la porte des marchés ou devant les grandes maisons d'alimentation.)

Sucre *vanilliné* qui est confectionné avec du sucre en poudre imprégné de Vanille de Synthèse.

Sirop de Fruits et Confitures ne renfermant, en fait de Fruits, que des *Essences synthétiques*, de l'*Acide citrique* ou *Tartrique*, de l'*Acétone*, et des *Colorants artificiels*.

Eau de Fleurs d'oranger (ô innocence !) fabriquée avec du *Parfum d'orange de synthèse*. (« Dont l'odeur est bien meilleure que celle du produit de l'oranger », ainsi que me l'a affirmé un docteur de mes amis, et qui, pour me le prouver, voulait m'en faire avaler !)

Quant aux *Parfums de fleurs* qui servent à nous captiver lorsque, Mesdames, vous les utilisez à cette intention, — il y a belle lurette que, pour la plupart, les Fleurs n'y figurent plus que de nom. Jugez-en plutôt en lisant ce petit article détaché de *Savoir*, du 19 janvier 1924 :

16 Comment on reproduit artificiellement le Parfum des Fruits et des Liqueurs. — Les progrès de la chimie étendent chaque jour davantage le domaine de la synthèse et il semble que ce soit dans l'industrie des parfums qu'on ait préparé la plus grande quantité de produits synthétiques. C'est ainsi qu'on arrive aujourd'hui à reproduire par des artifices chimiques toute la gamme savante et compliquée des divers aromes de fruits et de liqueurs.

C'est toujours en partant d'éthers-sels qu'on arrive à obtenir des essences artificielles. L'acétate d'amyle ($CH^3.COOC^5.H^{11}$) est un éther-sel d'isoamyle. On l'utilise sous deux formes : l'acétate purifié, employé comme solvant sur une très vaste échelle et l'acétate dit technique, doué d'une odeur particulièrement fine et servant à imiter le parfum de la Poire.

Veut-on reproduire l'odeur de la Pomme, on s'adresse au butyrate d'amyle ; pour l'arome de la Fraise, du Coing et de l'Ananas, on choisit respectivement l'alcool caprylique, l'acide pélargonique, et le butyrate d'éthyle.

Pour imiter le Bouquet délicat d'un vieux Rhum, on prépare une essence synthétique avec le formiate d'éthyle.

Quant aux essences artificielles de Cognac, elles peuvent s'obtenir, soit avec les éthers pélargoniques, soit avec les éthers œnanthyliques.

Maintenant que vous n'ignorez plus comment est fabriqué *artificiellement* le Parfum et le Goût des Fruits et des Fleurs, voyez comment on opère pour la délicieuse Vanille, toujours d'après *Savoir* de la même date.

17 Le progrès de la fabrication des Vanillines synthétiques. — C'est Gohley qui découvrit, en 1858, le principe odorant de la Vanille, ou *vanilline*. Cette aldéhyde ($C^8H^8O^3$) existe à la fois dans les orchidées et dans le benjoin de

Siam. Dans la Vanille, on la rencontre dans le revêtement pileux de l'intérieur des gousses dans la proportion moyenne de 1 à 2,75 o/o du poids de
ces dernières. A la surface des gousses, la Vanilline se présente sous
l'aspect d'un givre, constitué par des petits cristaux en forme d'aiguilles
étoilées incolores.

... Les procédés de préparation artificielle de la Vanilline tendent à se
développer notablement depuis plusieurs années. On obtient synthétiquement une Vanilline très pure et très riche, en partant de l'*eugénol*
($C^{10}H^{11}OH$), principe contenu en .orte proportion (parfois 85 o/o), dans
l'*essence de girofle*. On traite cette dernière par une solution de potasse,
d'où l'on précipite à froid le *phénol* par un acide étendu. On isole alors
l'*isœugénol*, obtenu par isomérisation de l'*eugénol* sous l'influence de
l'alcali caustique en solution amylique. L'*isœugénol* se présente sous forme
d'une huile épaisse. La Vanilline est finalement obtenue par dissolution de
cette huile dans l'acide acétique, traitement par l'air ozonisé de 55 o/o à
60°, et passage par le dérivé bisulfitique.

On peut aussi préparer la Vanilline synthétique en partant du *gaïacol*
et de l'*aldéhyde formique*, mélangé à volumes égaux dans une solution sulfurique de *mononitro-benzène*. En ajoutant de la limaille de fer, on réduit
en partie le dérivé nitré, qui se transforme en *phénylhydroxylamine*. Après
48 heures, on peut recueillir une première partie de la *Vanilline* d'une
solution, épuisée par l'éther, après passage par le dérivé bisulfitique. De la
masse solide résiduelle on extrait le reste de la Vanilline après un traitement par une solution d'acétate de soude. Cette méthode, imaginée par
M. Geigy, permet d'obtenir 85 o/o de Vanilline, si les opérations sont bien
conduites.

Un autre procédé, recommandé par M. Guyot, demande beaucoup plus
de temps. On part aussi du *gaïacol* (1 partie), associé en solution au *chlorure de zinc* (2 parties), et à l'*acide acétique* (4 parties). Après addition
d'un *éther dicétonique*, il se produit au bout de deux semaines, une conden-
sation parfaite. On traite alors le produit par l'eau. puis par l'éther. On
peut ainsi recueillir l'*Acide vanilloylcarbonique* (C^6H^3 (OH) (OCH^3) CO-
COOH). Mélangé à poids égaux avec la *diméthylparatoluidine*, ce dernier
donne du gaz carbonique et de la Vanilline.

18 Cacao solubilisé. — Voici encore une autre falsification
tolérée. Sous le nom de *Cacao solubilisé* on vend du Cacao auquel on
a ajouté du Carbonate de potasse (sel plus toxique que le Carbonate
de Soude : les « Cristaux » des ménagères), et cela, *sans l'indiquer*
sur les boîtes, ainsi que les lois protégeant les aliments l'exigent. On
conçoit aisément que cette addition d'un produit chimique, très caustique, puisse par l'usage continu causer à la longue des désordres
graves dans les appareils intestinaux, notamment dans l'Estomac.

19 Beurres artificiels. — Pour que les corps gras *puissent être
digérés*, il leur faut une *Diastase* appelée *Lipase*. Cette Diastase ne se
trouve que dans les Graisses qui n'ont subi *ni cuisson* ni *manipula-
tions chimiques*. On ne la trouve donc dans toute son activité que
dans le Beurre et les Huiles comestibles extraites *directement* des
Graisses oléagineuses, ainsi que dans le Jambon cru. Alors que pou-
vez-vous bien penser de ces produits artificiels « imitant le beurre »
et dont l'origine, pour la plupart, remonte à la Noix de coco, dont

l'extrait oléagineux ne peut se conserver que grâce à un traitement chimique prolongé qui ressemble fort à la confection du Savon. Au reste la *Soude* qui a servi à neutraliser, ou plutôt à supprimer la *Diastase lipase*, renfermée dans la Noix de coco, cause de la fermentation de son extrait, est utilisée avec les résidus gras, après son traitement à l'*Acide sulfurique*, pour, justement, faire « d'excellents Savons de toilette ». Ce n'est donc qu'après un traitement de la Graisse de coco à la *Soude*, suivi d'un autre à l'*Acide sulfurique* (le vitriol) que cette graisse deviendra cet excellent produit que l'on trouve partout et qui est vendu sous toutes sortes de noms dont l'un d'eux se rapproche du « Végétal ». O ironie !

Maintenant voici pour les Diabétiques, dont la carence de *Sucre naturel* et de *Graisse naturelle* n'est pas faite pour améliorer leur situation, une « Graisse artificielle » qui leur est recommandée, comme l'est la *Saccharine*, produit synthétique pour remplacer le Sucre. C'est encore dans *Savoir*, du 22 avril 1924, que je puise ce document.

20 Graisse Artificielle pour Diabétiques. — Les corps gras sont défendus aux diabétiques, et ceux-ci ont pour ces aliments un goût très prononcé. Un corps gras qui leur serait permis aurait beaucoup de succès. Ce corps gras existerait : ce serait l'intarvine, devant son nom à ce fait que sa molécule contient 17 atomes de carbone, chiffre intermédiaire entre ceux des graisses ordinaires comportant 16 et 18 atomes de carbone. Cette intarvine ne se désintègre pas en produits acides comme les corps gras naturels, et ne prédispose pas à l'acidose. Elle a été obtenue *synthétiquement* à Colombia University, et se fabrique commercialement, se vendant 40 fr. la livre, ce qui est cher. Mais une livre suffit pour 1, 2, parfois 3 semaines. C'est une substance blanche, se mettant en miettes, ayant le goût du suif, mais moins tendre. Il y a divers moyens de l'apprêter en l'ajoutant à d'autres aliments. Et elle apaise le besoin de matières grasses que le diabétique présente souvent, et est prié de ne pas écouter. A ce titre, elle peut rendre des services. Une fabrique existe à Long Island, aux Etats-Unis.

Cette graisse artificielle me fait souvenir que pendant un temps d'ingénieux industriels avaient imaginé pour que le Beurre ou la graisse renfermée dans leurs Biscuits *ne rancissent pas* de les remplacer par... de la *Vaseline*.

Le résultat dépassa toutes les espérances, car, non seulement cette substance restait inamovible, mais encore pendant des jours, voire des semaines et des mois, la Vaseline s'immobilisait dans le Pancréas, qui, à la réception de ce corps gras, inconnu par lui, n'y comprenant rien et *n'étant pas outillé pour le digérer*, le laissait intact avec indifférence, sinon sans danger pour lui.

21 Régimes déprimants. — Pour compléter ce réquisitoire, il me faut aussi dire quelques mots des *Régimes déprimants et dévitalisants*, composés exclusivement de *Nouilles* et d'*Eaux minérales* alcalines, et qui, comme prescription, sont au point de vue restauration une aberration biologique.

Comment voulez-vous, en effet, qu'il soit possible de vivre nor-

malement en ne consommant que des Pâtes, *Aliments incomplets* par
privation de certains éléments essentiels séparés par la mouture et
en partie *dévitalisés* par la Chaleur indispensable pour leur cuisson,
surtout si celle-ci a été trop prolongée. Et quand, par surcroit, on y
incorpore pendant leur Digestion des *Alcalins*, sous forme d'*Eau
minérale*, la *digestion des Albuminoïdes*, l'essentiel, renfermées dans
les Pâtes ne peut plus s'accomplir, par suite de la *neutralisation* des
Diastases peptiques, par ces Alcalins.

22 Régimes comburants. — Ou bien ce sera le contraire : sous le
prétexte de « donner des forces », sans se préoccuper des causes qui
les ont supprimées, on fait prendre aux malades, non pas pendant
quelques jours seulement — ce qui serait raisonnable, — mais continuellement et sans arrêt, des « Vins fortifiants » à base de Quinquina,
Coca, Kola, Colombo, qui lorsqu'ils sont pris à jeun, comme c'est le
cas général, agissent sur l'Estomac, les Intestins, le Foie, le Sang et
les Nerfs, ainsi que le font les Apéritifs, c'est-à-dire en les *enflam-
mant* et les *altérant;* ou bien ce sera des *Phosphates assimilables*
(Glycérophosphates), ou du *Phosphore en nature*, sous la forme de
Jaunes d'œufs crus (Lécithine), sous prétexte de « remonter les nerfs »,
lequel traitement, par suite de l'apport excessif de Phosphore, sans
qu'un autre corps, la Magnésie, n'ait été incorporé en même temps
pour assurer l'équilibre des fonctions nerveuses, a si bien « remonté
le système nerveux » que celui-ci s'affolle et « brûle » la machine
humaine par « survoltage ».

23 Des Reconstituants « vivifiants » Le Corps humain se *désa-*
et non... des « Mortifiants ». — *grège* chaque jour dans
toutes ses parties constitutives pour *se renouveler en totalité* tous les
sept ans, si bien qu'un homme arrivé, par exemple, à l'âge de
84 ans s'est reconstitué douze fois.

Pour cette reconstitution intégrale, s'opérant par période septen-
nale, sans compter les dépenses moléculaires occasionnées par le
travail, il faut donc que chaque jour la quantité de matériaux désa-
grégés soit récupérée par une quantité égale d'autres matériaux neufs.

Comme il ne s'agit pas pour le corps humain de *matière inerte*,
comme dans une machine, mais de matériaux adéquats à sa composition, c'est-à-dire, de *corps vivants* appropriés à ce rôle de restauration, on ne peut donc, logiquement, concevoir l'Alimentation, dont
le rôle est de fournir au corps les matériaux de reconstitution, autrement que par des substances *jouissant de la même vitalité* que celle
de notre propre corps.

En effet, la Vie matérielle — comme il est probable, aussi, la Vie
spirituelle, — n'est qu'une perpétuelle élaboration d'*échanges cellulaires entre celles que renferment nos Aliments* et les Cellules du corps
humain détruites par le temps et l'usage, auxquelles elles viennent
se substituer.

N'oublions pas que tout dans notre corps n'est composé que de

Cellules, transmises par le Sang — qui en possède deux exemplaires, les Globules rouges et les Globules blancs (les Leucocytes), — lequel charrie, *après les avoir puisées dans les Aliments*, toutes celles qui seront nécessaires à la restauration de la chair, des os, des cartilages, de l'épiderme, de la moelle, des différentes substances nerveuses, des Nerfs eux-mêmes, jusqu'à nos cheveux, nos poils et nos ongles, qui sont tributaires de la constitution cellulaire.

Or, pour que se perpétuent dans le Corps humain ces myriades de Cellules diverses, *il faut nécessairement qu'elles se trouvent dans les Aliments.*

Et comme ces Cellules protoplasmiques sont des *êtres vivants* évoluant et se reproduisant comme tout ce qui jouit d'une existence, végétale ou animale, il s'ensuit que, comme pour ces derniers, *le froid ou la chaleur amenés à un ultime degré les feront périr.*

Il en résulte que si l'on en vient à ne consommer *exclusivement que des Aliments cuits*, on se prive de la plupart de ces Cellules (celles qui n'ont pu résister à la température moyenne de la cuisson, 100° cent.) ; si bien que ces Cellules de remplacement venant à manquer, le corps s'affaiblira dans les organes où elles feront défaut ; ce qui détruira l'équilibre normal de notre structure et deviendra l'une des causes des Maladies qui nous affligent.

Et, par amplification, s'il s'agit d'une *Alimentation exclusive de Conserves* stérilisées à la température de 120° cent., alors cela devient du désastre, puisque toutes les parties du corps tomberont en décrépitude, jusqu'à ce que mort s'en suive lorsque toutes nos propres Cellules auront péri, faute d'avoir pu se renouveler.

Avant de commencer la lecture de la partie suivante, je demande à mes amis lecteurs de ne la faire qu'avec la plus grande attention, voire de relire jusqu'à parfaite compréhension, car ce chapitre est la clef de voûte sur laquelle repose les Lois fondamentales qui président aux multiples rôles bio-physiologiques d'une Alimentation normale.

« Le Clos Saint-Jean »,
Dinard, 1924.

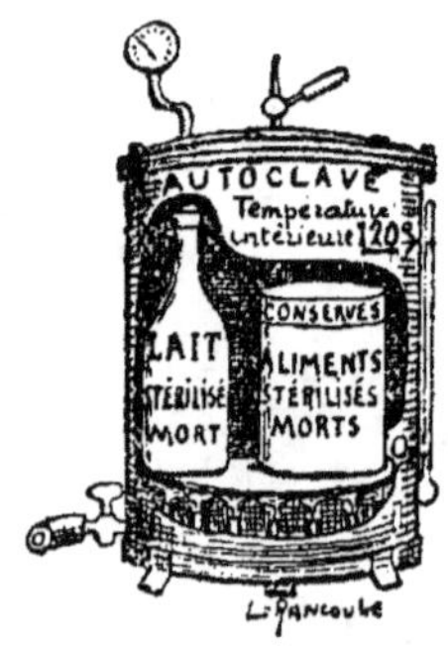

DEUXIÈME PARTIE

Doit=on manger cru ou cuit ?

La Vie organique du Corps humain, comme de tout ce qui est doué d'une existence propre, Animaux ou Plantes, ne peut se maintenir que grâce à des Fermentations engendrant des évolutions continues, car, dès que ces Fermentations — voire une seule d'elles — viennent à cesser, soit naturellement, soit qu'on vienne à les supprimer par la Chaleur ou des Produits chimiques, aussitôt la Vie fait place à la Mort.

25 ## FERMENTS, DIASTASES ET VITAMINES

26 *CE QU'IL EST ESSENTIEL DE CONNAITRE POUR BIEN COMPREN=DRE LES LOIS QUI PRÉSIDENT A LA DIGESTION ET A L'ASSIMILATION INTÉGRALE DES BOISSONS ET DES ALIMENTS.* — Sans l'œuvre continue opérée par d'impondérables Ferments la Vie ne pourrait exister.

Dans l'Alimentation, pour que chacun des multiples corps dont elle doit être composée puissent se digérer il faut :

1° Des *Ferments spéciaux* appelés *Diastases* pour les *dissoudre* ;

2° D'autres *Ferments* destinés à *catalyser*, selon les besoins de notre organisme, certains corps insolubles (les minéraux), dans nos organes digestifs ;

3° Enfin, une dernière série de *Ferments*, dont les rôles auront pour but de *modifier*, de *fixer* et 'd'adapter aux emplacements du corps, là où ils devront se loger, ces *Eléments modifiés ou catalysés.*

Dans notre tube digestif nous possédons bien des organes qui sécrétent également des *Ferments* destinés à *dissoudre* les aliments, à les *modifier* et à les *fixer*, mais les *Ferments* de notre appareil digestif, ne peuvent accomplir leur rôle *rationnellement*, que — *condition essentielle* — si les Aliments consommés renferment, eux aussi, les trois espèces semblables qui leur sont personnelles.

Car, dans le cycle de toutes les évolutions organiques, ainsi que je le démontre dans le chapitre des Boissons fermentées 257, aussi bien pour la *Digestion intégrale* que pour le maintien de tous les besoins de la vie organique, *la présence de la totalité de tous ces Ferments est indispensable*, sinon, si l'un d'eux vient à manquer, le travail des évolutions *s'arrêtera* au point précis où le Ferment absent n'a pu accomplir son œuvre.

Ces *Ferments* que renferment tous les *Aliments et Boissons naturels*, sont :

Les premiers, des *Ferments solubilisateurs* ;
Les seconds, des *Ferments oxydants* et *catalysants* ;
Les derniers, des *Ferments modificateurs* et *fixateurs*.

27 FERMENTS SOLUBILISATEURS. — Tous les êtres vivants, y compris les Plantes, contiennent dans leurs appareils digestifs et assimilateurs, destinés aux buts de leur Nutrition, des Ferments appelés *Diastases* (1), dont l'un des rôles est de dissocier les corps, dont ils ont besoin pour se sustenter, en les *dissolvant*, de manière que ces corps puissent ensuite, après d'autres modifications, se *dialyser* (2), dans toutes les parties constitutives de leur structure individuelle.

L'on classe ces *Diastases* en ajoutant à la particularité propre à chacune d'elles la terminaison *ase*. Ainsi, selon qu'elles ont le pouvoir de dissoudre l'Amidon, l'Albumine, la Graisse ou le sucre, on les dénommera :
Amylase, pour celles qui dissolvent l'Amidon ;
Albuminase, pour celles qui dissolvent l'Albumine ;
Lipase, pour celles qui dissolvent la Graisse ;
Sucrase, pour celles qui dissolvent le Sucre naturel.

Dans notre organisme :
Les *Amylases* sont logées dans les Glandes salivaires et pancréatiques ;
Les *Albuminases*, dans les Glandes peptiques de l'Estomac ;
Les *Lipases*, dans les Glandes biliaires et pancréatiques ;
Les *Sucrases*, dans les Glandes pancréatiques.

En outre, tous les Aliments naturels *non cuits* renferment avec leur propre substance la Diastase correspondante :
L'Amidon, renferme des *Amylases* ;
L'Albumine, renferme des *Albuminases* ;
La Graisse, des *Lipases* ;
Le Sucre naturel, des *Sucrases*.

Les rôles primordiaux de ces *Diastases* ont pour but d'accomplir *l'auto-digestion* de chacun des corps précités; c'est-à-dire

____

(1) *Diastases*, du grec *Diastasis*, qui sépare les corps en les solubilisant.
(2) Pénétrer au travers des corps poreux.

que, ces corps livrés à eux-mêmes se *dissolveront* et se *modifie-ront* en évoluant sans besoin d'aucune intervention étrangère.

C'est ainsi que le *Lait cru*, aliment complet, pris comme type, renferme notamment la *Diastase* essentielle à sa propre diges-tion : la *Lactase;* et que la *Viande crue* renferme également une Diastase : le *Ferment sarcolactique*, dont le rôle, vis-à-vis de sa dissolution, est semblable à celui du *Ferment peptique* sécrété par notre Estomac.

28 FERMENTS OXYDANTS & CATALYSANTS. — Ces Ferments sont des *Oxydases* et des *Catalases*, dont le but est de créer dans l'orga-nisme les oxydations nécessaires aux Eléments minéraux ren-fermés dans les Aliments pour qu'ils puissent, d'abord, se *modi-fier* par *Catalyse* (1), puis ensuite se *dissocier* en séparant, dans les Sels minéraux, la base métallique de l'acide qui les com-plétait.

La *Catalyse* s'applique notamment à la *dissociation* des Sels minéraux, indispensables dans la Nutrition du Corps humain, pour, après avoir séparé les Métaux purs qu'ils renfermaient, permettre à ces derniers de se *transmuter* dans les parties du Corps où ces Métaux — voir les Métalloïdes — sont appelés par destination physiologique à se loger.

29 FERMENTS MODIFICATEURS ET FIXATEURS. — Dans la Loi des évolutions il est nécessaire que d'autres Ferments interviennent continuellement, car, après que les Aliments auront été *solubi-lisés, oxydés* et *catalysés*, il faudra aussi qu'ils puissent se *trans-former* et devenir des corps modifiés pouvant s'adapter à leur nouveau rôle physiologique.

Ce sont les *Ferments modificateurs* et *fixateurs* qui accompli-ront ce travail. Ces Ferments existent, ou bien dans les Aliments conjointement avec leurs Diastases solubilisantes — ce qui est le propre des Aliments d'origine végétarienne et notamment des Fruits, — ou dans les milieux intestinaux, ou bien encore dans l'Air qui nous environne.

Les deux principaux *Ferments modificateurs* sont le *Ferment-levure* et le *Ferment-acéti.*

Le premier, le *Ferment-levure*, est chargé de *modifier* le Sucre naturel (pour cet exemple en partant du Sucre de Raisin) en transformant les trois corps qui étaient à la base de sa constitu-tion, Carbone, Hydrogène et Oxygène ($C^{12} H^{22} O^{11}$) pour en faire de nouveaux corps, d'abord du « Sucre inverti », puis ensuite

---

(1) *Catalyse*, du grec *Katalusis*, dissolution, ou plutôt dissociation.

de l' « Esprit de Sucre », impropremenl dénommé « Alcool » (1)
(C^{12} H^{18} O^6), que le second, le *Ferment-acéti, transformera* à son
tour pour en faire un autre corps l' « Acide Acétique » (C^{12} H^{24} O^{12})
ou Vinaigre.

Pour une meilleure compréhension, j'ai modifié les chiffres
des formules chimiques en en transposant les nombres pour
l'Alcool et l'Acide Acétique, de manière que les chiffres se rap-
prochent, comme rapports, avec ceux du Sucre. On constate
ainsi, plus aisément, que ces trois corps, Sucre, Alcool et Acide
Acétique, pourtant si différents comme goût, pour le palais, et
action physiologique sur le corps, ne sont dissemblables entre
eux que par quelques atomes, en plus ou en moins, des trois
corps, Carbone, Hydrogène et Oxygène, qui sont leur base fondamentale. Or, ces modifications, tant comme goût que comme
résultats, ont été obtenues, comme je viens de l'expliquer, *grâce
au pouvoir modificateur* de deux ferments : le *Ferment-levure* et
le *Ferment-acéti.*

Ce sont donc les *Ferments modificateurs* qui seront chargés
d'apporter dans notre Corps, après la Digestion des Aliments,
les ultimes modifications qui les approprieront aux besoins bio-
physiologiques de notre existence ; car, ce qui se passe pour le
Sucre naturel, se passe également pour tous les autres **corps**
organisés.

Dans la Loi des évolutions organiques, il intervient aussi des
Bactéries pour aider à modifier ou à fixer certains corps, mais
comme elles ne peuvent agir qu'après que se sont produites les
Fermentations créées par les *Ferments modificateurs*, je ne fais
qu'en parler incidemment, l'essentiel étant, pour bien comprendre tout ce qui va suivre, de ne pas ignorer le rôle capital
des Ferments à l'égard des buts de la Digestion, c'est-à-dire de
toutes nos *Fonctions vitales.*

J'ajoute, — et cela est de la plus haute importance — que
tous les Ferments ou *Diastases sont très sensibles* aux différentes
températures qu'ils peuvent subir. Ainsi, *au-dessous d'un certain
degré,* ils perdent toute leur action et semblent alors comme
endormis (2) ; par contre, *au-dessus d'une certaine élévation de
température,* qui varie de 40 à + 110° centigr., selon les espèces,
ILS SONT TOUS TUÉS sans rémission.

Or, chose remarquable, le point de température qui convient
le mieux pour le travail maxima des Ferments ou *Diastases est*

____

(1) Voir chap. 257 : *Il n'existe pas d' « Alcool » dans les Boissons fermentées.*
(2) C'est ce qui explique l'influence du Froid pour la Conservation des
aliments : les *Diastases* étant alors paralysées ne pourront *ni solubiliser,
ni transformer* les éléments avec lesquels elles sont logées, donc les
aliments resteront inertes sans s'altérer.

celui de la chaleur normale du corps. C'est-à-dire qu'au-dessous
de + 36° cent., les *Fermentations* se ralentissent jusqu'à ne plus
se produire quand la température s'abaisse au-dessous du point
de congélation de l'eau (0° centig.), et qu'au-dessus de la température normale du corps elles sont détruites successivement
selon leurs espèces, comme cela se passe également pour les
Vitamines.

30 LES DIASTASES INTESTINALES. — Notre appareil digestif renferme
dans ses organes une multitude de glandes sécrétant des Ferments dénommés *Diastases*, destinés à solubiliser et à approprier à la Digestion et à la Nutrition de notre corps tout ce qui
pour ce dernier est utilisable dans les aliments.

Ainsi dans la Bouche le Ferment renfermé dans la Salive,
la Ptyaline, est appelé *Amylase*, parce qu'il a le pouvoir de transformer l'Amidon en *Glycose*, qui est du Sucre solubilisé assimilable.

Dans l'Estomac, l'un des Ferments qu'il sécrète, la *Diastase
peptique* est appelé *Albuminase* — quelquefois *Protéase* — parce
qu'il transforme les Albumines (corps protéique) des viandes et
les Albuminoïdes des végétaux, en une sorte de gelée fluide, et
un autre Ferment, chargé de *cailler* le Lait pour en faire de
la Caséine, qui est l'Albumine du Lait, est désigné sous le nom
de *Lactase* ou *Présure :* les Albumines, Albuminoïdes, Gluten et la
Caséine, ayant subi l'action de la *Diastase peptique*, qui les aura
solubilisés, pourront ainsi se *dialyser* (1) ultérieurement dans les
parties les plus infimes du corps.

Dans le Duodénum, les **Amidons** non transformés en Sucre
(Glycose), par insuffisance de mastication, le seront définitivement par un Ferment sécrété dans le Pancréas, qui est aussi une
Amylase ; et les Graisses, préalablement saponifiées par la Bile
que sécrète le Foie dans le Duodénum par une ouverture collec-
tive au Pancréas et au Foie, seront *solubilisées* en une sorte de
Glycérine par un autre Ferment sécrété également par le Pancréas, appelée *Lipase*.

Voilà donc opéré par des *Ferments solubilisateurs* le travail
complet de la Digestion des aliments, c'est-à-dire, leur *solubilisation totale et leur appropriation* aux nécessités de la Nutrition
du corps.

Pour bien se porter et « profiter de ce que l'on mange » il est
donc indispensable que *toutes ces sécrétions s'accomplissent
normalement*. Et, pour cela, il faut que les Glandes sécrétantes
de la Bouche, de l'Estomac, du Pancréas et du Foie fonctionnent,

---

(1) Propriété de pouvoir traverser les corps poreux.

non seulement en parfait équilibre d'action, par rapport aux rôles qu'elles remplissent les unes vis-à-vis des autres, mais aussi que la *nature des aliments* ne viennent pas en *contrarier* les fonctions.

Il faut alors nécessairement que l'Aliment se rapproche le plus possible de son « état naturel vivant », et que, en outre, il ne renferme pas avec lui des éléments susceptibles d'empêcher ou de neutraliser le rôle des Ferments intestinaux.

Ainsi l'Alcool et le Sel neutralisent la fonction de ces Ferments qui perdent alors leur faculté de transformation. La même chose se passe quand ils subissent une température trop chaude ou trop froide par rapport à celle de notre corps.

Par contre, ils jouissent *au maximum* de leur pouvoir à la température variant entre -|- 36 et 40° cent., qui est celle de l'intérieur de nos organes digestifs.

J'ai dit que pour que la Digestion des Aliments se fasse dans les meilleures conditions, sans fatigue pour les organes digestifs, il fallait qu'ils se présentent dans l'état se rapprochant le plus de leur nature lorsqu'ils étaient « vivants ».

Parce que dans tous les aliments, et notamment dans les végétaux, il existe de nombreuses *Diastases* qui, de même que les *Diastases digestives*, sont susceptibles d'*être détruites* également par l'Alcool, l'excès de Sel et une température trop élevée.

Or, les *Diastases* renfermées dans les Aliments, les *Amylases*, les *Sucrases*, les *Lipases*, pour les Aliments renfermant de l'Amidon, du Sucre ou de la Graisse, les *Albuminases*, pour les Albuminoïdes et les *Diastases Sarcolactiques*, pour les viandes, interviennent conjointement *comme des adjuvants* pour faciliter le rôle de la Digestion et de la Nutrition. Là, est tout le secret de la Santé florissante et de l'Immunité aux maladies des personnes qui vivent selon les règles de la Vie naturelle en ne consommant jamais d'Alcool, ne salant que peu leurs Aliments, mangeant des Crudités, sous les formes que nous indiquons au chapitre 55, et qui ne font cuire que juste ce qu'il faut les Plats cuisinés (voir chap. 156).

31 **LES VITAMINES.** — Dans tous les pays et de tout temps, on avait observé que les personnes qui se nourrissaient *exclusivement* de *Conserves salées* dépérissaient et finissaient par mourir ; et que, en Orient, les indigènes qui ne se nourrissaient que de *Riz décortiqué* subissaient les mêmes symptômes avec, pour ces derniers, altérations graves du Système nerveux de la vie organique (Polynévrites).

Aux premiers si l'on donnait du *Jus de citron*, aux seconds du *Son de riz*, on remarquait alors que chez les uns et les autres *les symptômes cessaient et la vie reprenait* son cours normal.

Dans les deux cas il ne s'agissait donc que de la carence d'un ou de plusieurs *éléments essentiels* dans l'Alimentation, laquelle avait déterminé le Scorbut, pour les *Conserves salées* — ou toute autre espèce de conserves, — et le Béri-béri, pour le *Riz décortiqué* — ou toute autre graine décortiquée.

Depuis quelques années, après de nombreuses expériences, on a reconnu que dans les Aliments il existait d'impondérables corps qui, les uns et les autres, périssent, ainsi que les *Ferments*, sous l'influence de températures plus ou moins élevées, pouvant varier, suivant leurs espèces, de $+ 65°$ à $115°$ cent.

On a appelé ces corps impondérables des « Vitamines », pour la raison que leur rôle consiste à entretenir la vie.

On les a divisés en trois classes :

1° Les VITAMINES *A*, *antirachitiques*, que l'on trouve dans certaines Graisses, toutes les Huiles crues, notamment l'Huile d'olive et l'Huile de Foie de Morue, dans le Beurre, la Crème et la Graisse phosphorée du Jaune de l'Œuf; dans tous les Légumes verts et les Fruits crus, notamment la Tomate, la Carotte, le Citron, les Oranges, les Noix, les Amandes, les Noisettes, etc.

Le rôle des *Vitamines A* est de première nécessité dans la Croissance et les Maladies de la Nutrition (Rachitisme, Cachexie, Amaigrissement).

2° Les VITAMINES *B*, *antinévriques* et *antibéribériques*, se trouvent logées au voisinage le plus proche du Son des graines et dans leur embryon — le « Son glacé » trop décortiqué et les Farines blanches en sont dépourvus —; dans les Légumes, les Fruits, le Lait et les Œufs.

La privation de ces *Vitamines B*, dont l'un des rôles paraît être celui de *Dialyséur* (Incorporer) du Phosphore et de la Magnésie, est la cause des *Polynévrites* (maladies des Nerfs). En tout cas, elles sont indispensables à l'activité et au bon équilibre du fonctionnement du Système nerveux.

3° Les VITAMINES *C.*, *Antiscorbutiques*, se trouvent *dans tous les Fruits*, notamment dans le Citron et les Oranges, les Légumes verts, et toujours en rapport *avec leur degré d'Acidité organique*. On en trouve aussi dans le Lait, mêlé à son *Acide Lactique* et au Sucre de lait, dans le Vin, le Vinaigre naturel, etc.

L'Alcool, le Sel et la chaleur détruisent les Vitamines. C'est à ces causes que l'on doit le Scorbut.

Sans m'étendre davantage sur le rôle des *Vitamines*, qu'il suffise de savoir que, comme les *Ferments* et les *Cellules proto-*

plasmiques, dont elles complètent le rôle biologique dans la Digestion, elles ne résistent pas à l'influence d'un certain degré de température, dont le point ultima, pour certaines d'elles, est de + 115° cent., et que, par conséquent, les « Conserves » et le « Lait stérilisé », qui ont subi une température de + 120° cent., maintenue pendant deux heures, étant *totalement* dépourvus de *Cellules animées*, de *Ferments* et de *Vitamines*, sont des « Aliments morts » — *ultra-morts*, — qui, de ce fait, deviennent tout à fait inutiles — voire nuisibles — aux besoins de la Nutrition.

Le Sel et l'Alcool produisent, comme la Chaleur, les mêmes effets destructifs des *Ferments* et des *Vitamines*. Ainsi les conserves au Sel, pour les Viandes, Poissons et Légumes, à l'Alcool, pour les Fruits, ou l'ingestion de l'Alcool, notamment pendant ou après les repas, rendent les Aliments impropres à leur but régénérateur en détruisant les *Cellules animées*, les *Ferments* et les *Vitamines* qu'ils renferment.

32 CONCLUSION

Des explications qui précèdent sur le rôle des *Ferments-diastases* et des *Vitamines* il résulte que si, par la chaleur plus ou moins exagérée, nécessaire à la confection de certains plats cuisinés, notamment pour les « Conserves alimentaires », dont la préparation, pour ces dernières, a nécessité pour leur « Stérilisation « *une température de + 120 cent.*, on a détruit dans les Aliments, et les *Ferments-diastases* et les *Vitamines*, tout ce dont on était en droit d'attendre de ces aliments au profit de notre Nutrition *a complètement disparu ; car, dans nos organes digestifs la masse de ces « Aliments dévitalisés » ne formera qu'un « magma chimique » incapable rationnellement, ni de se* **solubiliser,** *ni de s'***oxyder,** *ni de se* **catalyser,** *ni de se* **modifier,** *ni de se* **dialyser** *(s'incorporer) dans notre corps, selon les buts et les lois auxquels ils étaient prédisposés ;* et cette violation des phénomènes naturels de la Digestion aboutit, quand elle est trop souvent renouvelée ou continue, aux déchéances physiologiques de l'Être humain, donc à la perte de sa Santé et à sa Mort prématurée.

ENQUÊTE CONFIRMANT CE QUI PRÉCÈDE

« La Vie n'est que l'Œuvre de fermentations continues »

Faut=il Manger cru ?

A cette question qui fut posée par M. André Lorullot, Directeur de la revue *L'Idée libre*, à des Médecins, des Biologistes et des Hygiénistes, voici l'essentiel des réponses qu'il reçut.

33 — Du docteur G. GUELPA :

1° Dans les conditions normales, notre gamme digestive est assez étendue pour qu'il soit à peu près indifférent de manger cru ou cuit, à la condition que les aliments ne soient point cuits à des températures excessives (plus de 110°). Dans ce cas, on risque de perdre le bénéfice de ces coefficients utiles, plus supposés que connus, qu'on groupe sous le nom de *Vitamines*. Pour ce qui est des sels minéraux des aliments, la cuisson ne modifie guère leur action digestive.

2° Les aliments sont assimilables différemment d'après leur état de crudité ou de cuisson ; par exemple pour les aliments à forte proportion de cellulose (le plus grand nombre des légumes, les farineux, etc.), la cuisson favorise leur assimilation.

Les aliments facilement altérables (lait, viande, etc.) ont besoin bien souvent d'être cuits pour répondre aux besoins de l'alimentation, tandis que les fruits, le beurre, l'huile, etc., peuvent être mangés de préférence crus.

Il faut préférer certains aliments à d'autres, et cela d'après l'âge, l'état de santé, les saisons, etc.

34 — Du docteur A. ROBERTSON-PROSCHOWSKY :

A PRIORI, il paraîtrait indiscutable que le « naturel » serait de manger CRU, puisque tous les animaux, et l'homme à l'état le plus primitif, font ainsi. Il est donc tout à fait improbable que le fait de manger cru soit nuisible à la santé, et, en effet, il existe des peuples qui mangent ainsi toute leur nourriture crue et qui se distinguent par leur vigueur. C'est le cas, par exemple, pour les Indiens du Mexique, qui, par leur taille assez petite, sont d'une très grande force. Bien des peuplades nègres se trouvent dans le même cas.

Mais ceci ne veut pas dire que la cuisson des aliments ne les rende pas plus facilement digestibles pour certains d'entre eux et plus savoureux pour la préparation culinaire. Pourtant si la cuisson était poussée jusqu'à la Stérilisation et destruction de toutes les Vitamines, alors la vie, paraît-il, ne serait même pas possible.

35 — Du Professeur RAPHAEL DUBOIS :

La bête ne connaît pas l'usage du feu, ignore, par conséquent, la cuisine et la physiologie du goût de l'illustre Brillat-Savarin, les épices et autres précieux condiments propres à donner des coups de fouet à l'estomac jusqu'à ce qu'il soit fourbu, elle est impuissante à fabriquer des aliments artificiels : chocolat, café, thé, boissons fermentées (1) ou distillées à base de poisons tels que l'alcool, la caféine, la théine, etc. Elle ne confectionne pas des pâtes cuites faites de farines blutées, de graines soigneusement décortiquées, et ce délicieux produit chimique qu'est le Sucre, violent poison de la dentition, qui semble avoir été inventé pour faire la fortune des confiseurs et des dentistes et prédispose à une foule de maladies. La carie dentaire, entr' autres, semble inconnue, ou à peu près chez la bête sauvage, alors qu'on la rencontre chez les animaux domestiques, tels que les chevaux, auxquels on donne des morceaux de sucre fréquemment.

La meilleure preuve de la mauvaise alimentation de l'homme soi-disant civilisé, c'est le déplorable état de la dentition. Beaucoup d'enfants ne parviennent pas à achever leur première dentition et un grand nombre meurent aux environs de la deuxième; quant à ceux qui doublent ce cap, ils arrivent rapidement à la troisième dentition, c'est-à-dire à la dentition artificielle ou bien au replâtrage du pauvre ou à la fastueuse aurification du riche.

La cuisson des aliments, en rendant la mastication beaucoup moins laborieuse a, d'autre part, fait tomber l'homme sous le coup de cette loi physiologique qui veut que tout organe qui ne travaille pas s'atrophie, dégénère et finit par disparaître, les dents et les glandes salivaires, par exemple.

Quoiqu'il en soit, il est manifeste que les aliments « artificiels » sont la cause d'une foule de désordres chez l'homme, lesquels font défaut chez la bête normale.

Le Professeur Raphël Dubois annonçait, à la fin de son article, une « prochaine communication » sur la question des Aliments crus et des Vitamines. Je regrette bien vivement qu'il n'y ait pas donné suite, car je ne l'ai pas vu paraître.

36 — Du Docteur DAUPHN, secrétaire de la Société des Médecins abstinents :

De toute évidence, puisque l'Aliment cru a précédé l'aliment cuit, le premier a sur le second cette supériorité d'être l'Aliment naturel, adéquat à l'organisme humain, qui doit l'ingérer et l'assimiler. La cuisson a étendu — jusqu'à l'exagération — le champ des matières

---

(1) Pardon. Les Boissons fermentées sont des Boissons naturelles ainsi que je le démontre au Chapitre 256 (Note de l'auteur).

alibiles (1). Elle a, de ce chef, rendu à l'humanité de grands services.
Et elle lui procure d'indéniables agréments. Mais, services et agréments ne sont point ici sans dommages sérieux. Le pire, est de vous
détourner, de plus en plus, de l'alimentation primitive, à laquelle
elle tend à vous rendre inapte, au détriment de votre équilibre physiologique.

Il suit, qu'EN PRINCIPE, l'aliment cru est préférable à l'aliment
cuit, ce qui ne veut pas dire que PRATIQUEMENT NI D'EMBLÉE nous
devions ou nous puissions actuellement revenir au cruditisme absolu.
L'oubli, au cours des siècles, des règles de la vie simple et normale,
l'habitude prise et solidement ancrée d'une alimentation artificielle,
compliquée, concentrée, créant un appétit factice, facilitant une
rapide ingestion au point de rendre superflues, en apparence, les
premières phases — mastication, insalivation — du travail digestif,
ont abouti, dans l'immense majorité des cas, à rendre l'homme incapable d'utiliser les aliments théoriquement rationnels. Mais c'est au
médecin conscient de ces déviations dangereuses à lui montrer ces
erreurs alimentaires, à l'arrêter sur une pente fatale, à l'aider pour
un RÉTABLISSEMENT nécessaire. Tout autant qu'à l'air pur, à la
lumière solaire, à l'eau pure dont l'homme se trouve plus ou moins
privé par la civilisation, mais dont nul ne songe à contester pour lui
la nécessité absolue, nous devons rendre à l'Aliment cru l'importance
que, pour notre malheur, nous n'avons que trop méconnue.

Des recherches entreprises depuis quelques années et actuellement poursuivies semblent, du reste, démontrer l'insuffisance physiologique d'une alimentation dépourvue de crudités. Ces recherches
ont, il est vrai, également établi que la chaleur ne détruit pas nécessairement les principes vitalisants, dénommés Vitamines, des aliments crus. Ces principes, d'ailleurs divers, résisteraient parfois à
des températures relativement élevées. La durée de la cuisson est,
par contre, plus sûrement dévitalisante. Ce qui nous amène à
condamner nombre de pratiques culinaires basées sur la cuisson
prolongée.

On ne doit pas moins signaler les inconvénients de cette dernière,
si l'on considère les matières minérales, également indispensables,
soit en rompant leur association avec les autres principes utiles,
soit en les concentrant à un degré de saturation pour lequel nos viscères ne sont pas faits.

C'est dire que les aliments crus sont, non pas AUSSI assimilables,
non pas AUSSI digestifs, mais PLUS assimilables et PLUS digestifs que
les aliments cuits — à la condition que l'organisme ait conservé les
moyens primitifs d'absorption et d'assimilation. Dans bien des cas,
il ne les retrouvera que par une réadaptation progressive.

37 — **Du docteur LEGRAIN**, médecin chef des Asiles d'aliénés de la
Seine.

En pratique, seul le consommateur peut dire s'il doit manger cru
ou cuit, selon que son tube digestif s'accommode ou non de telle ou
telle formule. On peut, évidemment, dresser son estomac à manger
cru, mais ce n'est pas toujours possible. En fait, un tube digestif
normal peut fort bien s'accommoder du régime cru. Il y a même des

---

(1) Propres à la nutrition (N. de l'A.).

avantages. La digestibilité des crudités nécessite un travail mécanique puissant, qui est fort utile à la tonicité des tuniques musculaires de l'intestin. C'est un bon moyen de lutter contre la constipation.

Reste la théorie : aucune expérience définitive n'a encore péremptoirement démontré que les vitamines sont détruites par la cuisson. Les vitamines sont des corps chimiquement peu connus. Tant qu'ils n'auront pas été isolés, il sera difficile d'en discuter. Il semble, toutefois, résulter des expériences, et cela est conforme au simple raisonnement, que la cuisson, surtout prolongée, doit nuire à l'intégrité des vitamines.

Je n'en dirai pas autant des sels minéraux, qui sont stables.

38 — Du docteur Gustave KRAFFT, de Lausanne.

Les humains ont, d'abord, mangé le produit de leurs chasses éperdues. Nos ancêtres sauvages étaient frugivores et granivores. C'est la dentition qui le prouve. Ils sont devenus, peu à peu, carnivores, puis omnivores.

. . . .

Il est hors de doute que nos aïeux mangeaient pour vivre, tandis que trop de « civilisés » vivent pour manger.

Est-ce à dire qu'il faille, aujourd'hui, retourner en arrière, renoncer à cuire les aliments et vivre de Crudités ?

La belle découverte de Funck (1) n'est pas une raison suffisante pour que nous tournions à l'écureuil, en grignotant des noisettes de l'aube au crépuscule.

Les Vitamines sont à l'étude. Elles sont aussi à la mode, si j'ose dire.

Mais tout régime intelligent comporte l'ingestion quotidienne de Vitamines. Les fruits sont recherchés et appréciés par instinct. Voyez un gamin (et une femme donc ! — réflexion de l'auteur) dévorer une pomme ! Il y met une ardeur sauvage...

La simple et rapide cuisson des aliments ne détruit pas les Vitamines. C'est la longue cuisson et la Stérilisation qu'il faut éviter. Et l'amour des Vitamines ne doit pas nous entraîner à manger des salades malpropres, ce qui est plutôt la règle que l'exception.

39 — Du Professeur Charles RICHET, de l'Académie de médecine,

voici, résumé, ce qu'il écrivait dans le *Figaro* du 19 avril 1923, et que reproduisit en partie l'*Idée libre,* en même temps que ma réponse.

Après avoir démontré que la découverte du feu est relativement récente, par rapport aux époques où la vie animale existait sur notre planète, et que par conséquent nos premiers ancêtres ne vivaient que d'Aliments *exclusivement crus,* il conclut :

Donc, faire usage d'Aliments cuits, c'est vivre en contradiction avec notre organisme normal. Est-ce que la cuisson ne va pas détériorer, altérer, pervertir nos Aliments naturels ?

Certes, il est des aliments, comme les Sucres, les Amidons, les Graisses, que la cuisson ne modifie pas (2), et alors elle est sans

---

(1) C'est Funck qui, vers 1897, découvrit l'existence des Vitamines dans les aliments (N. de l'Auteur, L.-G. R.).

(2) Cette observation, si elle est exacte au point de vue chimique, ne l'est plus au point de vue alimentaire : la cuisson détruisant les *Diastases* renfermées dans ces corps, il s'ensuivra donc que leur Digestion normale s'en trouvera forcément compromise. (Note de l'Auteur, L.-G. R.).

inconvénient. Mais la cuisson transforme toutes les Albumines crues et en fait des entités chimiques nouvelles. Le Blanc d'Œuf cuit n'est pas la même substance que le Blanc d'Œuf cru. La Viande cuite est différente de la Viande crue. Le Lait cuit n'est pas identique au Lait cru.

Donc, en faisant cuire les Œufs, la Viande, le Lait, nous remplaçons un aliment conforme à notre constitution animale héréditaire, par un aliment anormal, puisque nous avons disloqué par la chaleur l'aliment dont nos ancêtres ont fait usage pendant des milliers de générations.

Mais à vrai dire, ce sont là des vues de l'esprit. Si intéressantes qu'elles puissent être, elles ne comptent pas si elles ne sont pas sanctionnées par l'expérience.

Eh bien! l'expérience qui est la grande souveraine, a prononcé. Elle est décisive.

J'ai nourri deux groupes de chiens, les uns avec de la Viande crue seule, les autres avec de la Viande cuite seule. Les résultats ont été éclatants.

Les chiens nourris à la Viande crue seule, au bout de trois semaines, un mois, trois mois, six mois, restaient dans un état de santé merveilleux. Gras, agiles, gais, ils étaient en bonne forme pour le jeu, la course, le travail, l'amour. Leur poil était lustré et brillant. Leur vigueur était exceptionnelle.

Au contraire, les chiens nourris à la Viande cuite seule, au bout de quinze à vingt jours, commencent à dépérir. Ils sont maigres, efflanqués, frissonnants. Ils ne veulent presque plus toucher à cette Viande cuite qu'ils avaient d'abord consommée avec avidité. Au bout d'un mois et demi ils sont *tous morts*.

..... Si de la Viande, nous passons au Lait, nous trouvons que la cuisson le détériore aussi.

Remarquez que dans la féconde nature il n'y a absolument que le Lait dont la destination soit d'être un aliment.

..... A l'extrême rigueur, pour l'enfant, le Lait de femme peut être remplacé par le Lait de vache, mais à la condition que l'enfant ne soit pas nourri *exclusivement* avec du Lait stérilisé.

Je ne veux pas dire par là que le Lait stérilisé, c'est-à-dire surchauffé, ait cessé d'être alimentaire. Certes non. Mais il lui manque quelque chose, si bien que les petits enfants nourris avec du Lait stérilisé employé comme unique aliment sont atteints d'une maladie très grave, le scorbut infantile.

Pour empêcher cette maladie de devenir mortelle, il suffit d'ajouter au Lait stérilisé un aliment *non cuit*, par exemple, comme l'a bien montré le docteur Edmond Lesné, du jus de Citron (1).

Le Lait stérilisé additionné de *Jus de citron non cuit* devient un excellent aliment.

..... Ce que j'appelle une Alimentation normale : c'est *celle qui n'a pas altéré par la cuisson nos Aliments naturels, c'est-à-dire qui est conforme à notre ancestrale organisation.*

---

(1) Ce que je n'ai cessé de proclamer depuis plus de trente ans (N. de l'A., L.-G. R.)

3

40 — Du Docteur Paul CARTON, Président de la Société naturiste de France.

Cette enquête eût été incomplète si nous n'avions pu y faire figurer l'opinion du Docteur Paul Carton, l'apôtre de la Médecine naturiste, aussi suis-je heureux de pouvoir ajouter à cette étude l'article qui va suivre, et qui a été détaché de la *Revue Naturiste* de septembre 1923, organe de la *Société Naturiste de France* (1), dont j'ai l'honneur de faire partie. On y trouvera résumées les règles d'une Alimentation rationnelle conforme aux Lois naturelles qui, quoique écrites dans le but d'éviter le Cancer, s'appliquent entièrement, comme raisonnement, aux fins de cette enquête.

Pour éviter le Cancer, il faut consommer des Aliments végétaux crus.

Pendant bien des années, l'Alimentation crue avait été le bouc émissaire que l'on chargeait de tous les péchés de la diététique moderne. C'est à elle que l'on attribuait l'indigestion, la dénutrition, l'entérite, les infections digestives, la fièvre typhoïde, etc. Gens bien portants et malades, sur la recommandation des hygiénistes officiels, s'abstenaient de consommer des Aliments crus. Par contre, les naturistes ne s'étaient pas émus et continuaient tranquillement à manger salades, légumes et fruits crus, sachant bien que là seulement ils pouvaient trouver force vitale et minéraux vitalisés assimilables. Ils avaient constaté, en outre, qu'ils ne devaient redouter aucune infection par les microbes présents à la surface des aliments crus, car, ce qui produit l'aptitude infectieuse, c'est avant tout la nourriture chargée en mets azotés toxiques (viandes, poissons, crustacés, coquillages) ou dénaturée (conserves, produits concentrés et stérilisés).

Il n'y a pas longtemps, la diététique officielle était revenue de cet ostracisme professé à l'égard des choses crues, à la suite de l'étude plus poussée des troubles nutritifs de carence et de la découverte de substances vitales mal définies, dénommées vitamines, qui ne sont autres que les manifestations de l'impondérable force vitale alimentaire. Aussi, depuis quelques mois, les voix classiques s'étaient-elles mises à l'unisson des voix naturistes et recommandaient (jusque par téléphonie sans fil!) de manger régulièrement des Aliments crus.

Cet accès de bon sens aura été de courte durée. Voici qu'une nouvelle idéologie de laboratoire risque de détruire un progrès diététique qui semblait solidement acquis. Du dernier congrès de Strasbourg nous arrive une soi-disant grande découverte : un coin du voile qui recouvrait les mystères du cancer serait, paraît-il, levé. Les diverses modalités du cancer seraient la conséquence ultime d'affections parasitaires du tube digestif et de la peau. On aurait rendu cancéreux des rats en les nourrissant avec des cafards infectés d'œufs de nématodes et avec des excréments de chats contenant des œufs de tænia. Et, à la suite du résultat fâcheux de ces nourritures innommables qui *prédisposaient* les rats au cancer, (car, même

---

(1) *La Revue Naturiste.* abonnements, 10 francs par an, pour la France. S'adresser à M. le Dr Paul Carton, Président de la Société Naturiste de France, 48, rue Piard, à Brévannes (S.-et-O.).

ainsi nourris, tous ne devinrent pas cancéreux), on en a déduit aussitôt que ce qui rendait l'homme cancéreux, c'était la présence des parasites intestinaux (ascaris lombricoïdes) et cutanés (démodex folliculorum). D'où la recommandation immédiate, d'avoir à ne plus consommer aucun produit végétal cru et de se bien laver le visage pour éviter le démodex, afin de se garantir de tout cancer.

Le bon public qui reçoit ces conseils contradictoires ne sait vraiment plus qui croire, ni que faire. C'est pourquoi il est nécessaire de continuer à lui parler avec bon sens, tout simplement.

Il faut qu'il sache d'abord qu'il peut en toute tranquillité consommer des Aliments crus sans redouter le cancer, car le cancer est avant tout, comme la tuberculose, une maladie de civilisation, née des vices considérables de régime et d'hygiène que chacun devrait s'appliquer à éviter (suralimentation, abus d'aliments carnés, irritations par l'alcool et le tabac, insuffisance d'exercice naturel, vie d'agitation et d'ambitions déraisonnables, calfeutrement, etc.) La nourriture végétale crue ne donne pas plus le cancer que la fièvre typhoïde à des individus qui obéissent aux lois de la Nature et qui gardent ainsi en bon état leurs résistances et immunités naturelles.

Puis, il est bon de faire remarquer que le cancer — de même que la tuberculose — sont inconnus de certains peuples sauvages qui consomment beaucoup d'aliments crus. C'est ainsi que les nègres du centre de l'Afrique, avant que les Européens ne leur aient apporté certains vices de civilisation (alcool, régime carné abusif, vêtements serrés), ignoraient le cancer. Et pourtant ces peuples consommaient antérieurement quantité d'aliments crus plus ou moins souillés.

D'autre part, jamais, depuis trente ans, il n'a été consommé aussi peu d'aliments crus dans les pays civilisés, à la suite des découvertes pastoriennes, qui ont fait redouter tous les contacts microbiens, autant les anodins que les très virulents. En effet, les médecins, à propos de toutes les affections, pour ainsi dire, interdisaient les crudités. Pour les maladies de l'estomac, de l'intestin, du foie, du rein, de la peau, des poumons, etc., l'interdiction jouait automatiquement. Il y avait ainsi quantité de gens qui, par ordonnance, ne touchaient plus à rien de cru depuis 20 ans et qui vivaient ainsi, asthéniques et frileux, en état de carence vitale perpétuelle. Et pourtant, depuis trente ans, les cas de cancer ne cessent de s'accroître, en proportion inverse de la consommation des produits crus.

Le contraire aurait dû se produire pourtant, si vraiment les aliments crus étaient les auteurs de la prédisposition au cancer. Et, par contre, il faut noter que plus la consommation de la viande, du poisson, des produits alimentaires concentrés et dévitalisés (conserves, aliments industriels, sucreries) s'accroît dans les milieux civilisés, plus grandit le nombre des maladies d'usure et de dégénérescence : les cas d'insuffisances et de scléroses organiques, de folie, de suicide et... de cancer. C'est ainsi, par exemple, qu'en Angleterre le cancer qui causait le décès de 34.000 personnes en 1909, fit mourir 40.000 personnes en 1916 et 48.000 en 1920 (soit le dixième de la mortalité anglaise totale).

En outre, quelle utopie que la recommandation de la nourriture non contaminée ! On continuera comme par le passé à laisser consommer viande saignante et viande crue (source habituelle du tænia), œufs gobés crus, beurre cru, fromages (cause fréquente d'oxyures), huîtres, et on ne réservera l'anathème qu'aux végétaux parce qu'ils

poussent en terrain fumé ! Autant dire qu'on condamnera les gens à
l'intoxication perpétuelle des régimes trop animalisés et à la dénutrition habituelle par carence de vitamines. Et les cas de cancer ne
feront que redoubler, comme par le passé.

Et même si l'on prenait tout cuit : fromages cuits et flambés à
leur surface de section, œufs et beurre cuits, viande bouillie, que de
raisons de contamination resteraient encore, car jamais on ne pourra
tenir une cuisine comme une salle d'opérations. Il restera toujours
les contacts douteux des eaux de lavages, des torchons, des ustensiles, des mouches, des mains non aseptisées, etc... Si l'on devait suivre à la lettre les recommandations des gens de laboratoire, on se
trouverait en face de ce dilemme insoluble : se laisser mourir de
faim ou risquer l'infection. Car, des causes de contamination microbienne et vermineuse, autres que les aliments crus, existent réellement. Il y a des gens qui ne boivent et ne mangent que des choses
bouillies ou cuites et qui pourtant sont atteints de fièvre typhoïde
ou d'entérite ou qui sont parasités par des ascaris ou des oxyures. Là
encore ce qui crée l'anomalie, la culture du parasite, c'est beaucoup
plus l'intoxication du terrain et l'appauvrissement de ses réactions
défensives que la présence de microbes ou d'œufs. C'est ce qui explique que parmi les membres d'une même famille, les uns prendront
la fièvre typhoïde ou auront des vers intestinaux et d'autres resteront
indemnes, quoique se nourrissant à la même table. Tout le monde
connaît ainsi des enfants qui ne cessent d'être infectés d'oxyures
malgré toutes les précautions de propreté, de surveillance de régime
et de soins médicamenteux, alors que leurs frères ou sœurs restent
non contaminés.

En définitive, la vérité, c'est que l'alimentation végétale en partie
crue reste vraiment une des conditions capitales de la bonne résistance organique et qu'une nourriture, sans salade et légumes crus et
sans fruits crus, constitue un régime non synthétique, de carence,
qui expose aux vices de nutrition, à la dévitalisation, à la déminéralisation et par là même à toutes les infections aiguës ou chroniques,
au cancer entre autres. Nous ajouterons encore qu'en cas de cancer
opéré, un des meilleurs moyens d'échapper à la récidive, c'est de
suivre un régime très pur et en partie cru. Des auteurs naturistes
affirment même avoir guéri des cas de cancer, grâce à des cures de
désintoxication organique, avec alimentation en majeure partie
crue. Que les naturistes ne s'émeuvent donc pas des conseils fallacieux des hygiénistes en chambre et qu'ils continuent à se nourrir
comme le veut la Nature et le bon sens. Il vaut mieux risquer le fait,
en somme rarissime, de la présence d'un ascaris que de se détruire
la santé avec certitude, en rejetant l'emploi des végétaux crus. En
outre, les risques de contamination microbienne ou vermineuse
deviennent totalement inexistants quand on est naturiste pratiquant,
quand on a fait pousser soi-même proprement ses salades et quand
on récolte soi-même ses fruits sur le coin de terre dont tout naturiste
doit chercher à avoir la propriété. Quant aux moins favorisés, ils
écarteront presque à coup sûr les risques de contamination vermineuse en achetant, autant qu'il est possible, leurs légumes à des
maraîchers qui n'emploient ni épandages, ni gadoues de villes et en
les lavant soigneusement et en les frottant sous un filet d'eau courante. En tout cas, même si par le plus grand des hasards il est para-
sité par un lombric, un consommateur de choses crues qui se nourrit

logiquement et sobrement, peut être certain d'échapper au cancer qui ne ronge que les organismes décrépits par les régimes toxiques et l'hygiène antinaturelle.

Enfin, faisons remarquer que, loin de prédisposer à l'helminthiase, l'alimentation naturiste provoque, par son action antiputrescible et vitalisante et sans le secours d'aucun vermifuge, le rejet spontané des ascaris, dés le début de la cure, dans les cas où ces parasites existaient dans l'intestin, avant le changement de régime. En pareil cas, cette expulsion doit être considérée comme un signe d'efficacité du traitement et de bon pronostic.

41 — De M. CARDOT, voici une note présentée par le Professeur Ch. Richet à l'Académie des Sciences, le 3 décembre 1923.

Des inconvénients des aliments cuits chez les mollusques. — Si l'on nourrit des limaçons avec des légumes cuits ils commencent d'abord par s'accroître plus vite que les témoins nourris avec des aliments crus, mais leur croissance est, plus tard, moins rapide et ils meurent prématurément. L'influence de cette alimentation inhabituelle se fait sentir également sur la ponte qui est beaucoup moins abondante. Il y a là une contribution des plus intéressantes à la connaissance des avantages de l'alimentatiou crue.

(*Académie des Sciences, 3 décembre 1923.*)

42 — De M. L.-G. RANCOULE, Hygiéniste ès Médecine.

Voici, maintenant, la réponse que je fis et à laquelle j'ai cru devoir apporter quelques correctifs et ajoutés afin de la rendre plus complète, selon mes idées et vues sur la question posée :

Faut-il Manger cru ?

Digestion et Ferments digestifs. — Chacun sait que les aliments sont digérés.

a) dans la Bouche, pour les hydrocarbones (Amidon), par les *Diastases* ou ferments *salivaires*, dits *ptyalines* 30 ;

b) dans l'Estomac, pour l'Azote (Albumine carnée ou Albuminoïde végétale), par les *Diastases* ou ferments *pepsiques* 30 ;

c) dans le Pancréas, pour les hydrates de carbone (Graisses et Sucres naturels), par les *Diastases* ou ferments *pancréatiques* et *hépatiques* 30, seuls ou en association.

43 Aliments carnés. — Les Aliments carnés ne renfermant pas d'hydrocarbone (Amidon) ne sont donc digérés que dans l'Estomac pour l'Azote (Albumine), et dans le Pancréas pour les Hydrates de carbone (Graisses). Ils seront d'autant mieux digérés que leur cuisson aura été peu prolongée et qu'on les aura débarrassés des parties frites ou grillées, là où l'Albumine aura été insolubilisée par la chaleur (l'Albumine se coagule à + 80°). Ne renfermant que deux Diastases : la *Sarcolactique* pour l'Albumine, et la *Lipase* pour la Graisse, ils ne seront convenablement digérés que si l'Estomac, pour les Albumines, et le Pancréas, pour les Graisses, sont en bon état de fonctionnement, et cela d'autant mieux qu'elles seront plus riches en *Sarcolactiques* et en *Lipases* 27.

44 Aliments végétaux. — Les Aliments d'origine végétale possèdent tous dans leur structure des *Acides organiques* et des *Diastases*, nécessaires à leur propre digestion et se rapprochant de celles sécrétées par les Glandes salivaires et pancréatiques 26-30.

Les « Acides organiques » 109 — qu'il ne faut pas confondre avec les « acides chimiques » de même nom ou, encore moins « synthétiques » — maliques, citriques, tartriques, voire oxaliques, aident à la digestion des Amidons (la plus laborieuse), en même temps qu'ils favorisent la digestion des Albumines, Albuminoïdes et Graisses, en opérant comme des adjuvants et des *Ferments*, par leur collaboration avec les Acides stomachiques et pancréatiques, ainsi que par les réactions excitantes qu'ils produisent sur les Glandes sécrétantes de l'Estomac et du Pancréas lorsqu'il arrive que ces organes ont leurs fonctions ralenties. Exemple : Condiments vinaigrés (*Ferment acétique*).

Les « Acides organiques » comme l'acide acétique (*Ferment acéti*) du Vinaigre de vin, sont des *Ferments* ou *Lévuloses* favorisant la digestion ; par l'ébullition ils perdent leurs propriétés fermentescibles et deviennent des « Acides chimiques » inertes ; ils sont alors des irritants et des désorganisants pour les Viscères intestinaux, en même temps qu'ils acidifient, en excès, le Sang, au lieu d'être des adjuvants utiles à la digestion.

Donc les aliments renfermant les *Diastases* nécessaires à leur propre digestion, *Amylase*, *Albuminases*, *Sucrase* 26 et des *Acides maliques*, *citriques*, etc., lorsqu'ils seront consommés *crus* ou *très peu cuits*, non seulement se digéreront parfaitement, pour ainsi dire seuls, mais encore contribueront, s'ils renferment de ces *Diastases* en excès, à la digestion difficile des autres aliments, Pain ou Farineux notamment, ou de tous autres ayant subi une cuisson prolongée.

C'est pourquoi, si l'on veut s'assurer une bonne digestion, il est indispensable de prendre au début de chaque repas quelques feuilles de *Légumes verts crus*, Choux, Salades, Epinards, etc., hachées et faiblement assaisonnées en Sel et Vinaigre, mais, par contre, copieusement arrosées de bonne Huile d'olive, et au dessert, des *Fruits crus*, Oranges, Cerises acides, Groseilles en grappes, Pommes ou Poires, réduits à l'état de pulpe par la mastication. Ce régime de médecine diététique aboutit toujours au plus grand succès en assurant la digestion parfaite des *Aliments cuits*, Pain, Farineux, insuffisamment salivés ou mâchés, ainsi que pour les Aliments carnés.

45 Principes nutritifs, Vitamines et Sels minéraux renfermés dans les Aliments. — Les Légumes comme les Fruits renferment, en proportions variées, la totalité des Eléments indispensables à la nutrition du corps humain :

Azote (Albuminoïde).
Hydrocarbone (Amidon).
Hydrates de carbone (Graisse et Sucre *naturel*).
Sels minéraux.
Vitamines A B et C.

Les aliments carnés ne contiennent que de l'*Azote* (Albumine) et des *Hydrates de carbone* (Graisse), peu de *Sels minéraux* et une seule *Vitamine renfermée* dans la Graisse.

Seuls les Œufs, et notamment le Lait maternel, ensuite le Lait d'ânesse et de chèvre, renferment la *totalité des éléments*, Vitamines

comprises, nécessaires à la Nutrition, à la condition essentielle
d'être *consommés crus.*

Pour les Œufs et le Lait, les phénomènes qui se passent, lors de
leur cuisson, sont tellement typiques, qu'ils ouvrent les yeux des
moins clairvoyants.

En effet, les Œufs comme le Lait, sont les seuls aliments qui
renferment de l'Albumine animale *soluble*, c'est-à-dire n'ayant nullement besoin d'être dissociée pour sa digestion dans l'Estomac,
ainsi que cet organe est obligé de le faire pour les Aliments carnés;
la Peptonisation de cette Albumine soluble s'accomplira donc dans
les meilleures dispositions et avec la plus grande facilité dans l'Estomac, mais à la *condition essentielle de ne pas être cuite.* car alors, dès
que la température atteint 80 degrés, *elle devient dure* et à peu près
impossible à dissoudre pour les bons Estomacs, et pour les faibles
et les mauvais l'Albumine est alors aussi digeste que le serait du
caoutchouc.

En outre, le Lait et les Œufs renferment des Lécithines, sorte de
Graisse phosphorée, qui sont classées parmi les plus puissants des
régénérateurs du système nerveux, mais dont la sensibilité à la
chaleur est telle qu'elles perdent toutes leurs propriétés dès qu'on
leur a fait subir une température à peine supérieure à celle du
corps : + 40 à 45 degrés. Il en est de même pour les autres corps,
Sels minéraux et Diastases qu'ils renferment, notamment le *Ferment
lactique* pour le Lait, qui sont également altérés ou détruits par la
chaleur.

Les Viandes et les Œufs, étant des Aliments concentrés, lorsqu'ils
sont consommés trop cuits ou en trop grande quantité, sans un
apport abondant de Légumes et de Fruits, déterminent, fatalement,
dans la région iléo-cæcale des intestins, par *insuffisance de cellulose*,
des Infections dues aux manques de contractions et de plissements
des surfaces de la tunique intestinale, laquelle s'est rétrécie par
l'insuffisance du volume des *Excréta* ; il en résulte des stases qui,
en s'accumulant avec les *Résidus albumineux*, non digérés, y sont la
cause de ces Infections par la *putréfaction* qu'ils y engendrent. Tandis que les Légumes et les Fruits se rapprochant, au point de vue de
leur constitution alimentaire, avec le Lait humain, lequel renferme
seulement 12 parties de principes alimentaires pour 88 pour cent
d'Eau humanisée n'offrent pas ces graves inconvénients. On trouve,
en effet, dans les Légumes et les Fruits une moyenne de 8 à 12 0/0 de
principes utiles à la Nutrition, le surplus étant composé d'*Eau de
végétation* et de *Cellulose*, indispensables, l'une et l'autre, pour favoriser le volume et l'évacuation des *Excréta.*

Ils conviennent donc, par ce rapprochement avec le Lait humain,
et à la condition d'y joindre un peu d'éléments gras dont ils sont
pauvres, aux Enfants — surtout après l'Allaitement — aux Personnes
affaiblies, aux Arthritiques, aux Rhumatisants, aux Hépatiques, aux
Entériteux à forme diarrhéique aussi bien que Constipée, aux Obèses,
aux Intoxiqués et Infectés, dans les Néphrites gravelliques ou Albu-
minuriques, les affections du Cœur, etc.

Pour l'usage courant, il faut les consommer peu cuits, et en
prendre à chaque repas une faible quantité crue. (On ne doit jamais
les consommer réduits en purée : leur *mastication intégrale* étant
nécessaire pour leur bonne digestion.)

46 Conserves alimentaires. — La cuisson des aliments détruit progressivement les trois *Vitamines* A B et C. Cette destruction commence à + 65° pour se terminer aux environs de + 115°, limite où commence la *stérilisation absolue*.

Ainsi toutes les *Conserves* en boîtes soudées, ayant subi une température de + 120°, maintenue pendant deux heures, ne possèdent plus *aucune des trois Vitamines* — ni *Diastases*. Ce sont des « Aliments morts » qui déterminent par leur usage habituel des *Avitaminoses* (Scorbut) ou Misères physiologiques, de la *Cachexie*, des *Névrites*, dues à la *dénutrition* de toutes les parties du corps, auxquelles s'ajoute, pour le mental, une sorte de Marasme, qui fait que ces malades voient tout en noir et ne pensent qu'à la mort vers laquelle, au reste, ils s'acheminent.

Ce qui démontre que la cause de cet état maladif remonte bien à une alimentation privée de *Vitamines* 'et de *Ferments diastasiques* — c'est-à-dire *d'éléments vivants*, — c'est que, après quelques jours de traitement, consistant à faire prendre des *Aliments crus fortement vitalisés*, tels que Citrons, Fruits aqueux et Oléagineux, Céréales complètes, Légumes verts crus, voire des décoctions de Son frais conjointement avec des Jus de fruits, ces malades guérissent rapidement, aussi bien au physique qu'au mental.

Pour les *Sels minéraux*, renfermés dans les Fruits et les Plantes à l'état d'infiniment petits chimiques, on peut les considérer, si les Fruits et les Plantes sont consommés crus, comme existant dans la meilleure forme bio-physiologique pour pouvoir être assimilés par le corps humain : la forme *naissante*. Et comme, d'autre part, ils se trouvent mêlés aux *Diastases acides*, ces *Diastases* rempliront, dans certaines conditions de milieu intestinal, le rôle de *transpositeurs* en transformant ces éléments minéraux *naissants en Sels solubles* (citrates, tartrates, etc.), *assimilables* pour toutes les parties du corps humain, là où ils sont nécessaires ; et cela, selon les affinités de chacune de ces *Diastases* en association avec les Sels minéraux avec lesquels elles ont le plus d'affinité 109.

Mais, si les Fruits et les Plantes ont été soumis à une cuisson trop forte ou prolongée, ou s'ils ont été privés de leur Eau de végétation dans laquelle se trouvent les *Diastases*, faute de ne plus trouver ces *corps modificateurs* (détruits par la chaleur), les *Sels minéraux*, n'étant plus modifiés comme il convenait pour être utiles au corps humain dans sa Nutrition, se concrétiseront en se combinant avec l'*Acide urique du sang pour former des Urates* ; Urates de chaux, Urates de magnésie, etc., insolubles, qui seront à la base des *Rhumatismes* et des *Lithiases* (*Gravelle, Calculs, Pierre*), avec toutes les graves conséquences que ces affections comportent.

J'ajoute que, lorsque les Fruits et les Plantes sont consommés crus ou peu cuits, le surplus des *Sels minéraux*, inutiles à l'organisme, au lieu de se concrétiser et de rester dans le corps, sera rejeté par les émonctoires, étant, d'une part, solubilisé par les *Diastases* et, d'autre part, entraîné avec l'*Eau de végétation*, laquelle, en favorisant l'Urination et la Transpiration normale, ne leur permet pas de séjourner dans le corps.

47 Conclusion. — De ce qui précède, il résulte que :

1° Il est préférable de manger cru que cuit, mais en faisant l'un et l'autre on atténue les inconvénients bio-physiologiques d'une alimentation exclusivement cuite ;

2º La cuisson détruit les *Vitamines* A B et C à partir de + 65º, ainsi que les *Diastases*, les *Lévuloses*, les *Oxidases* et les *Acides organiques* — qu'elles transforment en *Acides chimiques* — à partir + 45º, les unes et les autres nécessaires à la Digestion de toutes les molécules alimentaires, et à l'Assimilation des *Sels minéraux* et autres éléments nécessaires à la Nutrition ;

3º Les *Aliments crus*, convenablement mâchés, sont dans leur forme la plus assimilable ;

4º Il convient, aussi, de choisir plutôt certains aliments que d'autres, en raison de particularités n'appartenant qu'à certains d'eux et qui font défaut chez d'autres, et ceci, en raison des états physiologiques particuliers propres à chaque individu (Idiosyncrasie). Il convient donc de varier continuellement sa nourriture, en suivant l'ordre de leur parution, selon le rythme des saisons, aussi bien pour les Légumes et les Fruits que pour les aliments d'origine carnée. Ex. : les Œufs ne seront consommés que pendant la période de la ponte normale (printemps et été).

Et, enfin, il faut aussi satisfaire — à moins de perversion alimentaire — ses préférences instinctives pour certains aliments et rejeter ceux pour lesquels on éprouve de la répulsion. Il y a là une loi bio-physiologique que l'on ne peut qu'enregistrer sans l'expliquer. Cette loi étant une sorte d'appel venant des parties du corps humain, lesquelles trouveraient dans les aliments préférés les *éléments dont ils ont justement besoin,* comme on a pu le constater maintes fois pour l'Opothérapie (1) instinctive. La répulsion indiquerait, au contraire, que certains aliments sont inutiles, voire dangereux pour le corps humain.

En suivant ces principes de Diététisme, il n'est jamais nécessaire de prendre de Purgations, si nuisibles, par leur toxicité, aux organes intestinaux et notamment aux *Villosités intestinales* chargées de recueillir le chyle des aliments digérés pour en faire du Sang neuf vivifiant.

Mars 1923.   L.-G. Rancoule.

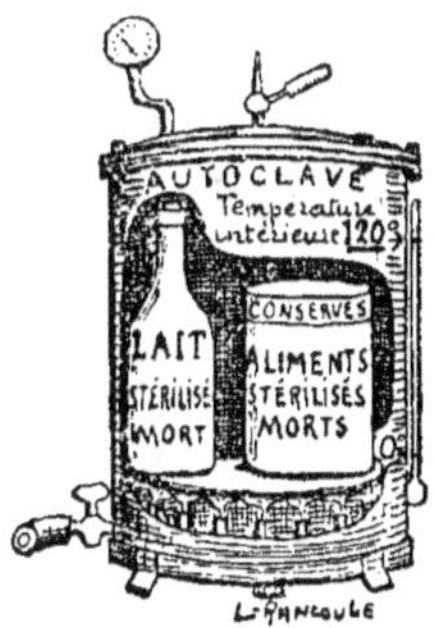

---

(1) *L'Opothérapie* est le traitement des Maladies organiques par la consommation de glandes semblables à celles que l'on veut traiter : Ex. : l'absorption de la *Bile* — voire du *Foie* — est utilisé pour les Insuffisances hépathiques.

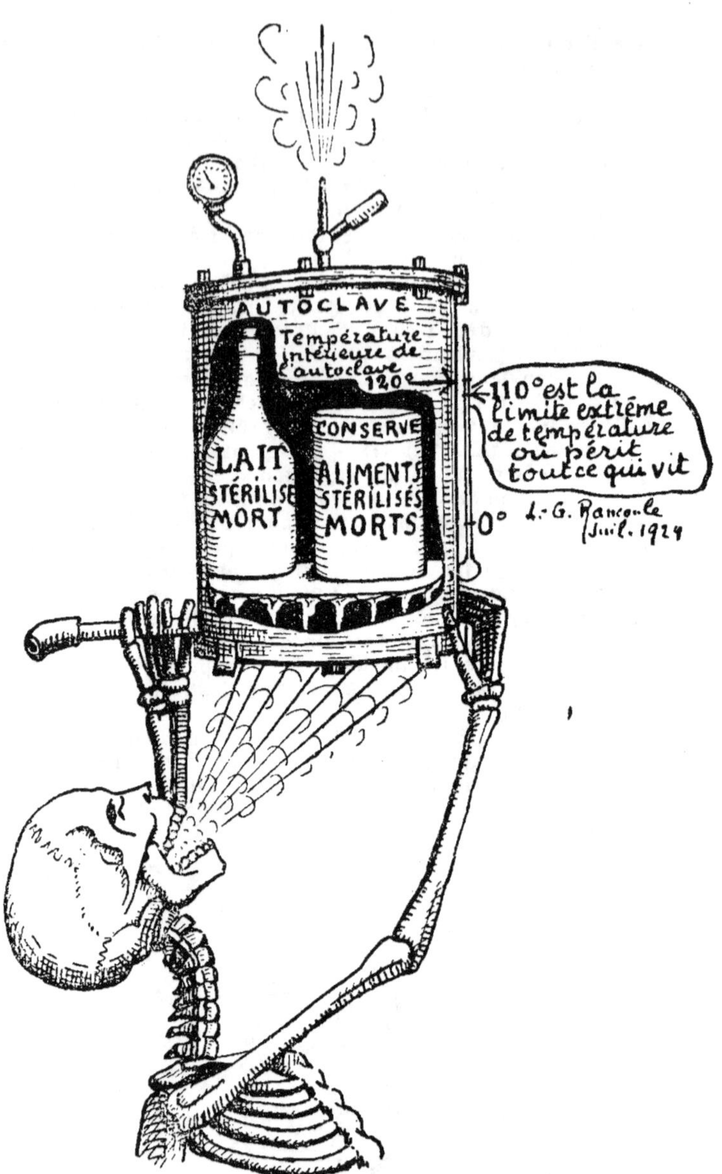

L'Autoclave, en raison de sa haute température intérieure (120°), *fait périr tout ce qui vit. Donc, les « Aliments stérilisés » sont des « Aliments morts » devenus impropres à reproduire la Vie.*

TROISIÈME PARTIE

Seuls les ALIMENTS "VITALISÉS"
sont des ALIMENTS "RÉGÉNÉRATEURS"

---

*LOI : L'état de la matière organique n'est jamais définitif :
celle-ci se modifiant sans cesse, pour devenir dans chacun de ses stades un corps nouveau, et cela, selon un
cercle évolutif qui la ramène toujours à son point initial.*

48 RÈGLES S'APPLIQUANT AUX PHÉNOMÈNES DE LA DIGESTION

Dans le chapitre 221, sur les « Boissons vitalisées » et les « Boissons mortes », nous montrerons les différents stades évolutifs que subissent par des Fermentations successives les Fruits riches en Sucre naturel et les Plantes renfermant de l'Amidon.

Pour la compréhension des phénomènes et des *buts rationnels de la Digestion* je vais en résumer l'essentiel.

Lorsque l'on presse des Fruits et que l'extrait exprimé est *livré à lui-même*, il se produit *invariablement* que le jus, sous la seule influence des Ferments diastasiques qu'il renferme et conjointement avec d'autres Ferments, dont l'air est partout imprégné, se transforme, après des Fermentations successives, d'abord en Vin — si l'on part du Raisin —; puis ensuite, grâce encore à d'autres Ferments que l'air contient, en Vinaigre ; puis sur ce dernier des Champignons microscopiques, dont les spores flottent également dans l'air, se développeront avec une intensité qui ira toujours en s'accroissant. Or, par suite de cette prolifération et de leurs destructions successives, ces champignons formeront, en s'accumulant successivement, un humus qui s'accroîtra en s'enrichissant des éléments organiques, produits par la décomposition de ces plantes, et sur lequel viendront croitre d'autres végétaux, de plus en plus supérieurs, au point que, en dernier lieu, après évaporation de la partie liquide, *toutes les espèces végétales — y compris la vigne —* pourraient naître et croître sur cet humus définitif devenu de la Terre végétale, *renfermant, étant donnée son origine, tout ce qui est nécessaire à leur existence.*

Remarquez que dans ce cycle aucune intervention humaine ne s'y est montrée, car si le moindre « tripatouillage », que ce soit sous forme de *chaleur anormale* ou d'apports d'*ingrédients chimiques*, était intervenu, aussitôt un ou plusieurs des chaînons de ce cycle parfait ayant été détruits, ce *transformisme* continu, décrit dans notre exemple, *se serait arrêté au point précis de l'intervention humaine.*

49 — Et bien, la Digestion de nos aliments, dont le rôle est de fournir à notre structure et à tous nos organes les éléments usés ou morts, ne peut s'accomplir normalement, elle aussi, qu'à la condition essentielle que cette loi soit intégralement observée : *les phénomènes de transformation des molécules alimentaires consommées ne pouvant s'accomplir dans notre corps qu'en suivant le même ordre évolutif et selon la même loi : sinon, les buts de la Digestion ne pourront jamais être atteints.*

Les seules interventions permises, et sans danger pour l'accomplissement de ces phénomènes, sont des apports de *Ferments de même nature,* lesquels ne peuvent que favoriser ces évolutions, en les aidant, par la contribution des *effets semblables* qu'ils apportent avec eux. Notre Digestion dans ces conditions nous fait alors profiter de l'*Intégralité* de ce qu'il y a d'utile dans des Aliments consommés, avec un minimum de déchets, encombrants et presque toujours *intoxicants,* selon leur origine, notamment pour les *Albumines animales.*

Mais, pour cela, il faudrait que nos Aliments, conformément aux règles naturelles, soient toujours consommés *crus* et sans addition de *Corps toxiques* capables de détruire les *Diastases* et les *Ferments,* ne serait-ce qu'une seule espèce, afin que la chaîne complète de ces éléments modificateurs soit intégralement respectée ; sinon, ainsi que je l'ai déjà dit, l'évolution des Aliments ingérés s'arrêtera au point précis où l'un de ces Ferments ou l'une de ces Diastases aura été supprimé.

50 — Voyons maintenant ce qui se passe pour les *Sécrétions diastasiques* de nos Organes digestifs et dont les buts, vis-à-vis du transformisme des molécules alimentaires, aboutissent aux mêmes résultats.

En effet, les *Diastases* sécrétées par les Glandes de notre appareil digestif étant soumises aux mêmes influences destructives, il s'ensuit que certains produits, comme le Sel, consommé en excès, ou l'Alcool de distillation, les Sels de Lithine ou de Bicarbonate de soude et la plupart des Médicaments pris pendant ou de suite après les repas, en *détruisant* ou *neutralisant* une partie des *Diastases* digestives, suppriment ou arrêtent également l'évolution des Corps alimentaires et, de ce fait, empêchent les phénomènes normaux de la Nutrition de pouvoir s'accomplir.

Et comme, d'autre part, les *Diastases* renfermées dans les Aliments naturels ne peuvent accomplir leur action définitive, au point de vue des phénomènes digestifs appropriés à notre organisme, que par leur collaboration avec les *Diastases* de notre appareil digestif, si nous ne consommons que des *Aliments exclusivement cuits*, la chaleur ayant pour la majeure partie détruit ces *Diastases*, le but pour lequel nos Aliments étaient destinés ne pourra plus s'accomplir : *leur transformation dans le corps étant inopérante, faute des Diastases et des Ferments nécessaires pour que ce phénomène puisse se produire : la chaleur ayant détruit quelques espèces indispensables à cette évolution.*

Donc, par aggravation, c'est une faute monstrueuse que de « stériliser » les Aliments et les Boissons, ce qui aboutit **à détruire par une forte chaleur la totalité des corps fermentescibles vivants qu'ils renfermaient**, lesquels étaient seuls capables d'apporter, par leur présence dans le corps, avec les *Diastases* digestives de nos organes, les multiples modifications *indispensables* à l'évolution des Molécules alimentaires, aussi bien pour leur *digestion parfaite* que pour les buts auxquels les Aliments et les Boissons sont destinés, c'est-à-dire les Echanges cellulaires 23 et l'apport des Sels minéraux dans le Corps humain. (1)

J'espère, mes chers amis, que, après ce qui précède, vous vous serez fait une opinion à l'égard des Conserves alimentaires, du Lait stérilisé en liquide, pâte ou poudre, des Farines, soit disant « reconstituantes », des Légumes décortiqués, ainsi que des Huiles comestibles et du Miel *cuits*, etc., qui, les uns ou les autres, auront été *dévitalisés par la Stérilisation à l'autoclave, au four ou par ébullition dans le but antibiologique* **de détruire les Ferments** *qu'ils renfermaient, à seule fin — ô progrès ! — de pouvoir les conserver sans qu'ils s'altèrent*, et cela **au détriment de notre Santé !**

Or, comme ces Ferments sont indispensables, ainsi que je l'ai démontré, pour que les Aliments puissent ultérieurement se transformer dans notre corps, tous ces Produits stérilisés ne possédant plus aucune valeur nutritive, c'est absolument comme si l'on consom-

---

(1) Un exemple bien typique, appuyant cette thèse, est celui des Ruminants, (vaches, moutons, chèvres, etc.) chez qui l'intervention des Diastases et Ferments contenus dans les herbes qu'ils ingèrent jouent un rôle si prépondérant dans leur digestion, que si ces dernières en étaient privées, soit qu'elles fussent complètement « mortes » (foin trop vieux), soit qu'elles fussent « stérilisées », il s'ensuivrait que ces herbages, après avoir pénétré dans leurs estomacs de réserve, malgré l'apport des sucs gastriques et salivaires, *n'ayant pas subi les fermentations indispensables* pour cette première digestion, *ne pourraient être ensuite régurgités*, donc, par conséquent, subir ces dernières opérations indispensables de mastication, réabsorption et digestion définitive.

mait des composés chimiques *inertes et sans vie*, autant dire de la terre cuite pilée, et par conséquent *inassimilables*.

Demandez-vous alors, avec moi, si ce n'est pas un véritable crime que de laisser subsister de si diaboliques pratiques, lesquelles concourent *sournoisement* à la destruction lente de l'humanité, mieux que ne peuvent le faire tous les engins de guerre imaginés par l'homme pour tuer ses semblables.

De tels procédés répandus partout ne peuvent aboutir qu'à la fin du règne de l'homme...

C'est, avec les guerres de plus en plus meurtrières, la course à la mort.

11 novembre 1923.

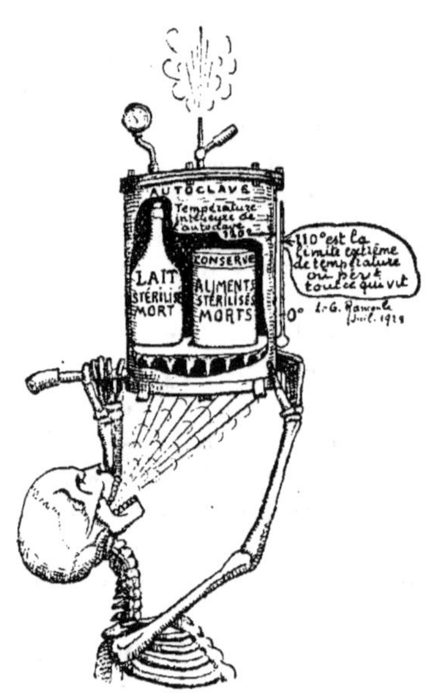

CONSERVES VIVANTES & CONSERVES MORTES

51 —— LES CONSERVES NATURELLES. — Pourquoi donc utiliser dans l'Alimentation les Conserves et Produits quelconques « Stérilisés », qui, au lieu de maintenir la vie en parfait état d'équilibre, nous conduisent lentement dans le sens contraire : vers la Mort, puisque dans sa grande prévoyance, le Créateur nous a donné *tout ce qu'il fallait* pour pouvoir vivre pendant les saisons improductives d'Aliments frais?

Ce sont, les *Racines culinaires*, Pommes de terre, la Betterave, les Raves de toutes espèces, les Navets, les Carottes; les *Céréales*, Blé, Riz, Maïs, etc., pour en confectionner du Pain, des Farines, Semoules et Pâtes; les Haricots secs, Pois et Lentilles; ainsi que des Châtaignes et Marrons destinées aux mêmes buts; des Fruits excessivement riches en éléments Energétiques et Calorigènes, comme les Noix, Amandes et Noisettes; des *Fruits frais*, pouvant remplacer avantageusement les Légumes, comme certaines espèces de Pommes et Poires, ainsi que des Oranges, des Citrons; voire des *Fruits culinaires* rafraîchissants comme les Citrouilles, Potirons et Courges; le Lait, lui-même, dont la véritable destination est de fournir du Beurre et du Fromage, nous fournit ces produits pendant toute l'année, ainsi que certaines espèces, comme le Gruyère et le Hollande, qui peuvent se conserver au moins une année.

52 — Par la **Dessication** qui est le seul *procédé naturel* de conservation, ne causant aucune altération des Eléments vitaux renfermés dans les produits que l'on désire conserver, on peut garder pendant des temps variables des Fruits, des Légumes, des Condiments (Persil, Céleri), du Poisson et de la Viande, lesquels conserveront alors après l'évaporation de leur eau de constitution — cause majeure de l'altération de tous les Produits organiques, — toutes leurs qualités nutritives primitives. A la condition, bien entendu, que la *Dessication* ait été faite à l'Air libre, ou au Soleil, selon les produits à conserver, et non dans des fours où la température serait assez élevée pour détruire leurs *Diastases* et *Vitamines*.

53 — Il est essentiel de *régénérer en eau*, les Conserves desséchées, en les faisant tremper plus ou moins longtemps dans de l'Eau légèrement tiédie — au-dessous de 40° cent. — jusqu'à ce qu'elles en aient suffisamment absorbée pour retrouver, à peu près, leur volume primitif.

Cette observation s'applique également aux Fruits secs, Figues, Poires, Pommes, Cerises, Pruneaux, etc., aussi bien qu'aux Légumes desséchés, y compris Haricots, Pois et Lentilles; en observant cette précaution de ne mettre que la quantité strictement nécessaire d'eau pour cette opération, afin que leurs Principes nutritifs et leurs aromes ne se perdent en *s'infusant* dans l'eau 96, à moins que l'eau ajoutée en excès ne soit utilisée pour des Potages.

54 —— LES CONSERVES STÉRILISÉES. — Après ce qui précède, vous pourrez répondre aux personnes qui voudraient vous expliquer la nécessité des Conserves en boîte — source de Maladies et de Mort, par leur absence totale d'Eléments vivants, — pour les mois de privation d'Aliments frais, les Voyages, les Marins et les Soldats, qu'il existe des « Conserves vivantes » utilisables pour tous les cas et selon les besoins que l'on peut exiger d'elles et en toutes circonstances ; avec cette différence, à l'avantage de ces dernières, c'est que les Aliments desséchés sont des comestibles restés *naturels, sains* et *« vitalisés »*, contrairement aux « Conserves stérilisées » et aux « Légumes décortiqués » passés à l'Autoclave, qui sont eux, des « Aliments morts », non seulement incapables de répondre aux buts bio-physiologiques de l'Alimentation, mais, ce qui aggrave leur cas, sont capables, par leur ingestion habituelle, de causer le *Scorbut*, maladie la plus grave que l'on connaisse, puisqu'elle est symptomatique de l'image de la Mort par destruction successive de toutes nos Cellules vitales, ce qui, ainsi que nous l'exprimions à l'époque où je commençais à étudier la médecine, fait de ces malheureux de véritables « Cadavres ambulants ».

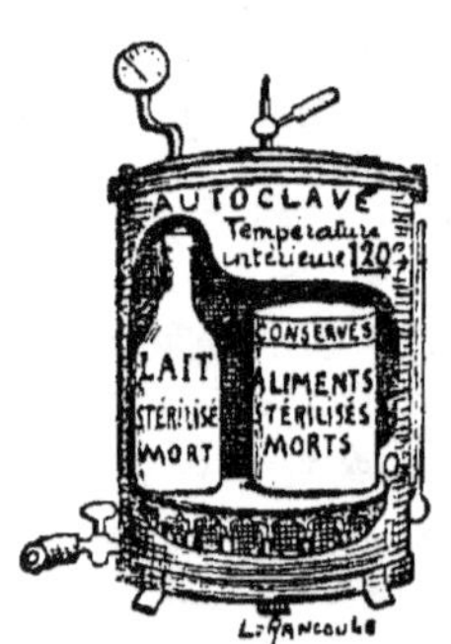

COMMENT & QUOI IL FAUT MANGER

Une plante, quelle que soit son espèce, est un être complet, possédant tout un « système vital » et une « anatomie » se superposant avec celle de tous les êtres animés, soit, un Système cellulaire, des Sels minéraux, des Diastases auto-digestives, un Appareil respiratoire, des Organes digestifs, un Système nerveux, des tubes pour la Circulation de sa Sève — son Chyle et son « Sang » — et des Dispositifs sexuels pour sa reproduction.

Dans ces conditions les Plantes sont donc, au point de vue alimentaire, des Aliments complets dont toutes les parties peuvent s'adapter biologiquement à la composition totale du Corps humain.

55 POURQUOI IL FAUT PRENDRE DES « CRUDITÉS » A CHAQUE REPAS

I. — La nécessité des Aliments crus étant indispensable, comme nous l'avons démontré, et les usages actuels les ayant presque tous fait disparaître de notre alimentation, on pourra remédier facilement à cette funeste méthode en prenant *au début et à la fin de chaque repas* quelques « Aliments crus » choisis parmi les végétaux les plus « Vitalisés », de manière que les Aliments cuits *partiellement dévitalisés* soient logés dans notre estomac comme un Sandwich entre deux apports de *Crudités vitalisées* qui, en se mélangeant avec eux, *les revitaliseront* par l'apport de leurs *Diastases* et de leurs *Vitamines* que les crudités contiennent en excès.

Les effets de cette pratique, et sur la Digestion et sur la Santé, sont tellement merveilleux que l'on est, par la suite, tout étonné de constater que, grâce à la consommation d'une faible quantité de Légumes crus appropriés, pris au début des repas, et d'un peu de Fruits crus, consommés au Dessert, la Digestion s'opère alors *avec la plus grande facilité,* sans provoquer, comme cela se passe quand on néglige cette prescription, de « pesanteurs stomacales », ni de « lourdeurs de la tête », signes certains d'une Mauvaise digestion.

II. — Au reste, avant que les chimistes, avec leur manie de vouloir comparer la Machine humaine avec des Moteurs inanimés ou des Composés chimiques inertes et artificiels, n'intervinssent dans la confection de nos menus, l'usage immémorial *voulait,* en effet, qu'un repas bien composé débutât *toujours* par des Hors-d'Œuvre composés de Radis roses y compris leurs feuilles vertes, de Radis noirs, de Céleris, d'Olives, de Tomates, de Choux rouges, de Beurre frais, etc., assaisonnés, ou non, avec la *Bonne Huile* et le *Véritable Vinaigre* de

4

nos aïeux, — choses si rarissime aujourd'hui (1); — puis, que les Rôtis
soient présentés sur un lit de Cresson, l'un devant toujours être consommé avec l'autre : le Cresson étant l'*Antidote* des Toxines que la
Viande renferme plus ou moins; qu'une bonne Salade accompagnât
les repas un peu copieux, et qu'enfin aucun repas ne se terminât sans
des Fruits de saison.

C'était là de l'Hygiène alimentaire parfaite, conçue selon les besoins des nécessités digestives par le merveilleux instinct qui est inné
en nous, avant que quelque savant, plus féru de mauvaise science que
de raison et de logique, vînt nous enjoindre de faire le contraire.

Si l'on veut bien se porter, il faut donc revenir à ces usages, en les
raisonnant selon les buts auxquels on veut les destiner, c'est-à-dire :

profiter de nos aliments en les *digérant intégralement ;*

ne plus souffrir des Intoxications causées par les parties *non digérées*, notamment quand il s'agit des Albumines animales qui empoi-
sonnent tout notre organisme.

C'est ainsi que pour digérer les Aliments cuits, plus ou moins privés des Diastases qu'ils renfermaient lorsqu'ils étaient encore crus, il
faudra faire précéder et suivre leur consommation par des «crudités».

Les effets bienfaisants de cette méthode sont si rapides que, même
pour les personnes convaincues *qu'elles ne peuvent digérer les « crudités »*, le bien-être subséquent qu'elles en éprouvent fait que, par la
suite, elles ne peuvent plus s'en passer.

III. — Pour les personnes qui ont perdu l'habitude de manger des
« crudités », ainsi que, du reste, pour tout le monde, — voici comment
il faut opérer, afin que leurs effets se produisent avec le maximum
d'action bienfaisante :

Prendre des *Légumes verts* quelconques, que l'on pourra consommer séparément ou en les mélangeant, comme, par exemple :
Choux, Salades de saison, vertes et quelconques, Cresson, Epinard,
Céleri en branche, en utilisant les parties vertes ou demi-vertes de
préférence, celle-ci ayant été plus « Vitalisées » par le Soleil que les
parties blanches. Hacher les Légumes choisis en les coupant en tranches minces, comme du gros tabac, saler légèrement et les arroser
avec un peu de *véritable* Vinaigre de Vin ou de Cidre 147 ; mélanger

---

(1) De nos jours, la plupart du temps, les fabricants d'Huile, afin de pouvoir la
conserver sans qu'elle fermente, lui font subir un « chauffage », dont le but est de
détruire les *Diastases* qu'elle renferme : le résultat est de l'« Huile morte » incapable
d'être *digérée* et de se *modifier* après sa consommation (voir 141); quant au
Vinaigre, comme il a été confectionné, le plus souvent, avec de l'Alcool, 258, il en
résulte que, du fait de ces pratiques pernicieuses à la Digestion et à la Santé, au
lieu de profiter des adjuvants renfermés dans le Vinaigre *(Acétates organiques)*, si
utiles pour exciter et favoriser la Digestion, et des *Ferments* et *Vitamines*, que les
Huiles naturelles contiennent en abondance, ces deux produits deviennent des
Aliments plutôt *nuisibles* et *dangereux* au lieu d'être favorables à notre Digestion et
à notre Santé faute de ces *Diastases* et *Vitamines* qu'ils ont perdues.

en remuant le tout, pour que le Vinaigre soit également réparti, et laisser macérer ce Hors-d'Œuvre quelques minutes; puis au moment de consommer, arroser avec de la bonne *Huile naturelle vitalisée* 142, en prenant de préférence de l'Huile d'Olive fruitée 143.

IV. — Pour commencer cette pratique d'Hygiène alimentaire, il ne faut prendre que très peu de ces Hors-d'Œuvre, en débutant par la valeur d'une cuiller à soupe et en augmentant progressivement jusqu'à deux à trois cuillerées ; pour les jeunes enfants et les personnes affaiblies, ces doses pourront même être réduites de moitié.

Enfin, toujours terminer son repas par des *Fruits crus de saison*, que tout le monde, sans exception, peut digérer — même les Pommes, — à la condition de les *mâcher longuement*, quels que soient les Fruits consommés, y compris, les Cerises, les Fraises, les Raisins, etc. On y parviendra plus aisément en les mangeant avec un peu de Pain. C'est à cette inobservation que pour beaucoup de personnes les Fruits ne sont pas ou mal digérés : tous les Fruits ayant besoin pour leurs modifications ultérieures dans les Organes intestinaux *d'être complètement triturés et imprégnés de Diastases salivaires ;* puis aussi d'être *réchauffés* dans la bouche, pour ne pas qu'en arrivant dans l'Estomac ils n'y causent de *refroidissement,* ce qui peut troubler fortement la Digestion stomacale.

V. — De plus, il ne faut pas oublier ce que j'écrivais dans *Connais-toi d'abord,* Tome II, page 202, qu'il *ne faut pas boire en mangeant,* sinon quelques gorgées d'Eau pure, ou légèrement Citronnée, et seulement si l'on en éprouve un réel besoin, car, le plus souvent, *boire en mangeant* n'est qu'une mauvaise habitude que l'on peut fort bien juguler avec de la volonté en deux ou trois jours au plus.

Par contre, lorsque le repas est terminé l'on peut boire à sa convenance, en commençant par de l'Eau pure ou Citronnée, que l'on fera suivre, selon ses goûts, d'un peu de bon Vin, de Cidre ou de Bière.

VI. — Une bonne pratique consiste également à faire ses repas *tout d'une traite,* sans intervalles appréciables entre chaque plat, et le mieux consiste à n'en consommer qu'*un seul,* comme plat de résistance 307.

VII. — En outre, le meilleur des Apéritifs — c'est par là que j'aurais dû commencer — consiste à prendre, quelques minutes avant de se mettre à table, quelques gorgées d'Eau fraîche, pure ou Citronnée, à la condition de ne la boire que très lentement, de manière qu'à son passage dans l'Œsophage, elle excite par sa fraîcheur le réveil du Pneumogastrique qui encercle la base du tube œsophagique. Cette méthode, pour la raison précitée. favorise grandement le travail des Organes digestifs, surtout si ceux-ci sont paresseux ou atrophiés.

Encore quelques conseils précieux.

— 51 —

IX. — Pour rendre la Viande et le Poisson *plus digestes* et moins *intoxicants*, saupoudrez-les avec du Persil haché ou des Fines herbes 151, et arrosez-les avec du Jus de Citron 110.

Sur vos Potages et Soupes versez, au moment de servir, du Cerfeuil haché ou des Fines herbes 151.

Dans vos Salades 185, que vous assaisonnerez comme les Crudités 55, ajoutez de Fines herbes hachées y compris un peu d'Oignon ou un soupçon d'Ail.

Pour les Omelettes, joignez des Fines herbes hachées ou du Persil.

Sur vos Œufs sur le plat, versez un peu de Vinaigre de Vin 147.

Grâce à ces ajoutés, vous profiterez des Aromes et des Diastases renfermés dans ces Condiments 146, sans négliger l'importance de l'apport des principes particuliers qu'ils renferment, ce qui ne pourra qu'aider favorablement à la Digestion des Aliments ; donc, comme résultat, une Assimilation absolument parfaite.

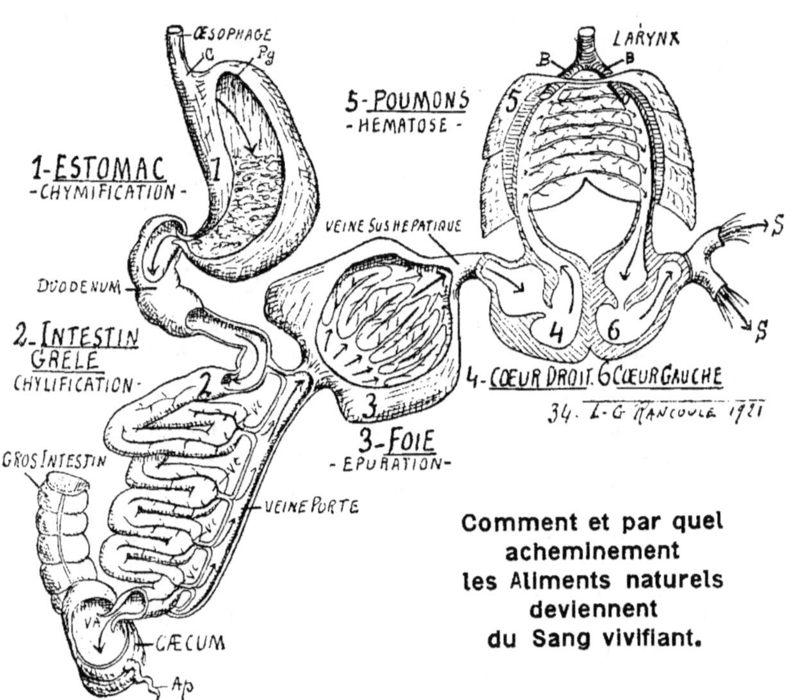

Comment et par quel acheminement les Aliments naturels deviennent du Sang vivifiant.

C. Entrée des Aliments dans l'Estomac.
S, S. Sortie par les Artères du Sang neuf nourricier.

56 Régénération des Aliments "dévitalisés", des Aliments "trop cuits", des Aliments et Boissons "stérilisés"

Comme, en vérité, on ne peut se passer d'Aliments cuits, en partie « dévitalisés », et que quelquefois on est obligé de consommer des Aliments stérilisés, totalement « dévitalisés », il est bon de savoir par quels procédés on peut les régénérer en leur redonnant une partie des *Diastases, Ferments* et *Vitamines* 25, qui leur faisaient défaut.

Il est bien entendu que les procédés de régénération que je vais indiquer ne sont que des palliatifs, car rien ne pourra remplacer les Aliments naturels frais, *crus* ou *très peu cuits*, et encore à la condition que les Aliments cuits soient intercalés, comme je l'ai indiqué dans le chapitre précédent, avec des Aliments crus, afin de leur fournir les *Diastases* et *Ferments* les plus sensibles à la chaleur et que la Cuisson, si légère fût-elle, avait détruit.

56 — Le principe de ma méthode de « Revitalisation » des Aliments et Boissons consiste à redonner aux Aliments et Boissons dévitalisés les « Eléments vivants » qui leur faisaient défaut, en choisissant, pour cela, parmi les Plantes et les Fruits, ceux qui renferment, en excès, de ces *éléments vitalisés* et en concordance avec le genre d'Aliments ou de Boissons à régénérer.

57 — Ainsi on prendra pour les Aliments végétaux cuits, des Plantes crues aromatiques 150, tels que le Cerfeuil, le Persil, la Ciboulette, l'Oignon, etc., que l'on utilisera, selon ses préférences, seuls ou en mélange, en en saupoudrant les Aliments, après les avoir hachés assez finement, au moment de les consommer.

58 — Pour tous les Potages et Soupes, on emploiera, au moment de les consommer, les mêmes Plantes hachées, notamment le Cerfeuil ; on pourra aussi les saupoudrer avec des Semoules de Maïs ou de toute autre Céréale 77, *confectionnées par soi-même*, au moment de servir.

59 — Les Viandes rôties, pochées ou en ragoût, seront revivifiées et rendues plus digestes par un semis de Persil haché après les avoir arrosées d'un peu de jus de Citron, 110.

60 — Avant de cuire les Poissons au Court-bouillon, on introduira dans leur abdomen des Plantes aromatiques 150, Thym, Persil, Laurier, Sarriette, Sauge, auxquelles on ajoute un peu d'Oignon et d'Ail hachés, en choisissant ce que l'on trouve mais en réunissant le plus possible d'espèces différentes. Le Court-bouillon sera lui-même composé avec les mêmes plantes. Au moment de servir, on arrosera *toujours* les Poissons avec du jus de Citron 110.

61 — Les Légumes décortiqués ou « stérilisés », sont peut-être les plus difficiles à « revitaliser ». On y parviendra en partie en les mélangeant par parties égales avec de la purée de Châtaignes ou de Marrons 127, que l'on aura préparée soi-même, non avec de la farine de ces Fruits, mais en se les procurant complets avec leur écorce.

62 — Pour les Œufs durs mêlés à des Salades, il faut ajouter un Jaune d'Œuf *cru* 177.

63 — Quant aux Confitures, on ne les utilisera qu'après y avoir incorporé la même quantité de Miel 135, ou de jus de Citron 110, ou d'Orange 115.

64 — Il est bon, aussi, pour les Marmelades de Fruits, de leur y adjoindre un peu de Miel ou de jus de Citron ou d'Orange.

65 — Et pour toutes les Conserves alimentaires y compris le Lait stérilisé, en liquide, en pâte — même le sucré — ou en poudre, le seul « régénérateur » qui leur convienne est le Jus de Citron ou de tous autres Fruits aqueux, incorporé, même en faible quantité, au moment de leur emploi.

66 — Quant à ce qui concerne les « Boissons dévitalisées ,» notamment l'Eau bouillie, le seul moyen de les revitaliser consiste à y ajouter des Jus de Fruits frais, selon la méthode que j'indique au n° 256, ou pour leur usage instantané quelque peu de Jus de Citron.

67 — Pour conclure, notez bien qu'il n'est pas indispensable d'ajouter beaucoup de ces palliatifs régénérateurs, lorsqu'on les utilise crus et frais avec les Aliments et Boissons à *revitaliser*, pour obtenir le but que l'on recherchait, car il suffit, étant donnée leur richesse en *Diastases*, *Ferments* et *Vitamines*, de n'en utiliser que de faibles quantités judicieusement employées, pour remédier en partie à cette carence des Eléments vivants de ces Aliments et Boissons dévitalisés. Car, autrement, ces Aliments et Boissons « dévitalisés », non seulement n'eussent été d'aucune utilité pour les besoins finals de l'alimentation, mais encore auraient gravement altéré notre Santé, en y causant cette terrible maladie qu'autrefois on appelait le Scorbut, mais qu'aujourd'hui, plus scientifiquement, on appelle Avitaminose, c'est-à-dire : privation de *Vitamines*.

QUATRIÈME PARTIE

LES ALIMENTS PRIMORDIAUX

68 Tableau des Aliments principaux avec leur quantité de Protéiques (Albumines modifiables) pour servir à l'usage de la partie suivante

ALIMENT-TYPE pour servir d'étalon : **Lait de femme**		8
FRUITS FRAIS	Pommes (quantité de Protéiques pour 100 gr.)	0,3
	Poires	0,4
	Raisins	0,6
	Figues fraîches	1
LÉGUMES VERTS	Carottes	1,2
	Pommes de terre	2
	Choux (moyenne)	2,5
	Tomates	3
	Pois verts	6,6
PAIN	Pain de froment bluté à 65 °/₀	7
	Pain de froment bluté à 72 °/₀	10
	Pain de froment bluté à 82 °/₀	12
LAIT	Lait de femme (Aliment-type)	8
	Lait d'ânesse	8
	Lait de vache ou de chèvre	15
PATES ALIMENTAIRES	Macaroni, nouilles, etc.	11
VIANDE	Viande de bœuf	20,7
FARINEUX SECS	Haricots, pois	25,7
	Lentilles	26
FRUITS SECS	Pommes sèches	5
	Pruneaux	6
	Dattes	6
	Poires sèches	7
	Raisins secs	8
	Figues sèches	11
	Noix	16
	Amandes	21,6

En prenant pour base l'Aliment-type, le <u>Lait</u>, et son coefficient **8,** on pourra considérer que tous les Aliments qui renferment, à poids égal, moins de 8 gr. de *Protéiques* (Albumine modifiable), suivant que ce chiffre s'abaisse, sont de moins en moins Reconstituants.

Tandis que, au contraire, les Aliments figurant au-dessus de ce chiffre 8 seront d'autant plus *Reconstituants* qu'ils fourniront plus d'Albumine à notre corps

Avant d'utiliser les Farineux, notamment les Haricots et Pois secs, il sera bon de consulter le chapitre que j'ai consacré sur eux.

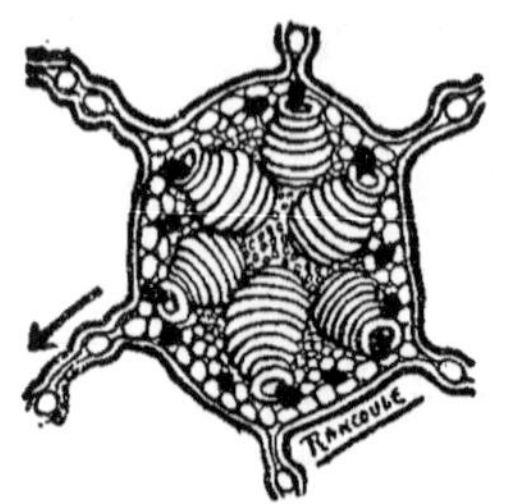

DISSERTATIONS
sur quelques
ALIMENTS PRIMORDIAUX

« Il est vraiment lamentable pour l'humanité, que tandis qu'une partie de celle-ci s'efforce à combattre et à faire disparaître tour à tour, s'il se peut, les maladies dont notre espèce est affligée, un autre groupe d'humains s'acharne à en créer de nouvelles auxquelles la Nature n'avait point songé. » (1).

LE PAIN

LES CÉRÉALES

LES PATES ALIMENTAIRES

69 LE BON PAIN ET LE MAUVAIS PAIN

Depuis relativement peu de temps, il a été reconnu scientifiquement que les substances essentiellement *vitales* des Céréales ne se trouvent que dans le germe et au voisinage de leur écorce. Par conséquent, si l'on prive la Farine du Blé de la totalité de ces substances dans le but d'obtenir du Pain blanc, on prive ce dernier de ce qui était indispensable à l'*entretien de la Vie*.

C'est là une vérité que confirme l'usage, puisque les personnes qui consomment du Pain ordinaire se portent mieux que celles qui prennent du Pain de fantaisie.

Au reste, avant que les Moulins à cylindre ne viennent remplacer les vieux Moulins à meule de grès, le Pain était meilleur et la Santé publique s'en ressentait avantageusement.

Le Pain normalement constitué, c'est-à-dire renfermant, en quantités proportionnées, des *Albuminoïdes* et de l'*Amidon, n'engraisse pas;* tandis que celui qui renferme de l'*Amidon* en excès engraisse, ce dernier étant un *Hydrate de Carbone* susceptible de se transformer en Graisse dans le Pancréas.

C'est ainsi que les porcs nourris avec beaucoup de Pommes de terre (très riches en Amidon) mêlées à du Son (très riche en éléments vitaux), engraissent rapidement tout en se portant admirablement.

Une nourriture exclusive de Céréales, privées de leur Son, cause une *Déperdition de la Vie*, autrement dit, une maladie que l'on appelle Béri-béri, se traduisant par des Polynévrites. Ce qui le démontre, c'est que, si

---

(1) *La Cocaïnomanie*, Chronique médicale du *Journal*, 8 novembre 1923.

l'on donne aux malades qui en sont atteints et voués à la mort, du Son à consommer, ils renaissent aussitôt à la Vie.

Ceci, parce que dans le Pain, comme dans tous les Aliments naturels, il existe des *Vitamines* et des *Diastases* 25 — Ferments de Vie — qui, dans les Céréales, se trouvent logées particulièrement dans les parties que la mouture des Cylindres en acier, pour le Blé, et le décorticage exagéré, pour le Riz (Riz glacé), ont fait rejeter des parties à consommer.

En outre, les Vieilles Farines sont des « Farines mortes » — plus ou moins — qui peuvent aussi devenir *toxiques*, par la décomposition de leurs Albuminoïdes, essentiellement protéiques, donc susceptibles de devenir des Poisons d'origine albumineuse. En effet, si l'on voit se produire des Diarrhées ou d'autres accidents à la suite de consommation de Pain, la cause peut remonter à de la Farine avariée *moulue depuis longtemps ;* car l'on peut dire que le Pain fait avec de la Farine fraîche n'a jamais fait de mal à personne, au contraire.

Le Pain, croûte et mie, est un tout complet qu'il ne faut pas séparer, car, contrairement à ce que presque tout le monde croit, la partie la plus *nutritive*, au point de vue « vitalisant », c'est la Mie... et non la Croûte. Cela, parce que la Mie ayant été moins chauffée, contient plus de *Diastases*, de *Ferments* et de *Vitamines* 31, que la Croûte qui, elle, ayant subi dans le Four une température beaucoup plus élevée, en est fortement démunie.

Mais comme la Mie, si elle n'est pas *entièrement salivée* dans la bouche, c'est-à-dire transformée en *Dextrose*, fermentera dans l'Estomac avec une forte production de Gaz, causes de troubles et de gêne dans la Digestion, il convient donc, pour obtenir une *mastication* plus parfaite, de manger le Pain rassis ou de le mettre quelques instants dans un four ouvert pour le *dessécher*. Cette dessication partielle favorisera la *mastication* par la nécessité de broyer complètement le Pain avant de l'avaler, sous peine de déchirer, à son passage, le Pharynx et l'Œsophage, en même temps qu'elle détruira une partie du *Ferment-levure* qu'on a incorporé dans la Farine, et qui s'y trouve en excès 157 B.

Un bon Pain, normalement constitué à 82 0,0 de blutage, doit être gris et renfermer pour un kilog. :

Gluten (Albumine végétale)...............   120 gr.
Amidon....................................   720 —
Graisse..................................   17 —
Sels minéraux............................   15 —
Eau......................................   128 —
Vitamines............................... (forte quantité).

Ces proportions sont celles qui conviennent à l'Alimentation normale.

Le Pain blanc, dit de « Fantaisie », voit par le blutage exagéré descendre fortement sa teneur en éléments les plus essentiellement nutritifs et réparateurs (*Vitamines, Albumines* et *Sels minéraux*), comme le montre l'exemple ci-dessous, qui est celui du Pain bluté à 65 0,0, tandis que son volume en Amidon augmente très sensiblement :

Gluten (Albumine végétale)..............   70 gr.
Amidon.................................... 800 —
Graisse..................................   5 —
Sels minéraux............................   4 —
Eau...................................... 121 —
Vitamines............................... (presque supprimées).

Il résulte des deux exemples ci-dessus, que le Pain bluté à 82 0/0 constitue un Aliment quasi complet, éminemment digestif et n'*engraissant pas* : l'*Amidon* qu'il contient, susceptible pour les personnes sédentaires de se transformer en Graisse dans le Pancréas, n'y existant que dans des proportions moindres que dans le Pain de « Fantaisie » bluté à 65 0/0. Tandis que ce dernier est un Aliment appauvri, auquel il manque une forte partie d'*Albumine*, de *Sels minéraux* et la presque totalité de ses *Vitamines*, qui sont restées logées dans les couches avoisinant l'écorce du Blé : ce Pain incomplet ne peut donc convenir qu'aux personnes qui trouvent dans les autres parties de leur Alimentation tout ce que le Blutage lui a retiré de nécessaire à la Nutrition.

Sans avoir besoin de recourir à l'analyse chimique on peut s'assurer que le Pain renferme du *Gluten* en quantité convenable, lorsque la Mie du Pain frais ne se rompt qu'assez difficilement et qu'elle peut s'allonger sensiblement ; et si, quand le Pain est rassis, elle offre encore assez de consistance pour ne pas s'émietter comme du plâtre, ce que l'on observe avec le Pain de fantaisie qui, par l'excès d'*Amidon* qu'il renferme, ne peut avoir la consistance homogène du Pain normal et devient pulvérulante peu de temps après sa confection.

70 LES SUCCÉDANÉS DE LA FARINE

A ces deux causes d'altération du Pain, « *dévitalisation* » par un blutage trop poussé ou *altération* par vieillissement des Farines, il s'en ajoute actuellement une autre, tout aussi grave. En effet, pour parfaire à notre insuffisance de récolte en Blé et pour ne pas donner notre argent à l'étranger, l'on a imposé aux meuniers d'ajouter aux Farines un pourcentage de *Succédanés*.

C'était là une bonne mesure, mais à la condition de ne faire entrer dans la Farine que des produits *sains et honnêtes* et non pas, comme on le fit, de la Farine de vieux haricots, dont personne ne voulait plus et impossible à utiliser même pour les Animaux, ou de la Farine de *Maïs avarié*, importée d'Amérique (que devient alors le motif de ne pas donner notre argent à l'étranger et notez que, pour la Farine de haricots, ces derniers venaient également de l'Etranger !...) ou bien encore de la Farine de Gesse.

Pour les vieux haricots, nul ne devrait ignorer qu'avec l'âge ils deviennent toxiques et dangereux et que certaines espèces importées, notamment de Java, même jeunes, peuvent causer des suites mortelles.

Quant à la Farine de Maïs avarié, elle est la cause de la Pelagre, maladie dont les symptômes ressemblent singulièrement à l'Encéphalite léthargique. C'est pourquoi on a confondu, l'une pour l'autre, des *Epidémies* causées par la consommation de Pain renfermant du Maïs avarié importé.

C'est au Dr Albert Veillard, de Meung-sur-Loire (Loiret), que l'on doit cette observation qu'il relate par le truchement du Dr Paul Carton dans la « *Revue Naturiste* » de juin 1923.

Pour confirmation à ce qui précède, dès que dans les villes, où ces épidémies d'Encéphalite léthargique régnaient, l'on cessait de mettre du Maïs avec de la Farine l'épidémie cessait comme par enchantement et comme elle ne se montrait que là ou le Maïs avarié était utilisé, il s'agissait donc bien de la Pelagre et non de l'Encéphalite léthargique.

Quant à la Farine de Gesse cultivée, fraîche ou vieille, elle fut aussi la cause, par son introduction dans le Pain, d'épidémies de Lathyrisme (1).

------

(1) Voir chapitres 7 et 8, le Mauvais Pain.

Or, pour remplacer tous ces succédanés nuisibles pour la Santé et venant presque tous de l'étranger, il en existait un, celui-là national et peu coûteux, qui, par ses qualités saines et nutritives, ne pouvait qu'améliorer le Pain tout en abaissant son prix : c'était la farine de Seigle.

Essayez donc d'expliquer pourquoi alors le Seigle ne fût pas *imposé* comme succédané obligatoire et pourquoi il ne l'est pas encore actuellement?

71 LA « FARINE DE BOIS »

Comme si ce n'était pas suffisant, voici que Messieurs les Chimistes nous menacent de nous faire manger du Pain fait avec de la « Farine de bois », c'est-à-dire *de la Sciure*, sous prétexte que celle-ci renferme de l'Amidon !

Avec ce système, en partant de l'*Analyse chimique* et sans vouloir tenir compte des multiples éléments *Diastases* et *Vitamines* qui accompagnent les *corps naturels*, on arriverait à faire consommer aux pauvres humains les choses les plus innommables, après avoir démontré *scientifiquement* qu'elles renferment de l'*Azote* (Albumine) et des *Hydrocarbones* (Amidon et Graisse).

Lisez plutôt cet article paru dans le *Journal* du 10 février 1921 intitulé :

VOICI DE LA FARINE DE BOIS...

Le pain est cher. Pendant la guerre, nous avons connu les mélanges de céréales pour économiser la farine de froment. Voici maintenant que le journal *Bois et Résineux* nous propose la Farine de bois.

On sait que les plantes ligneuses contiennent, surtout en hiver, une certaine proportion de Sucre, d'Amidon et d'Huile. En mars, on a constaté 28 pour 100 d'Amidon dans un orme âgé de 35 ans. A la même époque, un châtaignier contenait 22 pour 100 d'Amidon. En mai, il n'y en avait plus que 19 pour 100. En octobre, le maximum était de 27 pour 100.

M. Luciani Delpech écrit que l'on peut extraire avec précaution ces éléments nutritifs, en réduisant le bois en poudre ou sciure extra-fine.

La Farine ainsi obtenue se mélange avantageusement avec un pourcentage de Farine de Seigle et de Froment et elle peut entrer dans l'alimentation de l'homme. Cette Farine de bois, même sans mélange, a donné de bons résultats dans l'alimentation du bétail et des chevaux, et rendu de réels services en temps de pénurie de fourrages. De nombreuses expériences faites à l'étranger ont donné satisfaction.

72 « LA QUESTION DU PAIN »

« La théorie des Calories, les conceptions d'Aimé Girard et de Fleurent avaient fait du Pain blanc la plus haute expression du progrès en meunerie. Il était, dans ces conditions, naturel que le peuple adoptât le pain gâteau, à croûte dorée, à mie blanche et légère, si séduisant en comparaison du Pain à 85 du paysan, pourtant plus substantiel et plus savoureux.

« Les médecins avaient cependant gardé à ce dernier leurs préférences, et l'expérience prolongée devait justifier leur appréciation en montrant que le Pain blanc (à 60 ou 70 0/0 d'extraction) est un aliment manifestement inférieur au pain à 85 pour 100 d'extraction.

« Les travaux modernes en apportèrent bientôt l'explication au public; ils apprirent que pour obtenir la blancheur et la légèreté du pain, la minoterie hongroise (à meules d'acier) laisse avec le gros son destiné aux bestiaux, à la fois le germe, le petit son et la farine qui y est adhérente, c'est-à-dire les trois éléments qui constituent la couche du grain située au-dessous de l'écorce, qui sont le meilleur de ce que renferme le blé.

« D'autre part, les découvertes successives sur les Minéraux rares, les Ferments propres du blé, les Vitamines, leur rôle dans l'organisme et la panification, éclairèrent progressivement le monde scientifique.

« Ainsi se justifient l'appréciation du Dr Heckel sur le Pain blanc moderne, qu'il appelle une « Conserve d'Amidon et de Gluten », et cette judicieuse observation des praticiens qui constatent « que les animaux engraissés avec les déchets de farine du Pain blanc son mieux nourris que les humains ».

« ... En nous faisant ouvrir grands et hardiment les yeux sur toutes les réalités, nous pouvons dire que, comme l'écrivait déjà le Professeur Letulle en 1913, « le Pain blanc n'est pas un *vrai pain ;* il n'est qu'un *pain incomplet;* un *pain appauvri.* Sous quelque fallacieux prétexte scientifique portant à faux, qu'on l'ose encore prétendre, le meilleur pain, le plus riche, *le seul vrai pain,* celui qui nous dispense, avec la force quotidienne, la joie de vivre, *c'est le Pain naturel,* fait de Farine intégrale, sans aucune addition, et privée seulement de son gros son ».

« C'est parce que l'expérience vient démontrer la vérité de ce cri d'alarme, poussé déjà avant la guerre, qu'il nous faut reviser de fond en comble la *question vitale* de l'aliment essentiel du pays.

Pain naturel. — Le Pain naturel est, comme la farine de ce nom, fait avec le grain de blé uniquement dépouillé de son écorce, comme le fruit de sa pelure. Comme l'écorce représente en moyenne 15 0/0 du grain et forme le gros son, il en résulte que, d'une façon générale, le Pain naturel est à 85, et, point capital, ne doit jamais renfermer de gros son.

« Depuis quelques années le corps médical revient, franchement à l'idée de ce pain.

« Dès 1913, dans une préface sur le péril national du Pain blanc, qui eut quelque retentissement, M. le Professeur Letulle, membre de l'Académie de médecine, ouvre la campagne et, avec le Dʳ Monteuuis, décrit, comme l'indique le nom de l'ouvrage : « **Le Pain blanc, ses dangers et son remède : le Pain naturel** ». « Le Dʳ Carton développe les mêmes idées en son étude. « **L'Aliment fondamen-« tal, le Pain** »; le Dʳ Lenglet s'attaque au pain moderne dans la Ligue et le Bulletin de « **L'Aliment pur.** »

« Le *Syndicat des Médecins de Paris* l'appuie d'une protestation énergique de ses 1.200 membres.

« ... L'avenir est dans cette voie.

« ... La Science soulève plus de question qu'elle n'en résout. Cette observation de G. Lebon explique la nécessité de se consacrer spécialement à l'étude de l'Aliment national, pour pouvoir diriger le mouvement hygiénique, ou inspirer le progrès industriel. La mode du Pain blanc, avec le préjugé de la blancheur, les idées d'Aimé Girard et de Fleurent, avec l'application intempestive des calories, avaient déjà bien obscurci la question du pain, lorsque les découvertes de la chimie biologique sont venues renverser les conceptions de ces savants de laboratoire et donner à l'alimentation une orientation nouvelle.

« Cependant, des polémiques de presse, à l'occasion du Pain national, ont jeté le désarroi dans les esprits : des minotiers, des savants de laboratoire, des médecins, apportaient au débat le poids de leur autorité industrielle et scientifique et négligeaient les conséquences hygiéniques des découvertes modernes.

« De fait, la chimie industrielle ne voit jusqu'ici dans le pain « qu'une matière inerte » (Dʳ Heckel), *du blé mort,* suivant l'expression du paysan. Pour elle, les ferments et le petit son ne sont que deux obstacles à la conservation et à la blancheur des farines; donc, elle les supprime pour empêcher les farines et le Pain de s'altérer. (1)

« Tel est son état d'esprit.

« Le rôle des ferments propres au pain dans le travail de la Panification, leur influence sur l'odeur et la saveur, la *digestibilité et l'assimilation* de notre aliment fondamental, l'importance des Sels minéraux et des Vitamines du blé, toutes questions capitales pour l'hygiéniste, ne sont que lettres mortes pour le chimiste et le minotier. Les uns et les autres refusent d'y voir un intérêt d'application pratique dans la question du pain.

« ... L'industrie meunière qui, par la production de l'*aliment essentiel du Français,* joue un rôle important dans la *Santé du pays,* la vigueur de la race et la prospérité économique, persiste dans une routine chaque jour plus inquiétante en face des exigences et des besoins d'aujourd'hui et de demain.

« *La propagande par les actes.* — Les conceptions, parfois intéressées, émises par l'industrie meunière et boulangère, le fatras d'opinions qui ont vu le jour, ont porté quelque confusion dans les esprits les plus avertis qui voudraient faire trêve aux discours.

---

(1) C'est-à-dire *de continuer à vivre en se modifiant.* (N. de l'A., L.-G. R.).

« Ce que le Français éclairé doit exiger, *c'est du Bon pain*; non pas du gâteau
(pour son seul plaisir sensuel), mais un *Pain nutritif* et cependant savoureux, sur
lequel il puisse faire fonds pour établir la *Nutrition et la Santé de ses enfants.* »

Ce chapitre est l'extrait des parties, que nous avons jugées les plus
capitales pour l'édification de nos lecteurs, de la notice publiée par la
Société scientifique du Pain naturel, dont j'ai l'honneur de faire partie.

Cette Société, dont le siège est 16, rue de Téhéran, Paris 8e, a pour
Comité de direction, le Dr Maurice Letulle, de l'Académie de Médecine,
Président d'honneur ; M. Charles Gide, Professeur à la Faculté de droit de
Paris, Président ; MM. les Docteurs Francis Heckel et Monteuuis (récemment décédé), membres du Comité ; MM. Ambroise Rendu, vice-président
du Conseil municipal de Paris ; le Dr Pauchet, Professeur à l'Ecole de
médecine d'Amiens ; le Dr Leredde, Président du Syndicat des Médecins
de la Seine ; Durieur, Professeur au Collège libre de Sciences sociales ;
Dr Lenglet; Dr Fourrier.

Secrétaire général, M. Marcel Boissaud.

La cotisation comme *Membre actif* n'est que de 5 francs. Pour les adhésions ou tous autres renseignements, s'adresser, en se recommandant de
ma part, à M. Marcel Boissaud, 3, place de la Sorbonne, Paris 5e, qui
fournira tous renseignements. (Timbre pour réponse, S. V. P.).

73 LA BONNE ET LA MAUVAISE FARINE (1)

Le blé donne une idée saisissante de la façon dont l'organisation (du
corps humain) et la vie sont compromises dans l'industrie alimentaire. Il
y a deux procédés de fabrication de la farine : la meule et les cylindres. La
meule broie, déchire le grain, comme le font les molaires avec l'aliment ;
le meunier consciencieux d'autrefois qui n'avait qu'un but, la fabrication
du pain, faisait de la poudre de blé qu'il séparait de son écorce, comme le
fruit de sa pelure ; c'était la farine naturelle à 85 ; quoique réduit en farine,
le blé, dans ces conditions, conservait tellement sa structure intime et sa
vie, que les paysans l'appelaient de la *farine vivante.*

Avec le moulin à cylindres tout a changé : il ne broie plus le grain, il
l'écrase ; le minotier ne songe plus à fabriquer l'aliment naturel, mais à
exploiter le blé, à en tirer le plus d'argent possible. Aussi, au lieu d'une
paire de meules et d'un produit unique, c'est une série de 6, 10, 12 paires
de cylindres et plus, qui font subir au grain autant d'opérations ; dans
chacune, il laisse une partie de lui-même assez différente pour justifier un
nom particulier. Cette gamme de sous-produits s'appelle farine zéro,
2 zéros, 3 zéros ; farine première, deuxième, troisième, quatrième, cinquième, repasse, issues, que sais-je encore. Ces 6, 10, 12 opérations contribuent chacune à enlever au blé sa structure intime et sa vie. Toute la
question du pain est là ; d'un côté la meule conserve au blé sa richesse
primitive, en donnant une farine intégrale naturelle ; de l'autre : les cylindres font du grain des produits dénaturés, que les minotiers mélangent au
mieux de leurs intérêts et, avec ce qui reste de ces infâmes tripotages, font
la farine de l'aliment national que les gens de la campagne ont justement
flétrie du nom de *farine morte.*

74 LES DANGERS DU MAUVAIS PAIN

D'autre part, le Dr Paul Carton, dans la *Revue naturiste*, 2e année,
page 86, écrit ce qui suit :

« Les troubles occasionnés par le pain frelaté ont été beaucoup plus
nombreux et plus sérieux qu'on ne se le figure, parce que l'attention des

---

(1) Extrait de *L'Alimentation naturelle chez l'enfant*, par le Dr Monteuuis.

médecins n'a pas été assez entraînée à la recherche et à la découverte des causes alimentaires des troubles de la santé. » (Dr Paul Carton, *La Revue naturiste*, 2e année : Les dangers du mauvais pain, p. 86).

75 PANIFICATION DIRECTE SANS MOUTURE PRÉALABLE DU BLÉ

La *Société scientifique du Pain naturel*, grâce à de généreux dons, avait fait installer, 3, rue Las-Cases, à Paris, une boulangerie modèle où le Pain était produit le *jour même* de la mouture du Blé (1). C'était là un progrès de la plus grande importance pour la Santé, car en ne laissant pas d'intervalle, plus ou moins long, entre la production de la Farine et la Confection du Pain, on s'assurait par ce procédé un Aliment possédant la totalité de toutes les *Diastases* digestives 27 et des *Vitamines* revitalisantes 31 renfermées dans le Blé : aucune de celles-ci n'ayant pu périr pendant le temps où elles siégeaient dans la Farine.

Pour compléter cet article, j'estime indispensable de reproduire le procédé de *Panification directe*, répondant aux mêmes buts, et dont le promoteur est M. l'Intendant militaire en retraite Pointe, en collaboration avec M. l'Ingénieur Navarre pour la partie mécanique.

Le voici résumé. Le procédé de Panification sans mouture préalable de MM. Pointe et Navarre comporte trois opérations consistant en :

a) Lavage du grain pour le nettoyer;

b) Macération dans de l'eau, ne dépassant pas une température de $+ 35°$, additionnée de 1 0,0 de Sel de cuisine. Le temps de la *Macération* doit être tel que le grain ait pu absorber de 65 à 70 0/0 d'eau;

c) Tamisage qui, dans ce procédé, remplace le *broyage* et le *blutage* et dont les fins sont destinées à n'extraire du Blé que les parties comestibles en les séparant entièrement de l'écorce indigeste, le Son, contrairement aux procédés tirant la Farine de l'écrasement du Blé à la meule, lesquels font que le Son des Meuniers conserve toujours avec lui une forte partie des plus essentielles, comme certains *Sels minéraux* et des *Vitamines*, l'un et l'autre, indispensables à la *Nutrition complète* du corps humain.

Cette dernière opération, ayant pour but de séparer le Son de la Pulpe molle du Blé, qui, dans ce procédé, tient lieu de Farine, s'opère dans un appareil appelé Broyeur-Tamiseur, imaginé par M. Navarre. C'est une sorte de passoire mécanique dans laquelle le Blé macéré est placé, et où la pulpe y est extraite par pression et s'écoule dans une caisse placée au-dessous de cet appareil.

Cette pâte est alors traitée par le *Levain* ou la *Levure*, laissée en repos pendant une demi-heure et par tas, suivant la dimension et la forme du Pain que l'on désire, puis ensuite enfournée.

Le goût de ce Pain est très agréable et sa vue appétissante; et comme il répond entièrement à nos vues sur l'Alimentation rationnelle, nous ne pouvions faire moins que de le signaler, d'autant plus que ce procédé est l'acheminement de la suppression de la Meunerie, par la possibilité pour les Boulangers, les Fermiers, voire chaque personne, de faire le Pain en *partant directement du Blé* et non de la Farine, toujours plus ou moins vieille, donc plus ou moins *dévitalisée* en outre de son manque de certains éléments indispensables qui sont restés logés dans le Son.

---

(1) Je viens d'apprendre avec un grand regret que cette boulangerie vient d'être fermée *faute de fonds*. Moralité : on trouve des capitaux pour les Music-halls, les Dancings et tous les lieux de plaisir, mais pas pour ce qui est vraiment utile et de première nécessité.

Les Graines des plantes, nous le savons, renferment la totalité des éléments essentiels à maintenir l'existence, y compris les éléments vivants : *Diastases* et *Vitamines.*

Mais dans leur état ordinaire, les *Diastases* et *Vitamines* logées dans les graines y sont en léthargie, car elles ne s'exaltent, et cela au paroxysme, que pour répondre aux nécessités si complexes de la création de la vie nouvelle qui va s'engendrer en elles, et dont la première manifestation est la Germination.

C'est donc au moment où dans les graines se produit ce travail intense de « Fermentation vitale », appelé *Maltage* dans la chimie organique, qu'elles fourniront comme médicament « Vitalo-régénérateur » le maximum de leurs effets sur les organismes affaiblis par suite de maladies aiguës (Convalescence), ou, chez les jeunes gens, par des Croissances trop rapides, ou bien encore pour toutes les personnes atteintes de Consomption, que ce soit à la suite de Tuberculose, Cancer, Maladies de langueur ou Privations « d'Aliments vitalisés ».

La meilleure méthode, pour profiter de cette particularité médicale si précieuse, consiste à prendre chaque jour, au début du repas du soir, du Blé nouveau de l'année et à le faire tremper dans de l'eau légèrement chauffée et maintenue à une température tempérée, comme celle d'une cuisine par exemple, pendant 24 heures en été et 36 heures en hiver. Après ce temps le Blé a fortement gonflé, c'est alors qu'on le consommera tel, à la dose d'une cuillerée à bouche pour les adultes, d'une cuillerée à dessert pour les jeunes gens, ou d'une cuillerée à café pour les enfants et les vieillards. Il faudra, avant de les avaler, mâcher ces graines le plus longtemps possible *jusqu'à ce qu'elles prennent dans la bouche un goût sucré*, ce qui démontrera que la Maltose (1) au contact des Diastases salivaires (Amylases) s'est complètement transformée en sucre naturel (Glycose), ce qui était l'un des buts de l'évolution de l'Amidon qui, normalement, ne s'accomplit qu'après le passage de ce dernier dans le Pancréas. Il en résultera que, par la *Digestion totale*, avant leur passage dans l'Estomac et le Pancréas, des éléments amylacés renfermés dans le Blé, ainsi que par le *profit intégral* de toutes les *Diastases* et *Vitamines* que cette céréale renfermait, aucune de celles-ci n'ayant été détruites par la chaleur, on obtiendra donc par ce procédé, malgré la faible quantité de Blé ingéré, le maximum d'effets « Vitalo-régénérateurs ».

L'usage quotidien du Blé gonflé se fait rapidement sentir sur toutes les parties de l'organisme qu'il régénère : le Sang, la Chair, les Os, les Nerfs et les deux Cerveaux. C'est donc le meilleur de tous les Toniques et « Revitalisants ».

Pour les personnes dont les dents sont très mauvaises, il conviendra de piler le Blé gonflé dans un mortier ou un bol et de consommer le produit broyé en le mâchant longuement ainsi qu'il a été dit ci-dessus.

Le Blé gonflé, pilé et réduit en purée la plus fine possible et mêlé avec un peu de Miel, constitue pour les jeunes enfants, les malades et les nourrices le meilleur de tous les toniques, valant cent fois mieux que tous les Vins fortifiants, toujours dangereux, quelle que soit leur composition, pour leur jeune organisme, aussi bien, du reste, que pour les grandes personnes

---

(1) Saccharification partielle de l'Amidon transformé en Sucre par le Malt.

77 **FARINES DE CÉRÉALES**

Utilisées en Potages ou Bouillies, les Farines de céréales pour fournir au corps tout ce que l'on attend d'elles, doivent être moulues ou broyées *le plus récemment* possible, sinon, comme nous l'avons démontré, elles s'altèrent et perdent un peu plus chaque jour leurs Principes vitaux en vieillissant. Il convient donc de les moudre *soi-même*, au moment de leur utilisation, ou de les préparer, ainsi que nous l'indiquons au chapitre 160; quoique toutes nos préférences aillent à la mouture : par cette méthode leur préparation ne nécessitant pour leur consommation qu'un *chauffage minimum* durant leur cuisson 159.

78 **LES PATES ALIMENTAIRES**

Les Pâtes alimentaires sont des Aliments très riches en Hydrate de carbone (Amidon) et, quand elles sont de bonne qualité, en Albumine végétale (Gluten), ce dont on se rend compte quand elles *ne fondent pas* dans l'eau servant à leur cuisson.

Comme ce sont des Aliments partiellement « Dévitalisés », en raison de l'extraction préalable du Son et du Germe renfermés dans le Blé dur qui a servi à les confectionner, il convient de leur adjoindre des *Diastases dissolvantes* et des *Vitamines*, comme par exemple, celles de la Tomate, qui en est si richement approvisionnée, ce qui les rend ainsi à la fois plus digestes et plus savoureuses. A défaut de Tomates fraîches, on pourra les remplacer par de la purée de Tomate concentrée qui, si elle ne vaut pas les premières, interviendra néanmoins comme un bon adjuvant.

Les Pâtes alimentaires sont utilisées comme Aliments de régime pour les personnes souffrant de l'Estomac, qu'elles reposent, ou d'Entérites et de Flatulences intestinales, qu'elles évitent : ne *fermentant* que très peu pendant leur digestion et ne causant pas de *putridités* dans les Intestins comme le font les Aliments d'origine animale.

Il est bon néanmoins de ne pas en faire un usage exclusif et de complé, ter leur usage par des Crudités 55, prises au commencement des repas et des Bons Légumes cuits peu fermentescibles, comme les Carottes, les Betteraves, la Laitue et la Romaine, etc., que l'on variera avec des Légumes aromatiques, tels que le Céleri rave ou en branches, le Fenouil (délicieux légume du Midi), etc., et de terminer ses repas par des Fruits de Saison.

Les Pâtes alimentaires étant pauvres en Graisse, il est bon d'y ajouter, au moment de les servir, du bon Beurre cru, que l'on fera fondre dans son assiette en le mêlant avec les pâtes.

Pour être convenablement digérées les Pâtes alimentaires doivent être cuites à point, c'est-à-dire ne pas se *coller ni fondre* lorsqu'on les retire de leur eau de cuisson. Dans cet état de fermeté, elles se prêtent mieux à la mastication et par conséquent à leur imprégnation dans la Bouche avec les *Amylases* 30, renfermées dans la Salive, chargées de les solubiliser et de les transformer ultérieurement en Sucre assimilable (Dextrose).

En outre, les Pâtes alimentaires sont des Aliments économiques, en ce sens qu'elles sont presque entièrement privées d'eau et que leur prix, comparé à d'autres aliments. comme la Pomme de terre par exemple, doit les faire préférer. Ainsi un kilog. de Pommes de terre coûtant 1 franc renferme près de 90 0/0 d'eau, ce qui remet la partie essentiellement nutritive (100 *gr.*) à 10 francs le kilog., tandis que 100 grammes de Pâtes alimentaires à 2 fr. 50 le kilog. ne coûteront que 0 fr. 25. L'économie est donc de 0 fr. 75 0/0. En ce temps de Vie chère, elle est appréciable et devrait attirer l'attention des familles, d'autant mieux que les Pâtes alimentaires sont, je le répète, d'excellents aliments sains et substantiels à la condition de savoir les utiliser.

Lorsque vous lirez, plus loin, le chapitre 222 sur « Les Boissons », vous y verrez que les éléments solides renfermés dans le corps humain ne comptent que pour 10 % de son poids, *le complément, soit 90 %, n'étant que de l'Eau.*

Or, dans le Lait humain, pris comme comparaison, on trouve 90 % d'eau et *seulement 10 % de matériaux solides.* C'est-à-dire les mêmes proportions que pour le corps humain.

J'ajoute, et c'est ici que l'analogie est des plus intéressante, que si l'on analyse les produits solides, et du corps humain et du Lait, les éléments sont, aussi bien en nombre qu'en quantité, identiques pour l'un comme pour l'autre.

Le lait est donc l' « Aliment type » *complet,* renfermant dans leurs meilleures formes — la forme *soluble* — tous les éléments de substitution nécessaires à entretenir et conserver la vie :

De l'*Albumine* (*Azote*), sous forme de Caséine;

Du *Sucre naturel* (Hydrate de Carbone), sous forme de Lactose (Sucre de lait);

De la *Graisse* (Oxyhydrate de Carbone), sous forme de Beurre;

Des *Sels minéraux*, en totalité et proportions convenables pour la Nutrition, notamment;

Du Phosphate de chaux, des Sels de fer, et du Chlorure de Sodium (Sel de cuisine);

Des Diastases, nécessaires à la digestion et à l'Assimilation de tous les corps dont le lait est composé, enfin,

Des *Vitamines*, *A*, antirachitiques, logées dans la graisse du lait (le Beurre) et des *Vitamines C*, antiscorbutiques, fixées dans le Sucre de lait (la Lactose).

Mais... pour pouvoir profiter normalement et intégralement de ce merveilleux aliment *il est indispensable qu'l pénètre dans l'appareil digestif dès qu'il sort de sa source.* C'est, du reste, ce qui se passe dans la Nature où tous les jeunes êtres animés recueillent le lait directement de la mamelle à la bouche : le Lait étant un aliment réservé exclusivement à la plus jeune enfance.

Agir autrement est donc un acte physiologique antinaturel comportant avec lui ses dangers.

Il faut donc, logiquement, considérer le Lait à un autre point de vue que celui d'un « Aliment, liquide » utilisable sous cette forme, puisqu'il est impossible de le consommer au moment précis de sa traite, mais seulement après qu'il aura subi des modifications physiologiques qui le rendront propre à son nouveau rôle alimentaire.

80 —— LE FROMAGE. — C'est alors que grâce aux *Ferments diastasiques* qu'il renferme, avec lui, le lait devenant du fromage pourra être considéré comme un Aliment naturel *sain et sans danger.*

Parce que le Fromage s'il est fait avec la *totalité du Lait*, est, lui aussi, un « Aliment complet » qui, par destination, est mieux approprié aux phénomènes de la digestion que le Lait trait depuis quelques heures, voire seulement depuis quelques minutes.

81 ——— LAIT CAILLE. — Il faut donc laisser ou faire « cailler » le lait avant de le consommer si l'on veut qu'il se digère parfaitement, c'est-à-dire en faire du fromage frais. Mais, il est mauvais de le faire cailler *d'avance*, surtout en été ou si le temps est orageux, car alors l'Albumine qu'il renferme — comme toutes les albumines animales — se *putréfiera* de plus en plus, dès l'instant où se produira le caillage : le lait caillé ainsi altéré pouvant devenir ainsi la cause d'Infections intestinales 3o1.

D'autre part, le Lait caillé, surtout s'il n'est pas récemment fait, n'est pas toujours facilement digéré par tous les estomacs, en raison de la difficulté pour ce dernier à en dissoudre les grumeaux.

Une autre cause de sa mauvaise digestion est sa préparation *à chaud*, cette méthode rapide ayant détruit la plupart de ses *Diastases solubilisantes* 27.

On doit donc préparer le Lait caillé de la manière suivante : faire tiédir *très légèrement* le Lait, incorporer de la Présure (*Ferment lactique* extrait de l'estomac de veaux), remuer et dès qu'il prend consistance de gelée le consommer aussitôt.

82 LAIT CITRONNÉ. — Une autre bonne méthode, qui offre bien des avantages sur la précédente, consiste à presser le jus d'un demi citron moyen dans un demi-litre de Lait, en l'exprimant goutte à goutte, tout en tournant constamment le liquide avec une cuiller. Le lait prend, petit à petit, une consistance granuleuse, assez semblable à des grains de riz, on le consomme ainsi en l'absorbant par petites gorgées en prenant soin de le mâcher, ainsi qu'on doit le faire pour tous les aliments, solides ou liquides (1).

On peut faciliter cette opération ou obtenir du Lait caillé plus consistant en opérant avec du Lait *légèrement* chauffé.

J'ai dit que le *Lait citronné* présentait de nombreux avantages, en voici quelques-uns (2).

D'abord, le jus de citron étant un Antiseptique de premier ordre, si le Lait contenait des microbes pathogènes, ces derniers seraient détruits par leur contact avec les Acides organiques renfermés dans le citron, ainsi que par les Aromes qu'il renferme.

En outre que, préparé et consommé de cette manière, le Lait citronné est digéré par tout le monde.

C'est pour ces deux raisons que pour les jeunes enfants élevés au

---

(1) Des lecteurs m'ont souvent écrit que malgré l'addition du jus de citron, voire augmentée en grandes proportions, le caillage ne s'effectuait pas? La réponse est celle-ci : c'est que le Lait soumis à cette opération a été stérilisé, ou bien additionné d'un *Conservateur* (généralement l'*acide borique*), dans ces conditions, ces opérations ayant détruit les *Ferments lactiques*, contenus dans le Lait, il devient impossible à ce dernier d'*évoluer* en se caillant (voir, au chapitre 257 l'évolution des corps organiques).

(2) Je demande à mes lecteurs de se reporter au chapitre, page 87, où je traite du citron, afin qu'ils se rendent compte des vertus précieuses de ce fruit au point de vue médical.

biberon il est nécessaire d'ajouter au lait quelques gouttes de jus de citron ou d'orange.

A ce propos, dans son ouvrage. l'*Hygiène alimentaire*, le Dr E. Pozerski, de l'Institut Pasteur, écrit ceci :

« Il est bon de rajouter au régime de l'enfant les *Vitamines* qui ont été, non pas détruites, mais atténuées par le chauffage de dix minutes à 100 degrés. Aussi, dès le vingtième jour peut-on donner à l'enfant une cuillerée à café de jus d'Orange ou de Citron. »

Avec ma méthode point n'est besoin de faire bouillir le lait pendant 10 minutes dans le but de détruire les microbes pathogènes — ce qui annihile la plupart des Ferments basiques 25, indispensables pour l'évolution normale du lait, et détruit une partie des Vitamines 31 — mais seulement de le Pasteuriser, en le faisant chauffer de 10 minutes à un quart d'heure à une température intermédiaire entre 60 et 65 degrés, ce qui aboutit aux mêmes résultats prophylactiques, tout en laissant subsister la plupart des *Diastases solubilisantes et modificatrices* 26, car s'il restait encore quelques microbes pathogènes, *le jus de citron incorporé les détruirait.*

Cette méthode est précieuse pour *régénérer* le Lait pasteurisé, car, par l'apport des *Diastases*, renfermées dans le citron, toutes celles qui avaient été détruites, pendant l'opération de la pasteurisation, se trouvant remplacées, l'évolution des éléments divers renfermés dans le Lait s'opérera alors dans des conditions se rapprochant de celles qui ont lieu normalement : la totalité des *Diastases* étant nécessaires pour que ce phénomène,, si important pour la Digestion, l'Assimilation et la Nutrition, puisse s'accomplir avec tous ses effets heureux.

En outre, par ce procédé, le Lait ordinaire, si fréquemment altéré et de mauvaise qualité, s' « aseptise », se « régénère » et se « revitalise », par l'apport considérable de *Diastases* et de *Vitamines* qui lui fournissent le citron ou l'orange, et cela dans les les meilleures conditions pour sa Digestion, considérée à son point de vue définitif : *Nutrition et Vitalisme.*

C'est ainsi que pour le lait dans lequel on a mis du conservateur (généralement, de l'*Acide borique*), afin de l'empêcher de « tourner » trop rapidement, l'apport du jus de citron intervient heureusement pour lui redonner en partie les Diastases solubilisantes et modificatrices que l'*Acide borique* avait détruites.

Il en sera de même pour le Lait stérilisé, dans lequel *toutes les Diastases et Vitamines* 25-31 ont été détruites par la haute température nécessaire pour obtenir la stérilisation absolue.

Avantages résumés du Lait citronné. — 1° Le Lait citronné est débarrassé de tous les microbes pathogènes qu'il pourrait contenir par l'apport des *Citrates organiques* renfermant de l'*Acide citrique* en excès, lequel est le Microbicide naturel le plus énergique agissant sans nuire aux Leucocytes — ces bons microbes défensifs — ni aux Cellules reconstitutives de nos organes;

2° Par toutes les *Diastases solubilisantes* et modificatrices 27-29 renfermées dans le Citron, les Mauvais laits se trouvent régénérés;

3° Par les *Diastases maliques* du citron, Malates de soude et de chaux notamment, qui sont des succédanés des *Diastases salivaires*, il s'en suit que le Lait est à moitié digéré avant de pénétrer dans le tube digestif;

4° Et que, enfin, le lait ayant été préalablement caillé en petits grumeaux, sous l'influence des Diastases citriques, ne s'agglomérera pas dans l'estomac en un bloc unique de *caillé*, très long à dissoudre ensuite, ainsi que cela se produit généralement avec le Lait ordinaire, surtout si on l'avale d'un trait sans prendre la précaution de le faire par petites gorgées en le *mâchant* au préalable, comme, au reste, on doit le faire pour tous les aliments.

83 —— LE LAIT ALIMENT. — Le Lait ne peut être considéré comme un Aliment total pour les adultes et les gens qui travaillent, car il renferme trop d'eau et pas assez d'*hydro-carbone* (Amidon).

En outre, comme c'est un Aliment complet ne contenant pas de déchets, il réduit les excréments au minimum, ce qui favorise la Constipation. Par contre, en raison de sa quantité d'eau c'est un excellent Diurétique. On ne peut donc l'ordonner, en exclusivité, que dans certaines maladies, pour reposer les organes de la digestion et aux vieillards dont les fonctions digestives se ralentissent.

Mais comme sa teneur est faible en amidon et en sucre (aliments donnant de la chaleur), il convient alors d'y adjoindre des Bouillies farineuses 159 ou de la Purée de Châtaigne 123, que l'on prendra l'habitude de sucrer avec du Miel 135, et non avec du Sucre d'épicerie 132; avec la purée de châtaigne, cela n'est pas utile, ce fruit en renfermant de notables quantités.

Dans les usages courants, le lait est bon pour les petits déjeuners, mêlé à un peu de café, de farines de céréales ou de châtaignes, les soupes et potages, les hors-d'œuvres et les desserts, comme, par exemple, pour ces derniers les *Crèmes et flancs véritables* composés avec du lait, des œufs frais et de la véritable Vanille 210, qui constituent d'excellents aliments réconfortants, et non avec des « poudres » ne renfermant que de la gélose et des Parfums synthétiques dont la valeur nutritive est à peu près égale à O + danger pour la santé.

« Si vous faites chauffer votre Lait, n'attendez pas qu'il bouille, arrêtez sa cuisson dès que sa surface commence à frémir — avant qu'il ne monte — ce qui constitue la pasteurisation, c'est-à-dire la destruction de tous les microbes. » (Extrait d'une lettre adressée à Mme Céline L.).

84 —— LE LAIT-BOISSON. — Le lait étant un aliment, ne peut remplacer les boissons naturelles, notamment aux repas.

Pris, pendant les repas, il ralentit et parfois empêche la digestion de s'effectuer, en provoquant des fermentations putrides, par les *albumines animales* qu'il contient — la caséine — avec productions de gaz, des renvois acides, des aigreurs (*Hyperchlorydrie*), dont l'origine remonte à un excès d'*Acide lactique* venant s'ajouter à la sécrétion *pepsique* stomacale.

85 —— MALADIES DE LA BOUCHE ET DES DENTS CAUSÉES PAR LE LAIT. — En raison de sa composition fluide le lait pénètre facilement dans les replis des amygdales et du palais, les gencives, lorsque celles-ci sont

déchaussées, ainsi que dans les caries logées dans les interstices des dents, il s'y coagule alors en se *caillant*, et comme il renferme de *l'albumine animale* (la caséine), cette dernière en se *putréfiant* peut devenir la cause d'affections de ces organes, là où la *caséine* s'est fixée et putréfiée; il en résulte des amygdalites, stomatites, gingivites et caries dentaires et, pour le moins, une mauvaise odeur de la bouche, provoquée par le dégagement des « gaz putrides » de la caséine (albumine) en putréfaction dans les organes où elle s'est logée.

Il convient donc, pour les personnes qui suivent un régime lacté, de se rincer la bouche et de se gargariser avec une infusion aromatique d'Anis vert 297, dès qu'elles auront consommé leur lait.

86 —— FLATULATIONS STOMACALES CAUSÉES PAR LE LAIT. — Si le régime lacté vient à causer des Flatulations (gaz) dans l'estomac, on fera suivre son ingestion par une tasse d'infusion chaude d'Anis vert 297.

POUR CONSERVER LE LAIT SAIN, QUE FAUT-IL FAIRE?

87 — *Le Froid seul peut conserver le lait*, écrit un Médecin vétérinaire, établi en Normandie, à l'*Œuvre*, le 23 octobre 1922 :

Que faut-il pour que l'enfant ne soit pas bêtement emporté par la diarrhée? Uniquement du bon lait et du lait à bon marché.

Faute du lait maternel, qui est le lait idéal, le bébé ne peut vivre que s'il boit du bon lait de vache. Or là est la difficulté.

Malheureusement le lait n'est pas incolore et cela cache tous les défauts de cet aliment. Pour la plupart des gens, le lait est bon quand on n'y a pas ajouté d'eau, lorsqu'il n'est pas écrémé et n'est pas coagulé.

Quand le lait est coagulé, on s'en aperçoit immédiatement. L'analyse peut révéler les fraudes, mais celles-ci sont insignifiantes, si on les compare au développement microbien qui se produit forcément dans ce bouillon de culture.

Croyez-moi : le lait, tel que vous le recevez à Paris, le plus souvent est un liquide innommable, qui contient en suspension des microbes de plus en plus nombreux selon le temps qui s'est écoulé entre la traite et la consommation. Bien plus, ce lait n'est plus du lait : les microbes l'ont transformé et, lorsque vous le faites bouillir, vous détruisez bien les microbes, *mais non pas les toxines que ces microbes y ont sécrétées*. En un mot, vous ne pouvez rendre au lait sa composition primitive, qui est trop instable dans nos climats modérés.

A mon avis, *le froid seul* est capable de nous conserver du bon lait et, tant que vous n'aurez pas du bon lait, la mortalité des tout petits continuera à être effrayante.

88 — *Il faut chauffer le Lait*, c'est-à-dire le « Pasteuriser » ou le « Stériliser », recommandent presque tous les Médecins et Hygiénistes ; mais la « Stérilisation » (chauffage à 120° cent., maintenu pendant deux heures à l'autoclave), en détruisant la totalité des Diastases 25 et des Vitamines, avait causé de tels hécatombes parmi les enfants qui ne consommaient exclusivement que de ce « Lait mort » — idem chez les malades — que maintenant on recommande plutôt la « Pasteurisation ».

Voici, d'après une circulaire répandue en Amérique, comment la solution du problème de la Conservation du Lait *par la chaleur* est recommandée :

Il y a un problème du lait car le lait est le seul aliment animal qui soit consommé à l'état naturel. De nombreuses maladies, fièvre typhoïde, diphtérie, fièvre scarlatine, tuberculose, etc., peuvent être consécutives à l'absorption de lait cru. Comment détruire les germes nocifs sans altérer en même temps les principes nutritifs du lait?

Il a été reconnu depuis longtemps que le meilleur moyen est de le soumettre à une température élevée qui tue les germes. Mais on s'est aperçu à la longue *que par l'ébullition le lait devient indigeste* et ainsi moins propre à la consommation. Il fallait donc recourir à un autre procédé dont l'emploi aurait supprimé ces inconvénients. Ce fut un Français, notre génial Pasteur qui le découvrit après de longues et patientes recherches.

La « pasteurisation » consiste à chauffer le liquide à stériliser, en l'espèce le lait, à la température de 65 degrés, pendant une demi-heure. Une température plus élevée (70 degrés) maintenue pendant 20 minutes donne le même résultat.

La Pasteurisation détruit tous les germes de maladie qui peuvent se trouver dans le lait, sans en altérer le goût, la digestibilité ou les qualités nutritives.

89 — *Conservez votre Lait dans des bouteilles rouges*, recommandent MM. B.-V. Hammer et W.-A. Cordes, biologistes américains, dans *The Creamery and Milk Plant Monthly* (en 1922), revue consacrée à l'industrie laitière paraissant à Chicago.

Dans des bouteilles de verre ordinaire, comme celles employées dans le commerce de la crémerie, le Lait, lorsqu'il reste exposé à la lumière du jour, contracte une odeur et une saveur peu agréables. Ses propriétés alimentaires sont d'ailleurs assez profondément modifiées. Toutes les préparations lactées fabriquées avec ce lait, manifestent ces fâcheuses modifications.

Ces inconvénients ne se montrent pas quand le lait est placé dans des bouteilles en verre sombre. Mais, par contre, l'action microbicide de la lumière solaire faisant défaut, le pullulement des micro-bactéries amène fatalement des modifications plus graves.

Nous revenons donc aux expériences faites depuis longtemps en France sur l'action antimicrobicide de certaines couleurs et que confirment les travaux des chimistes américains : *la bouteille idéale pour la conservation du lait est une bouteille en verre rouge.*

Le lait, protégé par la couleur rouge, n'y *tourne* que difficilement ; il ne s'y modifie ni comme aspect ni comme goût, et le développement des micro-bactéries y est insignifiant.

A défaut de bouteilles rouges il convient donc d'envelopper les récipients avec du papier rouge semi transparent.

90 — *Revitalisez le « Lait stérilisé » avec du Jus de citron*, recommande le Professeur Charles Richet, de l'Institut.

« A l'extrême rigueur, pour l'enfant, le lait de femme peut être remplacé par le lait de vache, mais à condition que l'enfant ne soit pas nourri *exclusivement* avec du Lait stérilisé.

« Je ne veux pas dire par là que le Lait stérilisé, c'est-à-dire surchauffé, ait cessé d'être alimentaire. Certes non. Mais il lui manque quelque chose, si bien que les petits enfants (et les grands ainsi que les malades aussi) nourris avec du Lait stérilisé employé comme unique Aliment sont atteints d'une maladie très grave, le Scorbut 140 B infantile.

« Pour empêcher cette maladie de devenir mortelle, il suffit d'ajouter au Lait stérilisé un Aliment *non cuit*, par exemple, comme l'a bien démontré le Docteur Edmond Lesné, **du jus de Citron**. Le Lait stérilisé *additionné de jus de Citron, non cuit*, devient un excellent Aliment. »

Comme, ainsi que je l'ai déjà écrit, voilà de nombreuses années que je recommande cette pratique bienfaisante, il m'est des plus agréable de voir ma méthode se propager jusque dans les plus hautes sphères médicales.

91 — *Prescriptions officielles.* — Or, après cela, essayez donc de comprendre quelque chose à ce qui se passe chez nos dirigeants du Ministère de l'Intérieur qui, dans une circulaire adressée à tous les préfets au commencement de juillet 1923, recommandent pour l'Hygiène des enfants pendant les chaleurs, en ce qui concerne le Lait, les prescriptions suivantes :

Précautions à prendre pour les enfants du premier-âge.

Les enfants élevés au sein ne seront pas sevrés pendant cette période sans nécessité absolue.

S'ils sont élevés au biberon *on ne leur donnera que du Lait stérilisé ou bouilli et soumis à une deuxième ébullition,* s'il est conservé plus de six heures.

Les biberons, tétines, verres, cuillers, seront soigneusement passés à l'eau bouillante. Il est interdit de se servir de biberons à tube ou de tétines en caoutchouc.

Les enfants du premier âge ne devront jamais boire que du *Lait* ou de *l'eau bouillie sucrée* ou non. *On ne leur donnera jamais de fruits.*

Les enfants sont très sensibles à l'élévation de la température; on ne devra pas les exposer au soleil, et on aérera constamment la pièce dans laquelle on les tient. On devra les vêtir légèrement, de vêtements larges.

Si c'est ainsi que l'on entend favoriser la repopulation on s'y prend de la meilleure manière pour que, avant peu, la France — tout au moins ses habitants — disparaisse de la carte du monde.

Avez-vous retenu la dernière ligne que j'ai soulignée : « On ne leur donnera jamais de fruits ».

En lisant tout cela je me crois revenu à plus de vingt années en arrière, à l'époque où il fallait *tout faire cuire* et ne rien manger cru, voire la Salade qui, à la suite de ce traitement intempestif, devenait un plat de Légumes cuits !... Drôle de Salade !

Par ces pratiques déroutantes, comme logique, on en arrive à supprimer l'essentiel dans l'Aliment : les *principes vitaux*, indispensables à la digestion et à l'assimilation, qui n'existent *en totalité* que dans les Aliments crus et surtout dans les Salades et les Fruits.

92 — Pour finir et comme conclusion, deux extraits de lettres à l'appui de ce que j'avance.

De M. Ch. P., à Paris. (21-1-24) :

« Ma femme a eu ces jours derniers de l'Entéro-Colite, laquelle la faisait souffrir atrocement. Depuis vendredi dernier je lui fais prendre du Lait *avec du jus de Citron.* Vraiment je suis réjoui du bien-être qu'elle a éprouvé avec la disparition de la Diarrhée et des Douleurs abdominales. Elle dort, depuis, très bien toute la nuit et vaque à son travail comme si elle n'avait jamais rien eu. »

De M. l'Abbé F., à Cahors. 19-5-24 :

« Grâce aux précieux conseils de vos deux premiers livres, je suis arrivé à une amélioration très sensible de ma vielle défroque. Avec le Pain complet 157 et l'Eau citronnée 237 j'ai mis à la porte mes Lumbagos et mon Hématurie. »

Si j'ai cité cette dernière lettre au chapitre Lait, c'est que l'Eau citronnée intervient dans l'organisme à l'égard des Aliments cuits, comme le jus de Citron avec le Lait, c'est-à-dire comme un « revitalisant » énergique, par l'apport des Diastases 25 et des Vitamines 31, renfermées dans le Citron 110.

Lait caillé au Citron (voir 191).

93 LE BEURRE

94 — LE BEURRE NATUREL. — Préparé selon les méthodes naturelles, en procédant par écrémage quotidien du lait au fur et à mesure de la montée de la crème, le beurre, mêlée à des aliments trop maigres, comme les pommes de terre, les légumes, etc., constitue un des produits les meilleurs pour une alimentation normale.

Comme tous les aliments naturels le beurre renferme des Diastases 25 qui facilitent sa digestion et son assimilation. Le beurre, ou prédomine la graisse, renferme une *Lipase* 27 (*Diastase* solubilisante de la graisse), qui s'est formée dans la crème, après que cette dernière est entrée en fermentation (crème aigre), lorsque l'on procède par écrémages quotidiens, suivis d'un stage de quelques jours avant de la barrater pour en faire du beurre.

Comme tous les corps gras naturels n'ayant pas subis de *chauffage* pour leur préparation, le beurre s'altère très vite. Il *rancit* au contact de l'oxygène de l'air, qui modifie la nature des acides gras qui le compose. En outre, comme le beurre ne renferme pas exclusivement de la graisse, mais aussi des albuminoïdes (*Caséine*), du sucre naturel (*sucre de lait*), chacun de ses corps contient avec lui sa *diastase* correspondante : *Albuminase* et *Sucrase* 27. Il en résulte que le beurre naturel est un produit qui ne se conserve que très difficilement : chacune des *diastases* qu'il renferme causant des fermentations qui le décomposent assez rapidement, surtout lorsque la température ambiante favorise ces dernières (20 degrés +).

95 —— LE BEURRE PASTEURISE OU STERILISE. — Pour obvier à ces *inconvénients* on a donc imaginé dans l'industrie beurrière de *détruire les diastases* du beurre en le pasteurisant ou en le stérilisant. Résultats : Si, effectivement, après ces opérations, le beurre se conserve mieux, il *n'est plus digéré*, lorsqu'on le consomme cru, qu'avec la plus grande difficulté dans le pancréas, qu'il épuise et devient ainsi cause, à la longue, de la maladie de cet organe.

Au reste, ce qui précède est absolument ce qui se passe pour le lait et tous les aliments *stérilisés* privés de leurs *diastases* solubilisantes et modificatrices 26.

Pour le beurre, il s'agit de la *lipase*, *diastase* solubilisante des corps gras qui agit comme le font les *diastases* sécrétées par le pancréas à l'égard des mêmes corps, mais bien mieux et complètement lorsque les corps gras renferment avec eux leur propre diastase : la *lipase*.

Il faut donc éviter, lorsqu'on les consomme crus, les beurres qui « restent sur l'estomac », ou qui donnent la sensation de « brûlure » dans ce même organe, et ne prendre que des beurres ne donnant pas ces impressions. Ces derniers se trouvent plus généralement dans les beurres ordinaires, non empaquetés d'avance, et vendus sous le nom de beurre de ferme ou fermiers.

Pour conserver le beurre sans qu'il ne s'altère, rien ne vaut le moyen suivant :

Tasser le Beurre dans un bol sans laisser de vides dans sa masse et retourner le bol sur une assiette creuse dans laquelle vous avez versé de l'eau *ayant bouillie* que vous changez tous les jours.

Au lieu d'un bol, on peut prendre un pot à confiture en faïence et non *en verre*, car la lumière altère très rapidement le beurre en favorisant certaines de ses Fermentations.

Les Succédanés du Beurre (Voir 19).

Les Fromages (Voir 189 et suivants).

LES LÉGUMES

96 Les Légumes qui ne nourrissent pas

" Une Alimentation rationnelle ne peut être semblable sous des latitudes différentes; elle peut même varier d'un pays à l'autre, suivant les terroirs.

« C'est pourquoi lorsque l'on voyage, et si l'on tient à sa Santé, il est nécessaire d'adopter dans chaque pays où l'on se trouve la nourriture en usage. Ceci, parce que le genre d'alimentation, propre à chaque pays ou région, a été réalisé par une longue suite d'observations intuitives, faisant rejeter ce qui était mauvais pour ne conserver que ce qui était bon, pour enfin, aboutir à ce qu'il y avait de meilleur, tant en raison du climat, que des particularités propres à ces pays ou contrées. » (« Connais-toi... d'abord », Tome II, p. 218.)

A Nice, j'ai pu observer cliniquement un cas de *dépérissement physiologique*, chez un malade qui s'était livré au végétarisme intégral.

L'apport, que je fis ajouter, dans son alimentation d'éléments plus nutritifs, tels que les céréales, les châtaignes, des œufs frais presque crus, un peu de viande cuite à l'eau, c'est-à-dire une alimentation plus riche en albumines (azote) végétales et animales, eurent vite raison de cette dépression générale du physique et du mental (ce dernier ayant été également atteint).

Par la suite, je fus amené à constater que les légumes, tels que les choux, les navets, les carottes, les poireaux, provenant de la culture de la région, ne *possédaient que peu de saveur et, pour ainsi dire, pas d'Aromes.* Par contre, le Céléri et le Fenouil (1), l'Oignon et l'Ail, y étaient très savoureux et parfumé.

Il y avait là une anomalie qui me fit conclure que les premiers légumes ne s'adaptaient *ni au terroir, ni au climat, ni à la radiation solaire, ni à l'atmosphère* (cette dernière probablement trop sèche pour leur développement rationnel).

Il s'agissait donc de *légumes importés* et non *indigènes*, et que, par conséquent, il était mauvais, selon les lois de l'alimentation rationnelle, de prendre *comme base de consommation.*

Ce qu'il fallait, ainsi que je le dis dans l'épigraphe de ce chapitre, c'était de consommer les Légumes indigènes ayant été cultivés de tous temps dans la région, c'est-à-dire, le Fenouil, le Céleri, l'Oignon et l'Ail, en toutes saisons, et pendant la saison chaude, la Tomate, l'Aubergine, le Melon, les Courges, les Pastèques, ainsi que les Fruits de dessert du pays : Figues, Raisin, etc. Ces légumes et ces fruits accompagnés avec les Pâtes alimentaires, qui sont à la base de l'alimentation des autochtones, consti-

---

(1) Légume cultivé comme le Céleri en branche et dont on consomme la base assez semblable à un pied de Céleri renflé en forme de gros oignon.

tuent alors le régime végétarien *raisonné* de cette région, qui, au reste, s'étend vers tout l'orient, dont Nice est la porte.

Une autre raison qui peut provoquer l'insuffisance alimentaire des légumes est le *trempage* plus ou moins prolongé dans l'eau, que certains, leur font subir, notamment dans les restaurants. Il en résulte que les Légumes ou Salades en *s'infusant* perdent de plus en plus leurs principes nutritifs et solubles, ainsi que leurs Aromes les plus précieux et les plus nécessaires pour les bons effets de la nutrition.

Pour vous en rendre compte, prenez n'importe quelle Plante aromatique — voire des tisanes — ou, encore mieux, des écorces d'Orange ou de Citron et faites-les macérer dans de l'eau : en très peu de temps, les Aromes s'y seront dissous au point que, si vous prolongez cette macération, l'eau se sera emparée par osmose de la *totalité des Aromes que* ces plantes renfermaient, au point qu'elle peut alors être utilisée avantageusement comme Eau de toilette, pour l'écorce d'orange et de citron, et comme tisane, pour toutes les Plantes aromatiques.

C'est ce que j'appellerais faire des *Infusions à froid*, lesquelles, dans beaucoup de cas et lorsque la nature des plantes s'y prêtent, comme c'est presque toujours le cas, seront préférables aux *infusions à l'eau bouillante*, en raison des effets destructifs de cette dernière sur les Diastases et Vitamines 25-31 que ces plantes renfermaient.

Pour que les légumes conservent la totalité des principes nutritifs et des aromes, il est donc indispensable de les laver *très rapidement* à l'eau fréquemment renouvelée, de ne *jamais* les laisser tremper dans l'eau et de ne jamais acheter de *légumes mouillés*, ce qui est l'indice que les marchands leur ont fait subir cette opération pour les conserver plusieurs jours lorsqu'ils ne peuvent les vendre dans la même journée que celle de leur acquisition.

97 Pour que les légumes « nourrissent » ils doivent être cuits dans leur propre jus

Chaque produit de la Nature porte en soi, à côté des éléments nutritifs proprement dits (Albumine, Amidon, Graisse et Sucre) englobé dans une trame de Cellulose, des principes que l'on pourrait qualifier de « Principes utilisateurs ». Ce sont :

1º Les Essences aromatiques, qui, en impressionnant notre odorat et notre goût, suscitent la *réaction psychique* qui met en train le travail digestif;

2º Les Sels minéraux, qui donnent à nos cellules la faculté de transformer, d'assimiler ou d'oxyder, en un mot, d'utiliser les éléments nutritifs;

3º L'Eau de constitution, qui désagrège toutes ces substances et les place dans les conditions les plus favorables aux opérations physiques et chimiques, qui sont l'essence des phénomènes vitaux.

Or, dans les procédés ordinairement employés pour préparer les Légumes, il semble que l'on ait pris à tâche de détruire leurs « principes utilisateurs », et même une partie de leurs éléments nutritifs. Les Légumes secs, on les fait tremper; frais, on les blanchit, c'est-à-dire que, après les avoir plongés dans l'eau bouillante, on les égoutte soigneusement, et dans les deux cas, *on jette l'eau dans laquelle ils ont passé*, l'eau où sont dissous leurs *Essences parfumées*, leurs *Sels minéraux* (et en particulier les bases de ces sels, la Soude si précieuse pour l'Arthritique, la Magnésie et la Chaux), plus un quart, un tiers, la moitié de leur Albumine ou de leur Sucre. Suivant la judicieuse observation de Montennis, c'est absolument comme si, après avoir fait le Pot-au-Feu, on servait pompeusement le bouilli et jetait au ruisseau le Bouillon.

Tout ce qui était facilement *soluble*, donc *idéalablement digestible*, a été maladroitement gaspillé : du Légume, il ne vous reste plus guère que le squelette cellulosique..., et vous vous étonnez alors de ce qu'il soit *lourd, indigeste et peu nourrissant!* Soyez donc logique et convenez que vous êtes seuls coupables.

Le Légume doit *cuire dans son jus* et à petit feu : tels sont les deux principes fondamentaux d'une cuisine rationnelle scientifique (Dr Pascault. *Alimentation et hygiène de l'Arthritique*, p. 193. Edité par la Société végétarienne de France, à Paris).

A l'époque (1911) où le Dr Pascault écrivit son livre, remplis d'aperçus si logiques, la mode pour expliquer les phénomènes de la digestion et de la nutrition, consistait à ne voir dans les aliments que leur constitution chimique et principalement leur pouvoir en Calories susceptibles de se transformer en énergie dynamique. De là, à fabriquer et à prescrire des aliments où n'entraient que des corps chimiques, de consommer du Sucre d'épicerie en abondance, voire de l'Alcool comme le fit le Dr Duteau, directeur, de son vivant, de l'Institut Pasteur, et cela, en vertu de ce raisonnement à courte vue : que ces produits renfermant *tous les éléments qui sont à la base de la constitution du corps humain* ils fournissaient le *maximum de calories*.

Inutile d'ajouter que les résultats de cette pratique furent néfastes, ainsi que je l'explique dans « *Connais-toi d'abord* », Tome II, page 324, car dans cette méthode, les promoteurs de cette conception n'avaient oublié qu'une seule chose, c'est que, en outre des corps chimiques, les aliments renferment aussi des « éléments vivants », qui sont les « Diastases » 26 nécessaires à leur *transformisme* et à leur *évolution* dans le corps humain, et les « Vitamines » 31, dont le rôle est si important pour le maintien de l'équilibre vital au point de vue de la vie et de la reconstitution des Cellules protoplasmiques dont notre corps est entièrement composé.

En possession de ces connaissances récentes, il convient donc d'apporter à la préparation des légumes — de même qu'à tous les aliments — quelques modifications dans leur cuisson pour ne détruire que le moins possible les *Diastases* et les *Vitamines* qu'ils renfermaient lorsqu'ils étaient crus.

C'est ainsi que *moins les légumes seront cuits* — ce qui semblera paradoxal à beaucoup — plus ils seront *digestes, assimilables et nutritifs*. C'est pourquoi, dans la Médecine naturiste, on recommande de *manger des crudités à chaque repas*. (Voir chap. 55.)

LES SALADES (Voir 185 288).

 # LES FARINEUX : Haricots, Pois et Lentilles.

 ## HARICOTS et POIS SECS.

Dans ma méthode de « Cure A.B.C. » (1) je recommandais, pour que son efficacité soit parfaite, de *s'abstenir* pendant les *cures A* et *B* (A. Désinfection putride; B. Nettoyage des intestins) de tous aliments renfermant des *Albumines animales*, comme la viande, le poisson et le blanc d'œuf, ainsi que les Farineux renfermant des albuminoïdes (*albumines végétales*) en excès, comme les Haricots et les Pois secs.

Si, pour les conséquences morbides produites par les albumines d'origine animale, ma conviction était bien établie, il n'en était pas de même à l'égard des Farineux, pour lesquels je ne possédais pas une documentation assez précise pour leur attribuer des effets aussi graves.

Je n'ignorais pas, en effet, que toutes les albumines animales renfermaient de grandes quantités de *Nucléprotéides* (2) susceptibles de se transformer dans les intestins en *purines*, en *poisons albumineux* (classés parmi les plus redoutables, Ex. : les *ptomaïnes*), et en *gaz putrides*, engendrés dans l' « Infection intestinale » (3), lesquels sont charriés par le sang dans tout l'organisme, qu'ils *infectent* à leur tour.

En proscrivant les Farineux, ce n'était pas seulement en raison de la grande quantité d'*albumines végétales* (albuminoïdes) qu'ils renfermaient, mais aussi en raison de certaines particularités dangereuses pour la santé, notamment pour les Haricots secs, et dont quelques-unes seront décrites plus loin.

Ce n'est que récemment, d'après de nouveaux documents, que je pus mieux m'édifier en compulsant les tableaux dressés par MM. Lambling et Atwater.

En m'inspirant de ces tableaux, j'en ai refait un nouveau où j'ai classé les aliments selon leur teneur quantitative en *Protéiques* (albumines modifiables).

Il résulte de l'examen du tableau 68, page 55, que les Farineux, comparés avec l'alimentation par le Lait de femme, renferment *plus de trois* fois de protéiques, c'est-à-dire d'*albumines modifiables*, et que, comparée avec la viande de bœuf, la proportion est de 25 % pour les Farineux, contre 20 % seulement pour la viande.

Cette grande proportion d'albumine dans les Farineux jouent, c'est certain, un rôle prépondérant dans les *putridités infectieuses* qui peuvent résulter dans les intestins, lorsque leur digestion n'a pas été complètement opérée dans l'estomac. C'est pourquoi, malgré leur origine végétale, les *légumineuses* (haricots, pois, etc.) peuvent, en raison de leur excès d'albumine, devenir tout aussi dangereuses que lorsqu'il s'agit de la consommation anormale de la viande.

---

(1) « *Connaistoi... d'abord* », Tome 1, p. 130.
(2) De *Nuclée*, noyau cellulaire renfermant de l'Albumine, et de *Protée*, qui change souvent de forme.
(3) « *Connais-toi... d'abord* », Tome I, p. 91 : L'Infection intestinale et ses conséquences sur la Santé générale. (Voir aussi chap. 302.)

Car, il faut tenir compte de la façon dont évoluent dans le corps les Albumines animales, aussi bien que végétales, *selon le pouvoir de digestibilité des Estomacs.* C'est pourquoi avant d'ordonner ou de refuser les Farineux à des malades il convient de se rendre compte si ces derniers seront capables de les digérer.

Rappelez-vous, ainsi que je le disais dans « Connais-toi... d'abord », Tome II, que pour les humains il n'existe pas de règles fixes, par conséquent de *Régimes uniques* pour leur alimentation; tout dépendant de la constitution de leurs organes digestifs : les uns ayant un estomac parfait susceptible de *bien digérer* les Albumines (les Protéiques), mais par contre des Glandes salivaires et un Pancréas moins bien organisés pour la digestion des Amidons. Tandis que pour d'autres personnes ce sera le contraire qui se produira.

Or, comme les Farineux renferment des Albumines (Protéiques) et des Amidons en quantité plus considérables que dans aucun autre aliment, pour les digérer convenablement il faudrait donc posséder des organes digestifs puissants et parfaitement équilibrés, capables de digérer avec la même facilité des Albumines et des Amidons en excès. Ce qui n'est le cas pour presque personne.

Il résulte de ce qui précède que les Farineux secs, sont des Aliments qui conviennent surtout à la Jeunesse, aux Adultes, aux personnes vouées aux Travaux musculaires et à celles qui vivent en plein air, dont les organes digestifs fonctionnent avec le plus de puissance en raison des besoins de la Croissance, des Récupérations en Albumines que nécessitent le Travail musculaire, et des Digestions plus normales lorsque l'on vit en plein air. Pour ces raisons les Farineux, sont de Mauvais aliments pour les Personnes âgées, sédentaires ou maladives.

Dans la Digestion des Farineux les Peaux qui les recouvrent remplissent un rôle qui les rendent pour ainsi dire indispensable à l'accomplissement de ce travail si complexe pour être parfait, il ne faut donc pas les consommer passés et réduits en purées.

Ainsi, les Lentilles, quoique tenant la tête comme quantité de Protéique (Albumine), n'offrent pas autant d'inconvénients pour la Santé que les Haricots et Pois secs. Et cela tient à une particularité dont le rôle dans la digestion est de la plus haute importance. C'est, en effet, grâce à la *quantité de peau* qu'elles possèdent, par rapport à leur volume, en comparaison avec les autres Farineux que leur digestion s'accomplit bien mieux que pour ces derniers; ces peaux lorsque la Lentille a été rompue dans la bouche avec les dents, favorisant la Digestion stomacale des Albumines (*Protéiques*) par une meilleure division et une moindre compacité des substances renfermées dans les graines, lesquelles subiront alors mieux les imprégnations des Sucs gastriques lors de leur passage dans l'Estomac. Pour la Digestion des Amidons, il en sera de même dans la Bouche et le Pancréas.

En outre que, même si les Lentilles n'ont pas toutes été rompues et écrasées dans la bouche, celles qui seront restées *intactes* agiront comme le font les Pépins des Fruits, les Graines de Tomates et, en médecine, la Graine de Lin, etc., qui, en se mêlant aux substances alimentaires dans le tube digestif *divisent par fractions* ces dernières, ce qui leur assure un contact mieux réparti avec les Sucs des Glandes digestives, donc une *Digestion plus complète.*

Puis, enfin, lors du passage dans les Excréments, les Peaux et les Lentilles restées entières en se mêlant avec eux, favoriseront leur expulsion en évitant la Stagnation des *Résidus, résultant d'un excès de compacité des Matières fécales dans le Cæcum* (1).

Pour s'assurer une meilleure digestion de tous les Farineux il est donc indispensable de les consommer *avec leurs peaux,* et non *en purée,* sous peine de voir leur digestion contrariée et la *Constipation* avec ses suites dangereuses se produire. Il faudra en outre les mâcher convenablement assez longtemps avant de les avaler.

Les Farineux — et cela est de la plus grande importance — doivent être consommés pendant l'année qui suit leur récolte, sinon leurs *Protéiques* (Albumines modifiables) en vieillissant ne cessent de se modifier en créant des Poisons albumineux, de plus en plus toxiques, qui peuvent avoir des conséquences très graves pour la Santé, notamment pour certaines espèces de Haricots qui deviennent alors très nocifs, ce dont on s'aperçoit par les Coliques et les Violents Dérangements de corps qui se produisent à la suite de leur consommation.

Comme règle générale toutes les personnes dont les organes digestifs ne sont pas parfaits, les Sédentaires, les gens âgés, les Personnes maladives, les Entériteux, les Arthritiques, les Rhumatisants et les Gravelleux, devront s'abstenir de Farineux ou en limiter leur consommation à de très petites quantités; et, encore, à la condition de ne les consommer que s'ils ont été récoltés dans la même année ou frais écossés.

100 — LES LENTILLES. Pour les Lentilles, dont la valeur alimentaire est si précieuse, en outre qu'elles contiennent aussi beaucoup de Fer — ce qui en fait un aliment de choix pour les Anémiques, les Chlorotiques et les personnes affaiblies — les inconvénients reprochés aux Haricots et aux Pois secs ne semblent pas aussi marqués.

A quoi cela tient-il?

Probablement à la substance même de la Lentille qui ne renfermerait que peu de ces principes particuliers capables de former, avec le temps, en se combinant avec les Albumines végétales qui lui sont propres, des Poisons toxiques albumineux. Ces corps particuliers, qui engendrent ces toxines, peuvent aussi, selon la nature de organes digestifs, notamment de l'Estomac et du Pancréas, entrer en activité dès le moment où les Lentilles seront consommées.

Il y a là un phénomène d'Idiosynchrasie (2) dont chacun doit tenir compte pour savoir si cette légumineuse convient ou ne convient pas à notre tempérament, comme, au reste, on doit le faire pour tous les aliments.

Une autre raison, qui a sa valeur pour expliquer cette sorte d'inocuité de la Lentille par rapport aux autres Farineux, tiendrait, selon moi, à sa structure anatomique. En effet, elle est revêtue d'une pellicule de nature caoutchouteuse, par conséquent très imperméable aux agents nocifs exté-

---

(1) Partie du gros intestin où s'accumule les résidus de la digestion.
(2) Propre à chaque tempérament.

,rieurs renfermés dans l'air, et, comparativement à son faible volume, la Peau qui l'enveloppe est sensiblement plus grande que pour les Haricots et les Pois, en outre que sa forme *lenticulaire* parfaite s'oppose à la pénétration, notamment par le pédoncule du germe, des mêmes agents nocifs qui décomposent avec le temps toutes les Légumineuses.

101 — COMMENT IL FAUT MANGER LES FARINEUX. En résumé, pour ce qui concerne la Digestion des Farineux, il convient de les mâcher convenablement le plus longtemps possible avant de les avaler, et pour faciliter cette mastication et la rendre encore plus facile il sera bon de les écraser au préalable dans son assiette au moyen d'une fourchette.

J'ajoute que pour éviter les *Fermentations putrides albumineuses,* consécutives aux Protéiques, non digérées dans l'estomac, il est indispensable de les faire cuire avec des Aromates, comme les « Bouquets aromatiques », composés de Thym, Laurier, Sauge, Persil, auxquelles, on ajoutera de l'Ail — le meilleur de tous les Antiputrides culinaires — et de l'Oignon, sans oublier de les saupoudrer au moment de les consommer, d'un semis assez abondant de Persil haché mêlé à une pointe d'Ail 150.

Ce qui favorise aussi la digestion des Farineux, particulièrement celle des Haricots, c'est de les mêler, au moment de la consommation, avec de la *Tomate fraîche,* que l'on aura fait cuire à part, ainsi que nous l'indiquons dans le chapitre 118. A défaut de Tomates fraîches on ajoutera au dernier moment de la cuisson quelque peu de Purée de Tomate italienne de conserve, dont le procédé de préparation, par exception pour les conserves alimentaires, a laissé subsister une partie de ses Diastases *solubilisantes* 27.

102 — LES FARINEUX DECORTIQUES OU EN FARINES. Dernière recommandation : s'abstenir de consommer des Farineux décortiqués, ou réduits en Farines, lesquels sont plus ou moins *dévitalisés :* leurs *Diastases* n'étant plus protégées par leur écorce, quand, par surcroît, elles n'auront pas été entièrement détruites par Stérilisation « pour mieux les conserver »-

J'ajoute, et cela est très grave, qu'il se vend parfois des Farines de Légumineuses fabriquées avec des Pois, Haricots ou Lentilles, vendues au rabais, étant donné que, vu leur âge, ces Farineux étaient devenus tout à fait incuisables, voire avec des « Cristaux » (*Carbonate* **de soude). A fortiori, mêmes réduits en Farines, comment voulez-vous que ces Farines alimentaires destinées aux Malades et aux Enfants puissent être digérées et par conséquent utilisées pour leur Nutrition ?!...**

Si ce n'était les graves conséquences sur la Santé que la Viande apporte avec elle lorsqu'elle n'est pas *complètement digérée* dans l'estomac, c'est-à-dire *parfaitement solubilisée*, cet Aliment pourrait être considéré comme le meilleur de tous pour la reconstitution de notre propre chair : l'*Albumine animale* se superposant sans modifications compliquées, comme pour les Albuminoïdes des végétaux, avec l'Albumine qui compose la majeure partie de notre structure.

Il faut aussi tenir compte, lors même que l'estomac serait capable de dissoudre totalement les Albumines animales, du bon fonctionnement du Foie, dont un des rôles, et non le moindre, est chargé d' « humaniser » ces *Albumines étrangères*, c'est-à-dire de les rendre adéquat à la « personnalité corporelle » de chaque individu : chacun possédant une Albumine qui lui est particulière et qui peut pour autrui être un *Poison toxique*.

Le rôle du Foie, dans ce travail d' « humanisation » des Albumines étrangères, est donc capital, car s'il n'est pas capable de le remplir entièrement toutes les Albumines étrangères qui n'auront pas été « humanisées », pendant leur passage dans cet organe, deviendront pour le Sang, avec lequel elles se mêleront, des Poisons qui l'*intoxiqueront*, et dont les effets morbides se feront sentir sur tout l'organisme.

En outre, lorsque la Viande a été *cuite*, l'Albumine, qui la compose en majeure partie, se trouvant *coagulée* (1) et rendue *insoluble* par la chaleur, *n'est plus digérée* dans l'Estomac, tout au moins dans ses parties insolubilisées, lesquelles dans les Rôties se trouvent à l'extérieur. Il en résulte que ces Albumines non digérées, si elles ne sont pas expulsées dans les délais normaux avec les excréments — dans les 24 heures au maximum — se *putrifieront* en séjournant dans le bas-intestin et deviendront la Cause de l' « Infection intestinale » génératrice de « Gaz putrides », lesquels sont la cause, ainsi que je l'ai démontré dans « *Connaistoi... d'abord* » (2) de toutes les maladies, organiques ou microbiennes.

Cette stagnation des Albumines putréfiées dans les organes intestinaux peut aussi causer, si le Foie est affaibli, des Intoxications du Sang, par la formation de *Poisons albumineux*, reconnus comme étant les plus redoutables, les *Ptomaïnes*, par exemple.

Il existe deux procédés pour éviter ces graves conséquences que peut causer la consommation de la Viande par la Santé, c'est :

1° De la faire cuire à l'eau en la mettant dans l'*Eau froide* pour la faire cuire. Ex. : Pot-au-feu et Ragoût irlandais 181. Par ce procédé l'Albumine se *dissoud* dans l'eau et devient tout à fait digestive;

2° La plonger dans de l*Eau bouillante très salée*. — l'addition de sel n'a pour but que d'élever de quelques degrés le point d'ébullition, afin de

----

(1) L'*Albumine* se coagule et devient insoluble à 80° cent.
(2) L' « Infection intestinale » et les « Gaz putrides », page 91.

l'enrober d'une couche d'Albumine coagulée, dont le but est de conserver à l'intérieur l'essentiel de ses principes nutritifs et, par ce procédé de cuisson que nous décrivons plus loin 180, de ne pas détruire les *Ferments lactiques*, de nature spéciale qu'elle renferme, les Sarcolactiques 27, lesquels sont indispensables à sa digestion parfaite.

C'est pour cette dernière raison que la *Viande rassie* est plus digeste que lorsqu'elle est trop fraîche : les Ferments Sarcolactiques qu'elle contient ayant eu le temps de commencer à *dissocier* et *solubiliser* une partie de ses fibres (c'est aussi pourquoi la *Viande rassie* est plus tendre).

La même observation s'applique encore, avec plus de force, au *Jambon cru*, préparé selon les bonnes formules ancestrales, qui, par suite des *longues fermentations* subies pendant sa préparation, peut alors être consommé tel, c'est-à-dire *cru*, et qui se digère *bien mieux* que les Viandes cuites; cela parce que pendant tout le temps nécessaire pour en faire le produit que nous utilisons, la chair du Jambon a été *modifiée* si complètement par les Ferments sarcolactiques 27 qu'elle renfermait que sa fibre se trouve mieux *dissociée* que la Cuisson ne pourrait le faire.

Cette explication perd toute sa valeur et ne s'applique pas, bien entendu, aux Jambons renfermés dans des boîtes soudées, lesquels ayant été *stérilisés* ne contiennent plus de *Ferments sarcolactiques*, et qui ne peuvent plus, de ce fait, être digérés normalement.

104 — *Pour profiter intégralement la viande doit être mangée crue*. — En principe pour obtenir avec la viande le maximum d'effets nutritifs il faudrait la *manger crue*, ainsi que les Fruits, les Légumes, les Œufs et le Lait. Mais comme elle répugne, avec juste raison, à notre sensibilité supérieure, on peut — et cela concerne, surtout les malades Affaiblis, les Consomptifs et les jeunes gens pendant l'époque de leur Croissance — ne consommer que le jus de la viande, que l'on mêle alors avec des Potages ou des Soupes, lorsque ceux-ci sont servis dans des assiettes et suffisamment tiédis.

La « Viande pochée », comme je le disais plus haut, par son mode de cuisson, se rapprochant le mieux de la Viande crue, c'est pourquoi je la recommande particulièrement aux malades qui ont besoin de se refaire de la chair ou qui font de l'Autophagie (1).

105 — *Zomothérapie*. — Le 17-5-24, le professeur Charles Richet, l'infatigable maître en physiologie, a fait à l'Académie des Sciences une communication des plus intéressantes sur un nouveau traitement de la Tuberculose au moyen du Jus de Viande crue, frais ou sec, qu'on appelle *Zomothérapie* (2).

Chez des Tuberculeux traités par cette méthode on vit leur poids augmenter régulièrement de 25 grammes par jour, tandis que ceux qui ne suivaient pas ce traitement perdaient chaque jour 5 grammes.

Le Pr Ch. Richet donne l'explication de cette amélioration rapide par la réparation des tissus charnels de l'organisme, détruits par la Tuber-

(1) L'Autophagie est un phénomène de dénutrition que l'on constate lorsque, vivant sur sa propre substance, ou mange sa propre chair.

(2) Du Grec *Zômos*, jus, et *Thérapéia*, traitement. Mode de traitement, imaginé quelques années avant la guerre, par le Pr Ch. Richet et le Dr Héricourt contre la Tuberculose, consistant à administrer à haute dose le plasma musculaire en exprimant, par pression, le jus de la viande fraîche.

6

culose, qui se régénèrent grâce à la même substance fournie en nature par le jus de viande.

« *Le muscle de bœuf, dit-il, se transforme facilement en muscle d'homme, mais s'il est cuit, cette assimilation intégrale ne peut plus se faire. Le malade qui ingère du jus de Viande cru, fixe de l'azote (de l'Albumine) et de l'Acide phosphorique; en même temps, la force musculaire, mesurée au dynamomètre, augmente parallèlement à l'agmentation du poids corporel. Ainsi, l'expérimentation est confirmée par l'observation chimique.* »

Ce n'est pas seulement pour la Tuberculose que le P^r Ch. Richet recommande le *Jus de Viande crue*, mais aussi pour les Personnes débiles, à qui il redonne des forces, aux Anémiques et dans la Convalescence.

Conservation de la Viande par l'Huile d'olive. — (Voir Huile d'olive 143).

LES POISSONS, 182.

LES COQUILLAGES, 184.

106 LES FRUITS CULINAIRES & DE DESSERT

Les Fruits, dits « Acides », ne renferment que des « Sels alcalins », des « Sels végétaux » inoffensifs, et non des « Acides » toxiques et corrosifs.

107 Plaidoyer en faveur des Fruits dits "Acides"

108 —— « ACIDES VÉGÉTAUX !... » — Le public — voire même les gens de science — est victime d'une mauvaise interprétation de l'Analyse chimique des aliments; car si, pour les Fruits, et les Légumes, vous voyez figurer dans leur composition les mots, *Acide citrique, Acide tartrique, Acide malique, Acide oxalique,* etc., vous voyez ainsi impliquer que dans les Aliments il n'existe que des corps à l'état séparés, d'une part; des *Acides* et, d'autre part, des *Alcalis* (*Soude, Potasse,* etc.).

Or, si cela était exact, lorsque nous consommerions des aliments qui renfermeraient des *Acides ou des Alcalis* nous *péririons infailliblement* dans d'atroces souffrances : nos organes digestifs ayant été corrosés, brûlés et perforés par la causticité et la toxicité de ces *Acides* ou de ces *Alcalis.*

Essayez plutôt de vous purger en absorbant successivement (1), d'une part, 25 gr. d'*Acide sulfurique* (vitriol) ou 25 gr. de *Soude caustique,* ce qui représente approximativement 50 gr. de *Sulfate de soude,* dose que l'on emploie *sans aucun danger* pour une purgation!?...

Au reste, dans la Nature, il n'existe pas, *à l'état naturel,* d'Acides,

---

(1) Si ces deux corps étaient pris de *suite, l'un après l'autre,* ils seraient sans danger, car ils se combineraient instantanément dans l'Estomac, pour former du *Sulfate de Magnésie* anodin. C'est, du reste, sur ce principe, que sont basés les contre-poisons et que pour chaque toxique, on utilise le corps pour lequel il a le plus d'affinité.

sauf l'Acide carbonique gazeux, — ni d'Alcalis — sauf l'Ammoniaque gazeux — : ces deux corps, les Acides ou les Alcalis *étant toujours combinés l'un avec l'autre*. Ce n'est, en effet, que par des procédés de laboratoire que la chimie peut les séparer les uns des autres.

J'ai cité le Sulfate de soude, Sel composé de Soude Caustique et d'Acide sulfurique, je pourrais encore remplir une page entière avec les noms de tous les sels formés par la combinaison d'un Acide et d'une base alcaline. En voici encore un, universellement employé comme Condiment, et dont la base est constituée par deux toxiques extrêmement violents, surtout le premier, le *Chlore* et la *Soude caustique*, et dont pourtant la combinaison à *l'état de Sel* forme un nouveau corps inoffensif : le Sel de Cuisine (Chlorure de Sodium).

Si donc, pour l'Alimentation, l'on vient à transgresser cette loi de la Nature, les effets se manifesteront par des conséquences graves sur l'organisme. Ainsi, dans la Médecine, lorsque l'on voulût profiter des vertus du Jus de Citron, que l'on attribuait à l'*Acide citrique*, on crût bien faire pour simplifier les choses d'ordonner, au lieu de Jus de Citron naturel, de l'*Acide citrique extrait chimiquement* du Citron, voire... sans Citron : par synthèse!...

Les résultats ayant été déplorables pour la Santé, l'on n'ordonna plus, depuis lors, que du *Citrate de Soude*, car ainsi on se rapprochait *chimiquement* de la vérité.

En effet, la vérité c'est que dans le Citron, comme dans l'Orange, les Groseilles, les Pommes aigres, la Rhubarbe, l'Oseille, etc., choisis parmi les Fruits et les Légumes considérés comme les plus « acides », *il n'existe que des Sels*, n'ayant pas d'action corrosive sur les organes du corps humain.

En cela, tous ces Sels sont semblables comme inocuité au *Sulfate de soude* et au *Sel de cuisine*, dont on peut en absorber de grandes quantités sans autre danger qu'une Purgation, ce qu'il serait impossible de faire, comme nous l'avons expliqué, avec l'un des deux corps dont ils sont composés, fût-ce de l'*Acide citrique* extrait par *opération chimique* du Citron, ce que la Nature n'a jamais été capable de faire elle-même.

109 —— LES « SELS VÉGÉTAUX ». — Il ne faut donc pas dire lorsque l'on parle d'une particularité appartenant à des Fruits ou des Légumes :

tel fruit renferme de l'*Acide citrique*, ou de l'*Acide tartrique*, ou de l'*Acide malique*, ou de l'*Acide oxalique*, etc.; mais on doit dire, selon que ces acides sont combinés avec de la *Soude*, de la *Potasse*, de la *Chaux*, de la *Magnésie*, etc. :

tel fruit ou légume renferme

du *Citrate de Soude, ou de Potasse, ou de Chaux, ou de Magnésie;*
du *Tartrate de Soude, ou de Potasse, ou de Chaux, ou de Magnésie;*
du *Malate de Soude, ou de Potasse, ou de Chaux, ou de Magnésie;*
de l'*Oxalate de Soude ou de Potasse, ou de Chaux, ou de Magnésie.*

Ce qui, il faut bien en convenir, n'est pas du tout la même chose, d'autant plus que ces corps composés *sont indispensables* à l'évolution ultérieure des végétaux qui les contiennent, car, d'une part, ils agissent sur la substance des Légumes et des Fruits, ainsi que le font les Diastases 3o secrétées par nos organes digestifs à l'égard des Aliments. Ces *Citrates, Malates, Tartrates, Oxalates* sont donc, pour les Fruits et les Légumes qui en renferment, des corps « Auto-digestifs » pour leur propre substance.

Et, d'autre part, lorsque les *Acides* sont en excès, comme dans le Citron, l'Orange, la Groseille, la Cerise aigre, les Pommes aigres, etc., *ces surplus d'Acides* contenus dans ces Fruits interviennent alors comme des *abjuvants* diastasiques ou des catalyseurs dans les phénomènes de notre digestion, qu'ils favorisent de ce fait, en *dissolvant* la *Chaux*, la *Soude*, la *Potasse*, la *Magnésie*, renfermés dans les autres Aliments, en même temps qu'ils excitent les Secrétions de la Bouche, pour les *Diastases salivaires*, de l'Estomac pour la Pepsine, du Foie et du Pancréas pour les *Diastases biliaires* et *pancréatiques*.

Et, en outre, ces *Sels organiques*, contrairement aux *Sels chimiques*, sont également mêlés à des *Ferments diastasiques* 25 et à des Vitamines 3i, c'est-à-dire à des « Eléments vivants » appropriés, pour chaque espèce de Fruits ou de Légumes, au maintien de notre Existence vitale, dont ils assurent la régularisation intégrale de nos organes en maintenant en équilibre l'usage de leurs fonctions et, conséquemment, contribuent à ce que notre Santé soit toujours parfaite.

Déjà, notre grand Trousseau, qui fût pour la médecine un pur génie d'esprit exclusivement Français, lorsqu'il traite en collaboration avec Pidoux de la « Crème de Tartre » (1), signalait cette particularité : « C'est à dessein que nous avons placé la Crème de Tartre à la fin de la série des agents du règne végétal qui provoquent l'action purgative, parce que cette substance forme réellement l'anneau qui unit les purgatifs du règne végétal à ceux du règne minéral. » (Traité de Thérapeutique et de Matière médicale, Tome I, p. 799.) Texte que je m'autorise à paraphraser ainsi qu'il suit

---

(1) La « Crème de Tartre » ou *Bi-tartrate de Potasse*, est un des meilleurs purgatifs connus, parce que c'est un corps à la fois végétal et minéral, de nature *fermentescible*, contrairement aux produits chimiques ou exclusivement minéraux. On la recueille à l'*état naturel* au fond des tonneaux ayant contenu du vin; ce qui démontre qu'elle n'est qu'un produit organique formé par le dépôt de l'excès de *Tartrate de potasse* contenu dans le vin, que ce dernier tenait lui-même des Raisins, et cela sans aucune intervention de laboratoire.

selon les données de ce que nous savons sur le rôle des *Diastases et des Vitamines* :

Les « Sels combinés » — et non pas les « Acides libres », comme on le dit toujours, — que l'on trouve dans les Fruits ou les Légumes, sont des substances mi-végétales et mi-chimiques qui forment l'« Anneau bio-physiologique » accouplant le Règne végétal avec le Règne minéral, et dont l'aboutissant forme des corps tout à fait particuliers, des « Sels végétaux », où sont harmonieusement reliés entre eux et les Eléments vivants, les Diastases *et les* Vitamines, *réservées au Règne végétal, et les Eléments minéraux, les Bases alcalines — voire métalliques, — propre au Règne minéral.*

Pour bien faire comprendre au public en quoi consiste une Alimentation normale et les causes qui peuvent la rendre impropre à ses fins, il m'a paru indispensable de détruire dans son esprit cette déplorable désignation basée sur une fausse interprétation — comme il en existe encore tant d'autres — consistant à faire figurer dans certains Fruits et Plantes comestibles des *Acides*, toujours dangereux, là, où en réalité, il n'existe qu'une combinaison intime et bienfaisante d'*Acides* et de *Bases alcalines*, par conséquent *inoffensives*, comme le sont la plupart des *Sels alcalins*, et, de plus, indispensables pour les bonnes Fonctions digestives et la Santé; bien mieux que ne le sont, par exemple, les *Sels alcalins chimiques* reconstitués ou extraits des Eaux minérales lesquels ne sont que des Corps morts plus nuisibles qu'utiles.

Pour profiter des avantages que confèrent l'usage des Fruits à réactions « acides » il ne faut pas abuser de ceux qui en sont ultra-saturés, comme le font certaines personnes qui, pour le Citron, par exemple, croient mieux faire, dans certaines cures, en en consommant le *jus pur* au lieu de le *diluer avec beaucoup d'eau*, ainsi que je l'ai toujours prescrit. Cette méthode apportant avec elle un grand apport d'eau dans l'organisme procure à ce dernier un nettoyage plus parfait à tous les points de vue, d'autant mieux que l'eau — surtout l'Eau des Végétaux —, dans la thérapeutique, est peut-être encore le meilleur de tous les médicaments.

Tout ce qui précède s'applique aussi bien à l'excellente Tomate 118, dont, par suite de la fable stupide qui lui attribuait un excès d'Acide oxalique — en réalité de l'Oxalate de Chaux et de Potasse, — on défendait, pour cette cause, la consommation aux Arthritiques, aux Rhumatisants, et à toutes les personnes souffrant de l'Estomac, du Foie, des Intestins et des Reins, et à qui, au contraire, elle eût été des plus bienfaisante, aussi bien qu'elle l'est pour tout le monde.

Idem pour le véritable Vinaigre 147, qui puise son origine dans les Boissons fermentées 256 et non de l'Acide acétique *chi-*

mique ou de l'Alcool, car le vrai Vinaigre ne renferme ni Acide acétique, ni Alcool 258, mais des Acétates de Chaux et de Potasse provenant du Vin ou de Cidre dont il tire son origine, lesquels les tenaient, eux-mêmes, des Raisins et des Pommes, ce qui n'est pas du tout la même chose que pour l'Acide acétique et l'Alcool, fabriqués *chimiquement* avec toutes sortes de produits hétéroclites et dangereux.

Au reste, la cause que je plaide me semble en partie gagnée, tout au moins pour les Fruits à réactions acides, tant je vois maintenant dans le monde médical recommander un peu partout l'usage de ces fruits et notamment du Citron.

Ce que, de mon côté, je n'avais jamais cessé de faire avec des résultats heureux et si probants qu'ils m'ont toujours paru péremptoires. A la condition, je le répète, de savoir utiliser les précieuses vertus que renferment tous les fruits, dits « *Acides* », c'est-à-dire en incorporant leur extrait aqueux, leurs principes solubles et leurs aromes avec *beaucoup d'eau* (voir Les Boissons fruitées 235).

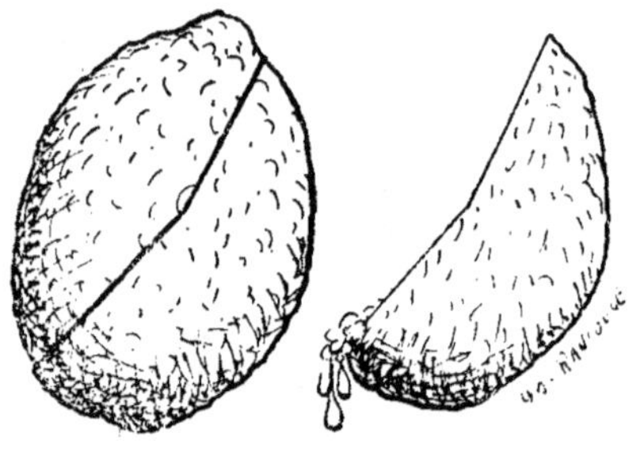

I. — Considéré au point de vue de l'Hygiène et de la Médecine le Citron tient la première place, car il renferme en lui à peu près tout ce qu'exigent ces deux sciences, aussi bien comme action Prophylaxique que comme Médication, quelque soient les Maladies à traiter.

Voyons donc, par un rapide examen, à quoi il doit toutes ces vertus bienfaisantes. Pour cela je n'ai qu'à recopier ce que j'écrivais dans « *Connais-toi... d'abord* », Tome II, page 286.

« Le Citron contient, enfermé dans des cellules étanches, un Liquide de nature particulière composé d'*Eau de végétation* (le Sang des plantes), de *Citrate* et de *Chlorhydrate de Potasse* organique, c'est-à-dire des « Sels végétaux » 109 ou l'*Acide citrique végétal* prédomine, de *Sucre naturel*, de *Mucilage* (1), d'une *Matière colorante* et d'un *Arome* spécial.

« L'Ecorce fraîche du Citron agit comme *Carminatif* contre les Gaz *intestinaux*, c'est aussi un *Tonique* de tout l'organisme, un *Stomachique*, par le *Principe Amer* qu'elle contient, un *Antiseptique* et un *Dépuratif* des Intestins et du Sang par son *Arome*.

« Le Citron consommé en entier, Jus, Ecorce et Pépins, est un *Vermifuge* (2).

« Le Jus du Citron aiguise l'*Appétit*, apaise la *Soif*, mieux que toutes autres Boissons; il calme l'*Excitation*, aussi bien naturelle que causée par la *Fièvre;* il est *Diurétique*, dissout les *Calculs* chez les *Gravelleux;* il guérit les *Rhumatismes*, le *Scorbut*, les *Fièvres* et les affections *Entériteuses;* c'est le meilleur des *Antiseptiques* pour les Maladies des *Voies* urinaires (Reins, Vessie et Protaste); il arrête les Vomissements.

« **Par son pouvoir très** *Antiseptique*, le Jus du Citron, même dilué dans une assez grande quantité d'eau, tue les *Micro-bactéries* de la *Dyssenterie*, de la **Typhoïde**, du **Choléra**, etc...

« En outre de cette action *Antiseptique*, le Jus du Citron est aussi un *Astringent*, ce qui en fait un produit de premier ordre pour le Pansement des *Plaies* de toutes natures, *simples, enflammées* ou *putrides*, des *Muqueuses enflammées* des *Lèvres*, de la Bouche et des Parties génitales (Herpès), du Pharynx (*Angines* de toute nature), et, du fait de cette Astringence, il arrête les *Hémorragies* internes ou externes.

« Le Jus du Citron est aussi un *Parasiticide*, aussi l'emploie-t-on avec succès contre la *Teigne*, la *Gale*, voire contre les *Poux* de la tête, du corps et du pubis.

---

(1) Ce *Mucilage* est en quantité si grande que si l'on vient à couper un Citron en deux, en peu de temps chacune de ses tranches se trouve recouverte d'une pellicule formée par ce Mucilage, et dont la destination est d'empêcher l'écoulement du liquide renfermé dans le Citron, ainsi que l'évaporation des Principes actifs et des Aromes qu'il renferme.

(2) Comme *Vermifuge*, on utilise le Citron de la manière suivante : Ecraser un Citron entier en le pilant dans un mortier, laisser macérer une heure ou deux avec un peu d'eau froide mélangée avec une cuillerée à bouche de miel; exprimer le tout dans une étamine et faire prendre cet extrait le soir avant de se coucher.

« Dans la parfumerie on emploie le Jus du Citron pour embellir la Peau et faire disparaître les *Ephélides* (Taches de rousseur); à cet effet on l'emploie pur ou mêlé à des Cérats ou Pommades.

« La richesse du Jus du Citron en *Diastases* 25 et en *Vitamines* 31, en fait un adjuvant de premier ordre dans l'Alimentation pour *Régénérer* 56 les « Aliments morts » ou « trop cuits ».

« Comme il est aussi un *Antitoxique* des Poisons d'origine *albumineuse* il est indispensable d'exprimer quelques gouttes de Jus de Citron sur les Viandes et Poissons de fraîcheur douteuse, sur les Huîtres, les Moules et tous les Coquillages; par ce procédé on évitera les Intoxications que peuvent produire l'*Altération putride* ou la *Nocivité toxique* de ces aliments.

111 ——— EFFETS DU JUS DE CITRON DANS LES MALADIES DUES A LA VISCOSITE SANGUINE. — Une des causes primordiales de nombreuses affections, et à laquelle on ne s'attache pas assez, est l'apparition de la *Viscosité du Sang* (« Sang épais »), et, ce qui est encore plus grave, le « Floconnement du Sérum sanguin ».

Or, le Citron favorise pour le mieux la Fluidité du Sang par les effets de l'*Acide citrique organique*, qu'il renferme en excès, lequel en se combinant avec la *Soude* et la *Potasse*, forme du *Citrate de soude* et du *Citrate de Potasse* — qui, dans le Citron, sont des « Sels végétaux » 109 —, Sels *alcalins* que l'on peut considérer comme les meilleurs des spécifiques des *Viscosités sanguines* (1), dont la chronicité peut devenir redoutable par les effets que cette semi-coagulation du Sang peut engendrer.

C'est en effet à la *Viscosité sanguine* — qui, à la longue, peut devenir du « Floconnement du Sang », encore bien plus grave que la Viscosité — que sont redevables nombre d'affections causées par la Mauvaise circulation qu'elle comporte. Avec elle; notamment les *Refroidissements* de l'extrémité des membres, les *Varices*, la *Phlébite*, les *Embolies* et les *Thrombus*, par suite de l'arrêt de la Circulation du Sang dans les Veinules et les Artérioles. En cas de *Thrombose*, et des tumeurs qui en résultent, la *Gangrène* peut alors se déclarer dans les territoires où elle s'est manifestée et où le Sang a cessé de circuler.

C'est au reste ce que l'on observe chez les Vieillards dont une Alimentation trop riche en Albumine et en Boissons alcoolisées favorise la *Viscosité sanguine*.

Pour les *Rhumatismes* et la *Gravelle* la Cause est identique. En effet, les *Urates de Chaux* et de *Magnésie*, étant *enrobés par l'Albumine* du sérum sanguin, en excès dans le Sang visqueux, *augmentent de volume* et, de ce fait, ne pouvant plus circuler dans les Veinules et les Artérioles, dont le calibre est devenu trop petit *pour leur libre circulation, s'y accumulent* en y déterminant par *l'Albumine* qu'ils renferment avec eux, *laquelle se putréfie*, des Inflammations locales cause de l'Intoxication des Nerfs adjacents et des vives douleurs qui en résultent.

---

(1) Dans la Transfusion du Sang, afin d'éviter les accidents si redoutables de la Coagulation du Sang du « dormeur », on utilise toujours maintenant le *Citrate de Soude*, dans le but de l'en empêcher.

Ces affections, ainsi que l'*Angine de poitrine*, les *Paralysies*, l'*Hypertension artérielle* et l'*Aphasie*, dont les causes remontent presque toujours à *un arrêt de la Circulation sanguine* dans les parties du cerveau où sont logés les « Nerfs animateurs » partant du « Bulbe-rachidien », sont toutes susceptibles d'être guéries — pour le moins améliorées — par l'usage du *Citrate de soude* — ou mieux du Jus de Citron, — ainsi qu'en fait foi la note suivante, reproduite d'après la Chronique médicale du *Journal* du 29 décembre 1922.

112 — *Le Citrate de soude dans les Artérites*. — Le Citrate de soude prend une place de plus en plus importante dans la thérapeutique. Sa propriété essentielle est de combattre l'excès de Viscosité du sang, phénomène que l'on n'a découvert que récemment, encore que les anciens médecins, aux temps où l'on pratiquait couramment la saignée, avaient cependant déjà observé — et aussi les médecins chinois — sans cependant lui trouver une interprétation satisfaisante.

On sait aujourd'hui que cette viscosité exagérée peut apparaître dans des conditions très diverses. Les crises hémoclasiques (1) qui succèdent aux repas, dans certains troubles du foie, en sont une des causes les plus ordinaires. Mais il est des viscosités quasi permanentes qui modifient gravement tout le régime de la circulation, le sang trop épais distendant exagérément tout le réseau veineux et même ne parvenant plus à traverser que difficilement les artérioles de petit calibre.

Dans ce cas, le sujet est exposé à l'obstruction de ces artérioles et il peut se produire, ni plus ni moins qu'après une *Thrombose* ou une ligature, de la Gangrène dans le territoire à la nutrition duquel contribuait le vaisseau obstrué. C'est ici que le Citrate de soude rend des services remarquables en diminuant la viscosité du sang, autrement dit en augmentant sa fluidité. Le D' Ozo (de Saint-Nazaire), le D' Morichau-Beauchant (de Poitiers), le D' Steel (de Philadelphie), ont, chacun de son côté, utilisé cette propriété fluidifiante du Citrate de soude pour traiter des cas de Gangrène des orteils, chez les vieillards, par *Thrombose artérielle* en relation avec une viscosité excessive, et ceci avec des résultats toujours excellents.

Le médicament est donné à la dose de 1 gramme, d'abord toutes les deux heures, puis en espaçant progressivement, par injection intraveineuse en cas d'urgence, puis tout simplement par la bouche.

M. Morichau-Beauchant, recherchant d'autres applications logiques de cette propriété, a employé avantageusement le Citrate de soude, de la même façon, dans l'*Angine de poitrine*, l'*Hypertension artérielle* permanente, les *Hémiplégies* et les *Aphasies transitoires des Hypertendus*.

Tout ce qui précède peut s'appliquer aux Varices et à la Phlébite, comme faisant partie du système veineux.

Quelques exemples des effets bienfaisants du Citron

113 — *Cent trente-quatre jours en mer dans une jonque* sans **Scorbut** *grâce au* **Citron** *et à la* **Salade crue**. — « Le capitaine français Corentin Le Gof, qui vivait en Chine depuis 20 ans à Amoy où il était constructeur de jonques, vient de traverser l'Océan Pacifique sur une jonque de haute mer, faite par lui. Il était accompagné de sa femme, une chinoise convertie au catholicisme, de leur fils et de dix hommes d'équipage. Après bien des

---

(1) Qui se rapporte à la confection du Sang lorsque, sous sa forme de Chyle, il traverse le Foie. (N. de l'A.)

péripéties, la jonque partie d'Amoy le 15 juillet 1922 atterrissait à Victoria (Amérique du Nord) *après cent trente-quatre jours de traversée* (quatre mois et demi).

« … On aurait pu craindre que le scorbut ne décimat l'équipage, après plusieurs mois passés *sans légumes frais*. Mais M. Le Gof *n'avait pas oublié d'emporter un baril de citron, dont le jus est le meilleur préventif* contre la terrible maladie.

« En outre il avait joint à sa cargaison plusieurs caisses de tronçons de bambous coupés sur des arbres verts, et dont les nœuds germèrent pendant la traversée.

« *Ces germes tenaient lieu de salade,* et ils contribuèrent *certainement* à entretenir la santé de l'équipage. » (*Sciences et Voyages*).

114 — *Il faut ajouter des Citrons et des Oranges à la ration de réserve des soldats en campagne.* — Dans sa séance du 27 mai 1924, le Dr Sacquepée, professeur au Val-de-Grâce, fait observer que si la composition de la ration de réserve que les soldats emportent avec eux en campagne est suffisante au point de vue quantité et en calories, il n'en est pas de même au point de vue *antiscorbutique*. Dans cette ration il manque en effet les *Vitamines* c, 31, qui ne se trouvent ni dans le pain, ni dans la *viande de conserve* ou salée, ni dans les *potages concentrés* salés, ni dans le *sucre*, ni dans le *cacao* ou *chocolat*, ni dans le café. Il conseille donc *d'ajouter* à la ration de campagne des *Citrons* et des *Oranges*, lesquels sont très riches en *vitamines C antiscorbutiques*, et, j'ajoute, ainsi que *tous les fruits et légumes crus*, que chaque soldat en se débrouillant trouvera toujours sur place.

Et, toujours selon moi, ce qui constituerait un bagage *essentiellement diastasé et vitaminé 25*, c'est-à-dire « vivant », donc tout à fait *antiscorbutique*, serait, pour chaque soldat ou voyageur, d'emporter avec lui, en outre des *citrons* et des *oranges*, des *pommes*, des *dattes*, des *figues* et du *raisin sec*, des *oignons* et du *beurre*, ce dernier enfermé dans des petits pots en grès bien bouchés pour ne pas rancir.

Ce que, du reste, je recommandais à mes cinq frères qui firent toute la durée de la guerre sans jamais être malades, ainsi que toutes les personnes qui voulurent bien m'écouter et suivre ce conseil.

115 L'ORANGE

Tout ce qu'on vient de lire sur le Citron peut s'appliquer aussi bien à l'Orange, avec cette différence que cette dernière renferme moins de *Citrates*, mais, par contre, contient lorsqu'elle est mûre beaucoup plus de *Sucre Naturel assimilable*.

L'Orange est donc plus *Calorigène* et, conséquemment, donne plus de *force* que le Citron; c'est pourquoi on peut la considérer comme la meilleure des *Boissons* rafraîchissantes *sucrées*, ayant tous les avantages des Infusions, sans avoir subi les inconvénients de la *chaleur* et l'incorporation *Sucre d'épicerie* inassimilable 130.

Au reste, la prévoyante Nature, toujours fidèle et constante dans ses buts, n'a-t-elle pas confectionné l'Orange comme le serait un *Flacon idéal antiseptique et isothermique* (1), destiné à nous fournir une Boisson

---

(1) De *Iso*, égale, et *thermos*, chaleur.

toujours *saine* et *fraîche* à souhait, jamais *polluée*, ni trop chaude, ni trop froide, quelque soit la température qui l'environne. Et cela grâce à la merveilleuse disposition de sa structure, consistant en, 1°, une enveloppe extérieure caoutchouteuse contenant un liquide *antiseptique*, donc imperméable aux *agents nocifs* extérieurs; 2° une seconde enveloppe, sous-adjacente à la première, de consistance cotonneuse et assez épaisse pour que l'intérieur de ce « flacon » où est logée la boisson conserve une *température* égale; et, enfin, 3° à sa constitution interne, divisée en tranches, dont chacune représente un autre petit « flacon » de verre souple, encore plus impénétrable que l'écorce, ce qui permet de ne consommer le Jus de l'Orange, qu'au fur et à mesure de ses besoins, sans que ce qui en reste ne puisse s'altérer au contact des souillures renfermées dans l'air.

116 —— L'ORANGE FACILITE LA DIGESTION. — Comme bien l'on pense, il ne saurait être question de prétendre que l'Orange convient indistinctement à *tous* les gens qui digèrent mal, mais, dans une intéressante étude sur l'usage des fruits en diététique que MM. P. Gallot et Ch. Coubard viennent de publier dans le *Journal des Praticiens*, il apparaît que l'Orange est remarquablement utile contre les Dyspepsies par insuffisance. Ce fruit est doué, en effet, de propriétés excito-motrices assez marquées.

« Nous conseillons à ces malades, écrivent MM. Coubard et Gallot, de manger une demie ou une Orange fraîche, le matin à jeun et deux heures avant chacun des deux principaux repas. C'est un excellent eupeptique (1) qui ramène l'Appétit et facilite singulièrement la digestion.

« La Cure d'oranges est encore indiquée aux Constipés par atonie. Laxatif doux et rafraîchissant, l'Orange agit d'une part en faisant secréter les Glandes intestinales, tandis que la cellulose qu'elle contient favorise par une sorte de balayage la progression des matières. Une ou deux Oranges seront prises le matin au réveil, sans préjudice d'ailleurs de celles qui peuvent être adjointes au dessert ». *Savoir*, 9 février 1924.

117 LES CERISES AIGRES - LES GROSEILLES

Au commencement de l'été on trouve des Groseilles rouges ou blanches et des Cerises aigres, dont les vertus médicales valent celles du Citron 110 ; comme ces fruits possèdent les mêmes Propriétés (leur composition en Sels végétaux 109 et en principes médicamenteux étant à peu près les mêmes) on ne saurait donc trop en profiter au moment de leur récolte.

Surtout ne pas oublier de confectionner avec ces fruits des Sirops « à froid » 243, bien préférables aux Confitures pour la Santé. Ces Sirops vous serviront à préparer des Boissons fruitées 235, ayant, au point de vue Diastases 26 et Vitamines 31, les mêmes propriétés que celles que l'on fait avec des Fruits frais.

P.-S. — Comme les Groseilles noires (**CASSIS**) possèdent des propriétés spécifiques très marquées à l'égard des maladies de l'Appareil digestif, notamment du Foie et de la Rate, il ne faut pas négliger d'en consommer en nature et en Sirops (pour la confection de ces derniers ajouter aux graines quelques feuilles récentes de Cassis).

---

(1) De *eu*, bien et *peptique*, qui favorise la production de la Pepsine.

Un des exemples les plus typiques de l'esprit hurluberlu de maint scientifique, lorsqu'il se mêle de pénétrer dans les cuisines — ces bonnes ,pharmacies, — c'est ce qu'il advint à la bienfaisante et délicieuse Tomate, que, longtemps, l'on défendit aux Arthritiques et Rhumatisants comme ,renfermant de l' « *Acide oxalique* » (!...); aux Dyspepsiques et aux Pyrositeux (1), *comme favorisant l'Hyperacidité, en raison des* « *Acides* » *qu'elle renferme en excès;* aux Hépatiques, Néphrétiques et Entériteux, pour les deux raisons précédentes ; et que, maintenant, *on ordonne aux uns et aux autres,* reconnaissant *après analyse et expérience* — pourquoi ne les avait-on pas faites avant? — que la Tomate, contrairement à ce qu'on avait affirmé, ne renferme qu'une quantité si négligeable d'*Acide oxalique* que ce dernier est inopérant chez les Arthritiques, Rhumatisants, Néphrétiques, Hépatiques, Dyspepsiques et Entériteux. Bien mieux : que lorsqu'elle est consommée *crue* ou *peu cuite,* loin de créer de l'Hyperacidité, les « Sels végétaux » alcalins 109 qu'elle contient en abondance la neutralisent; tandis que ses *Diastases* 25 favorisent, comme des adjuvants venant en aide aux Diastases digestives secrétées par nos organes digestifs, le travail de la Digestion, d'où il s'en suit que, par une meilleure digestion — le Chyle produit étant plus pur et libéré des *Eléments putrides* engendrés par les digestions incomplètes — le Sang devient *normal* et ne charrie plus de *concrétions uratiques;* par conséquent plus d' « Uratisme », que l'on trouve à la base de l'Arthritisme, du Rhumatisme, des Néphrites et des Lithiases (Calculs des Reins, de la Vessie, du Foie, etc.) Au surplus et pour complément voici la copie, légèrement modifiée pour les nécessités de cet article, de l'extrait d'une lettre que j'écrivais à M. P., à Paris, à qui un médecin des plus éminents avait défendu la Tomate, par égard pour son Arthritisme :

« ... Au contraire, vous pouvez consommer la Tomate, parce que ce fruit ne renferme pas d' « Acides », tout au moins dans le véritable sens chimique, mais des Acides organiques combinés avec des Alcalins, donc, en réalité, des « Sels végétaux » 109 mêlés à des Diastases 25; et encore moins d'*Acide oxalique,* ainsi que longtemps on le crut dans la médecine, ce qui la faisait défendre aux Arthritiques et aux Rhumatisants; tandis que, au contraire, par les Acides combinés aux Alcalis qu'elle renferme, notamment des *Citrates* et des *Malates, elle favorise la dissolution* dans *le sang des Concrétions uratiques,* lorsqu'il en existe, et empêche qu'elles ne se forment quand le corps en est libéré.

« Mais pour profiter des avantages précieux que la Tomate confère pour la Santé générale, il faut les choisir *mûre* à point, bien *saine,* et ne pas les *cuire,* ou à peine; sinon la chaleur de la cuisson en se maintenant un certain temps, modifiera la combinaison particulière de ses « Sels organiques », les Citrates, Malates et Tartrates, lesquels par la destruc-

---

(1) Pyrosis (de *purosis,* brûlure), sensation brûlante, provenant d'un excès de *Pepsine* remontant depuis l'estomac jusque dans la bouche.

tion de leur pouvoir *fermentescible* (voir *Les Fruits dits « Acides »* 107),
c'est-à-dire modifiables à l'infini, grâce aux *Diastases* 25 avec qui ces
Sels sont combinés, deviendront, du fait de cette température élevée, des
produits inertes, par conséquent *non-modifiables* ni *assimilables* dans le
corps humain et qui, de plus, auront tous les inconvénients des *Corps
chimiques* — qu'ils sont devenus — sur l'estomac, dans les organes digestifs et dans le sang.

« En outre les *Diastases végétales* à réaction acide, comme les Malates
notamment, sont de précieux adjuvants aux *Diastases salivaires* et *Pancréatiques* 3o — les Glandes salivaires et le Pancréas en contiennent de
notables quantités — pour la digestion des Amidons, qui sont les corps les
plus difficiles à digérer.

« C'est pourquoi dans les pays où l'on consomme beaucoup de Pâtes,
comme en Italie, de Haricots, comme dans le Languedoc et en Espagne, —
aliments essentiellement Farineux 98, donc riche en Amidon — l'instinct
des usagers a créé la nécessité culinaire d'y adjoindre de la Tomate pour
en faciliter la Digestion.

« J'ajouterai que la Tomate doit être consommée *entière* avec sa peau
et ses graines, parce que :

a) Les débris de sa *Peau* facilitent les mouvements péristaltiques intestinaux, nettoient le tube intestinal en balayant les immondices qui s'accumulent dans ses replis; et favorisent, en divisant les matières fécales,
l'expulsion des résidus intestinaux amassés dans la fosse Ileo-Cæcale (ces
débris de la peau des Tomates sont donc particulièrement agissants et d'un
effet heureux chez les Constipés);

b) Ses *Graines*, par les Mucilages qui les recouvrent en abondance,
sont précieuses pour la lubréfaction des parois intestinaux et la facilité
qu'elles procureront de ce fait aux ultimes déjections; si bien que l'on
ordonne avec succès aux Constipés la Graine de lin qui est particulièrement
riche en Mucilage;

c) Par son Eau de constitution (son Sang), qui entre pour 9o % de
son volume, elle apporte dans le Sang avec les Sels alcalins qu'elle charrie.
et dont elle est abondamment pourvue, d'autres éléments précieux et
nécessaires pour tenir notre sang en état de *fluidité* parfaite, dissoudre
les concrétions uratiques qu'il peut contenir, *l'alcaliniser* lorsqu'il devient
trop acide — comme c'est le cas chez les Arthritiques — et désintoxiquer
l'Urée normale, ainsi que les Ponogènes engendrés par la Fatigue — ces
Ponogènes n'étant qu'une forme d'Urée sur-intoxiquée momentanément.

« De plus, comme la Tomate, ainsi que tous les Fruits, contient beaucoup de *Vitamines* 31, c'est un Aliment « revitalisant », à la condition,
je le répète, de ne pas détruire ces dernières en poussant leur cuisson
à l'extrême, ainsi que beaucoup de personnes ont l'habitude de le faire
par ignorance. « Il ne faut donc jamais consommer de Conserves de
tomates en boîtes *stérélisées*, lesquelles ont perdu la totalité de tous
leurs principes vitaux.

« Exception faite, pour certaines préparation de Purée de tomates
concentrées » que l'on ne trouve guère que dans les produits italiens,
et qui n'ont pas été stérilisées à l'autoclave (18 janvier 1923).

— 93 —

A la dernière minute, je prends connaissance, dans *Savoir* du 24-11-23, d'un petit article qui ne fait que confirmer ce que je n'ignorais pas. (Et ceci, ainsi qu'en font foi des notes et des manuscrits datant d'une trentaine d'années.) Voici la reproduction de cet article :

119 ———— Un Légume réhabilité. — Les *Archives médico-chirurgicales* de Normandie publient une relation anonyme de la Tomate, qui fut longtemps proscrite du régime des Goutteux et des Arthritiques, C'était, disait-on un aliment riche en *acide oxalique*, donc un aliment à rejeter. Voilà un procès à réviser.

« A. Gauthier et Albahary n'ont trouvé dans la Tomate que des traces *négligeables d'Acide oxalique* et Curie n'y en a même *pas trouvé du tout*, même pas dans les conserves des jus filtrés contenant des *Sels de chaux solubles*, insolubilisateur de l'Acide oxalique.

« L'acidité de ce légume ne serait donc pas due à un acide libre, mais à un Sel, le *Bimalate de potasse*, qui, brûlé dans l'organisme, abandonne sa Potasse incombustible. Ainsi libérée, celle-ci *alcalinise* les humeurs et finalement les urines (1).

« Il en advient de même manière avec la *Crème de tartre* tirée des Raisins et ce mélange de *Bitartrate de potasse* et de *Bicarbonate de soude* appelé « Baking powder » et si répandu chez les Anglo-Saxons. L'empirisme de ces derniers nous donne d'ailleurs, à l'égard de la Tomate, une leçon; car, prédisposés à la Diathèse-urique et à ses conséquences par l'excès de viande de leur table, on les voit faire d'*instinct* une consommation considérable de Tomates, en particulier sous forme de sauces qu'ils ajoutent à la plupart de leurs plats (2).

« Voilà donc, pour un instant, d'accord l'empirisme et la science médicale (3); et, jusqu'à ce qu'un chimiste, qui aura peut-être la Tomate en horreur, vienne la condamner encore. En attendant, Goutteux et Arthritiques, qui n'osaient en manger, vont pouvoir satisfaire leur gourmandise sans crainte de nuire à leur santé. » (Au contraire, m'empressais-je d'ajouter.)

(Voir aux *Recettes culinaires*, chap. 188, la recette de l'exquise Salade Japonaise aux Fruits et aux Légumes mélangés.

---

(1) Comme cela se passe avec tous les Fruits à « goût acide », notamment le Citron dont l'absorption du jus *alcalinise le Sang et les Urines* (Note de l'Auteur, L.G.R.).

(2) Les Anglais et les Américains consomment également beaucoup de Tomates crues (N. de l'A. L. G. R.).

(3) Pourquoi alors la Science médicale avait-elle interdit un légume si précieux, présentant tant d'avantages? Tandis que c'était l'empirisme, né de l'instinct, qui avait raison... comme, pour ainsi dire, presque toujours (N. de l'A. L. G. R.).

 # LES "FRUITS-BOISSONS"

LE MELON ET LES PASTÈQUES.

Chaque saison apporte avec elle les Légumes et les Fruits qu'il nous faut consommer au moment seulement de leur parution. Comme chaque pays, suivant sa latitude et son territoire, nous fournira les Végétaux qui nous seront bienfaisants, il ne faut donc pas pour se bien porter contrarier ces règles d'Alimentation normale. (Voir les *Fruits exotiques* 129.)

C'est ainsi que les Melons et les Pastèques ne mûrissant que sous certaines latitudes ne doivent être consommés que lorsqu'il fait très chaud.

Ce sont alors des Aliments-boissons de premier ordre — comme l'Orange 115 — et tout à fait hygiéniques, parce que ces fruits renferment une quantité considérable d'Eau et que cette Eau de végétation est exempte de tous Micro-bactéries ou autres souillures morbides voltigeant dans l'air, en raison de la protection que leur confère la carapace qui les protège.

Il ne faut donc consommer que les Fruits dont la peau n'a pas été meurtrie , sinon l'intérieur risque d'être contaminé. On doit également les consommer mûrs à point; ni trop, car ils pourraient occasionner des Dérangement de corps par les Fermentations qu'ils auraient commencées à subir; ni pas assez, car alors, ils sont indigestes; leurs *Diastases Auto-digestives* 27 n'étant pas encore en nombre suffisant pour que leur texture puisse se *solubiliser* avec facilité dans le tube digestif.

Les Melons et les Pastèques doivent être mâchés longuement avant de les avaler; d'abord. pour les réduire en *bouillie*, ce qui facilite leur digestion; puis. pour *réchauffer* leur substance, ce qui évite le refroidissement brusque de l'intérieur de l'estomac, cause d'Indisposition très grave.

Une bonne méthode pour éviter ce refroidisement consiste à prendre, aussitôt après leur consommation, un petit verre de Vin généreux.

 # LES FRUITS OLÉAGINEUX

LES AMANDES, LES NOISETTES. LES NOIX. — Lorsque l'Hiver arrive dans les Pays froids, pour éviter au corps de se refroidir, on ajoute dans l'Alimentation des Corps susceptibles de se transformer facilement en Calories.

Les meilleurs de tous sont les Huiles tirées des Fruits oléagineux, parce que l'Huile renferme des *Hydrates de Carbone* naturels en abondance, lesquels *brûlent* au contact de *l'Oxygène* à leur passage dans les Poumons, et ainsi créent la Chaleur qui nous est nécessaire pour vivre.

Il est donc bon lorsqu'il fait Froid — ou que l'on a Froid — de manger des Fruits oléagineux, Amandes, Noisettes, Noix, Olives noires, et pour profiter du maximum de ce qu'on leur demande de les mâcher le plus possible.

Mêlés à du Miel. ainsi que nous en donnons la recette, n° 213, les Fruits oléagineux donneront encore plus de Calories : le Sucre naturel renfermé dans le Miel venant y ajouter son pouvoir également Calorigène.

Les Fruits oléagineux *grillés* sont indigestes et donnent des Aigreurs.

123 —— LES MARRONS ET LES CHATAIGNES. — De tous les Fruits culinaires il n'en existe pas de plus substantiels et de plus sains que les Châtaignes et les Marrons. Car, en outre des éléments supra-vitaux, particuliers à toutes les Graines — Semences de la vie — ils renferment sous une forme concentrée tout ce qui est nécessaire à la Nutrition et notamment du Sucre naturel : source *d'énergie* et de *chaleur.*

On ne saurait trop recommander ces excellents fruits pour toutes les personnes qui ont besoin de réparer leurs Forces affaiblies, pour les Convalescents, les Enfants, les Nourrices et les Vieillards et notamment pendant la Croissance.

On peut les consommer pendant les repas, comme légumes, de préférence à la Pomme de terre (Aliment incomplet), soit en purées, soit entiers, ou comme desserts sous forme de Beignets, de Purées vanillées au Miel, ou de Soufflés, voire aussi les manger *crus,* comme des Amandes, en prenant la précaution de les mastiquer longuement.

On peut aussi utiliser la Farine de Châtaigne, mais à la condition d'être *sûr* qu'elle est fraîche, sinon n'employer que des Fruits complets.

Les Châtaignes sèches décortiquées, lorsqu'elles ont été, préalablement à leur cuisson, regonflées dans l'eau, sont également bonnes à employer.

Pour éplucher les châtaignes, on les pelle, en enlevant d'abord leur peau extérieure avec un couteau, puis, pour retirer la seconde peau, on les jette quelques secondes dans de l'eau bouillante, en procédant ainsi il est plus facile d'enlever cette dernière.

La Cuisson s'obtient en mettant les fruits épluchés dans très peu d'eau chaude, légèrement salée, juste ce qu'il faut pour les couvrir, elle demande, selon leur fraîcheur, de un quart d'heure à une demi-heure.

On peut aussi les cuire en les mettant autour d'un plat de viande, à la place de Pommes de terre, ou à l'intérieur d'une volaille; dans ce dernier cas, on peut les griller d'avance.

La Purée de Châtaigne ou de Marron s'obtient, après les avoir cuites à l'eau et écrasées, en y ajoutant du Beurre frais et du lait, ou simplement de l'Eau chaude.

Pour faire les Beignets, on prend des boulettes plus ou moins grosses, de Purée de Châtaigne, préparée comme ci-dessus, que l'on jette dans de l'Huile d'olive ou de la Graisse bouillante.

Le Soufflé de Châtaigne ou de Marron s'obtient en prenant de la Purée de Châtaigne, à laquelle on incorpore un Jaune d'œuf par personne et du *Véritable* Sucre vanillé — et non *vaniliné* par synthèse, — ou encore mieux de la poudre de *vraie vanille,* puis du Miel, on triture bien le tout; d'autre part, on bat les Blancs d'œuf en neige que l'on ajoute au dernier moment à la purée en mêlant intimement. Le tout est versé dans un plat et porté dans un four doux et cuit comme on le ferait pour un flanc au Lait.

Les Châtaignes et Marrons grillés se font cuire dans une poêle percée après les avoir fendu au préalable pour qu'ils n'éclatent pas. Cuits de cette manière, ces fruits sont plus difficiles à digérer et donnent parfois des Aigreurs.

« *Savoir* », du 9-2-24, publie un article sur les Châtaignes dans lequel il donne : 1° Un mode rationnel pour leur cuisson; 2° Deux formules de décoction; 3° L'indication au grand public de la valeur thérapeutique certaine de la Châtaigne.

Je le reproduis ci-dessous, en l'arrangeant selon ma méthode de littérature scientifique, car il complète très heureusement ce qui précède.

125 — PHYSIOLOGIE DE LA CHATAIGNE. — La Châtaigne contient 52 parties d'Amidon (dont un peu de Gluten), 12 de Sucre naturel, 26 d'Eau et 10 de substances diverses, Cellulose ou Sels minéraux. C'est dire qu'elle constitue un Aliment excellent et qu'elle est en même temps susceptible d'amener un engraissement rapide.

Seulement, toutes les façons de consommer la Châtaigne ne sont pas également bonnes : simplement grillée ou bouillie, elle est d'une Digestion difficile; cuite à l'eau, au contraire, puis réduite en Farine et employée à confectionner des Bouillies au lait ou des Purées au jus de viande, elle est une nourriture à peu près parfaite. Cependant, les Estomacs délicats la tolèrent souvent assez mal, et témoignent, par des Aigreurs et par des sensations de Pesanteur assez pénibles, toute la gêne qu'elle leur cause.

126 — MODE D'ÉPLUCHAGE. — Un artifice de cuisine très simple suffit à la faire tolérer aisément.

Il consiste à placer d'abord les Châtaignes crues dans de l'eau froide et les y laisser séjourner pendant quelques heures, puis les retirer, les égoutter, et les porter dans une bassine contenant de l'eau, assez fortement salée, en quantité suffisante pour les couvrir. Porter rapidement à l'ébullition et laisser sur le feu pendant dix ou douze minutes. Ce temps est insuffisant pour obtenir une cuisson complète, mais il permet cependant d'éplucher les fruits en les débarrassant de leur écorce et de la deuxième peau qui les recouvre; si le temps d'ébullition n'était pas suffisant pour permettre un épluchage facile, il est sans inconvénient de la prolonger un peu.

127 — CUISSON RATIONNELLE A LA VAPEUR. — Les Châtaignes, une fois épluchées, sont déposées sur une passoire placée elle-même sur une marmite pleine d'eau et couverte aussi hermétiquement que possible; en faisant bouillir l'eau de la marmite, la vapeur qui se dégage achève rapidement la cuisson des fruits. On les écrase alors au pilon ou au presse-purée, et on les assaisonne après les avoir salé légèrement, soit au lait avec du sucre (du Miel de préférence) et un peu de Vanille ou d'Eau de fleurs d'Oranger, soit au gras, avec du Consommé ou du Jus de Viande.

128 — DÉCOCTIONS DE CHATAIGNE. — On peut encore préparer avec les châtaignes des Décoctions qui ont des applications efficaces dans les cas de Diarrhée et d'Entérite. Pour cela, deux modes de préparation peuvent être employés.

a) Faire bouillir pendant vingt minutes, 100 grammes de Châtaignes dans un demi-litre d'eau légèrement salée, puis passer à l'étamine et ajouter assez d'eau bouillie pour refaire un demi-litre après que l'ébullition est terminée, c'est-à-dire pour compenser les pertes par évaporation. Conserver dans un flacon soigneusement lavé au préalable avec de l'eau bouillante et fermé avec un bouchon bouilli. Cette préparation doit être consommée *le jour même* où elle a été faite, car elle est exposée à fermenter et à s'altérer. On donne le flacon complet en trois fois aux malades atteints de *Diarrhée légère* avec *Coliques* douloureuses, et, à la dose de 150 à 200 grammes, en coupage avec du lait cru, aux Nourrissons qui ont des *Selles glaireuses*.

b) Prendre 100 grammes de fruits épluchés, les faire torréfier légèrement au feu sur une tôle rougie, puis les moudre dans un moulin à café; ou mieux, à les piler au pilon de verre, de façon à les réduire en poudre fine; ajouter un litre d'eau légèrement salée, faire bouillir à grand feu pendant deux heures en laissant le liquide se réduire à moitié. Passer à l'étamine. Conserver en flacons lavés à l'eau bouillante. Refaire également la *Décoction* tous les jours. Le liquide ainsi obtenu est prescrit en Allemagne, seul ou additionné de lait, à la dose de 5oo grammes à un litre par jour, comme tisane pour les *Typhiques*.

129 LES FRUITS EXOTIQUES. — Un lecteur, le Commandant G., à Tunis, m'ayant demandé quelle était mon opinion sur les Fruits exotiques, et cette question pouvant intéresser mes nombreux amis lecteurs habitant les colonies, je vais y répondre en me répétant encore une fois. Ce que je suis bien obligé de faire pour chaque rubrique que je traite, puisque c'est toujours la même chose lorsqu'il s'agit d'Alimentation rationnelle : *vivre des Produits des Pays où l'on habite, ne consommer que des Fruits et des Légumes de Saison sains et naturels et le plus possible crus.*

Au reste, j'écrivais ceci, page 218, du Tome II de « *Connais-toi... d'abord* » :

« Une Alimentation rationnelle ne peut être semblable sous des latitudes différentes ; elle peut même varier d'un pays à l'autre, suivant les terroirs.

« C'est pourquoi lorsque l'on voyage, et si l'on tient à sa Santé, il est nécessaire d'adopter dans chaque pays où l'on se trouve la nourriture en usage. Ceci, parce que le genre d'Alimentation propre à chaque pays ou région a été réalisé par une longue suite d'observations intuitives, faisant rejeter ce qui était mauvais pour ne conserver que ce qui était bon, pour, enfin, aboutir à ce qu'il y avait de meilleur, en raison des particularités propres à ces pays ou contrées. »

Donc, dans chaque colonie, il faut user des Fruits qui y ont toujours existés. C'est là une règle excellente qui, contrairement aux légendes que l'on y a répandues, ne peuvent avoir que les meilleurs effets pour la Santé.

Au reste, voyez si les indigènes s'en trouvent mal ?

Car les Fièvres ou la Dysenterie ne peuvent se contracter que par des Germes pathogènes apportés, soit par l'Eau, soit par la piqûre des moustiques, et non par les Fruits dont la substance intérieure, si son écorce est saine, *ne peut pas contenir de germes infectieux.*

J'ajoute encore que, au lieu de favoriser les maladies coloniales, y compris celles du Foie, les Fruits consommés à propos et selon certaines règles que j'ai données, au numéro 120 notamment, *les feront éviter*, ou, si on les contracte, leur usage les rendra moins graves.

Ce qui favorise les maladies dans les colonies, ce sont, il faut le crier bien haut, les Boissons alcooliques, sous forme d'Apéritifs ou d'Alcool, et la Mauvaise nourriture, notamment les « Boîtes de Conserve » 54.

Comme on le verra plus loin, il existe des « Fruits nutritifs » qui, dans les Colonies, sont figurés surtout par la Banane, que l'on peut manger crue ou cuite ; et des « Fruits boissons » 120, dont l'usage pour se désaltérer est encore ce qu'il y a de meilleur ; parmi ces derniers sont les Oranges, les Pamplemousses, les Limons et les Citrons, que l'on peut sucer, ou, avec le jus, en faire d'excellentes Boissons rafraîchissantes, les Melons d'eaux et les Pastèques, dont la saveur quand ils sont mûrs à point rappellent celles des Glaces et des Sorbets.

Quant aux autres Fruits, particuliers à chaque pays, comme ils ont tous des qualités qui leur sont propres, il ne faut donc pas craindre d'en consommer.

Moralité : la consommation des Fruits dans les Colonies, l'adaption à la cuisine indigène, la suppression de toutes les Boissons alcooliques et des Boîtes de conserve, vaudront mieux que l'usage de la *Quinine, l'Aspirine, le Pyramidon, l'Antipyrine*, comme préventifs : la méthode de l'usage des *Produits naturels* étant, celle-là, un Préventif certain et sain, tandis que les Drogues, si elles empêchent parfois de contracter les Fièvres, occasionneront sûrement un détraquement de tout l'organisme, particulièrement de l'Estomac et du Foie, ce qui déterminera alors la certitude de ne plus pouvoir résister aux Infections internes subséquentes.

31 « SUCRE NATUREL » et « SUCRE D'ÉPICERIE »

> *Le « Sucre d'épicerie » en pierres, cristallisé, en poudre,
> en Sirops ou utilisé de toute autre manière, ne peut pas
> être un Aliment, étant un corps chimique, dédiastasé et
> dévitaminé. C'est, en outre, par sa nature chimique, un
> irritant et un toxique pour les organes de notre corps.*

En bio-physiologie, il fut un temps où toutes les solutions se rapportant à notre Nutrition consistèrent à copier, sans réfléchir sur les causes originelles, les réactions et les phénomènes qu'engendrent dans notre organisme les divers Aliments que nous consommons.

C'est ainsi qu'il fut de mode de classer les Aliments selon leur composition chimique, tant à leur point de vue *Nutritif* que sur leur pouvoir à se transformer en Calories, et, par conséquent, *d'ordonner le Sucre d'épicerie,* renfermant à saturation de l'Hydrate de Carbone, corps calorigène par excellence, sous toutes ses formes, comme étant un *excellent Aliment.* Ainsi fut fait, et l'on vit malades, jeunes enfants et vieillards consommer du Sucre en abondance, voire du Chocolat, des Confiseries et des Gâteaux, sous prétexte que ces derniers en contiennent également.

Pour faire admettre cette thèse la théorie exposée était la suivante : le Sucre d'épicerie étant fait *d'avance,* contrairement à la *Glycose,* que nos intestins élaborent avec peine en modifiant l'Amidon renfermé dans les Aliments, il s'ensuivait qu'il se transformait immédiatement en Calories à son passage dans les Poumons. De là à préconiser l'Alcool — Hydrate de carbone soluble — il n'y avait qu'un pas à faire, et il le fut par de hautes notabilités scientifiques, dont une notamment, que je ne citerai pas, par respect pour notre grand Pasteur, dont il était un des meilleurs disciples.

Après de telles théories, comment voulez-vous que les humbles humains ne suivent pas les exemples qu'on leur préconise quand ils viennent de si haut !

La source de ces conceptions, désastreuses pour l'humanité, part, pour leurs auteurs, de cette pensée que tout étant matière, notre corps peut être traité comme s'il s'agissait d'accomplir simplement des combinaisons chimiques.

Pour ma part, d'abord instinctivement, puis, ensuite, après des études mûries et réfléchies longuement, je me suis toujours opposé à tout ce qui était *artificiel.* Avec cette méthode, j'arrive au seuil de la vieillesse avec un esprit toujours lucide et un corps sans infirmité. C'est là un résultat qui démontre la valeur de l'expérience.

D'accord, en ceci, avec la nouvelle école des biologistes-hygiéniques, je n'ai jamais eu la hantise de ne voir dans tout ce qui se passe dans le corps humain que de simples opérations chimiques. Aussi ne cesserai-je de répéter que notre organisme a été constitué de telle façon que pour *vivre convenablement* il ne pourra le faire qu'à la condition de n'utiliser, tant pour sa nourriture et pour sa boisson, *que des produits exclusivement créés par la Nature :* aucun organe dans le corps humain n'ayant été prévu pour *digérer, assimiler* ou *expulser* ce qui est *antinaturel,* comme le sont tous les produits alimentaires, les boissons stérilisées ou les médicaments fabriqués *artificiellement, stérilisés,* reconstitués *chimiquement* par *extrait* ou par *synthèse.*

Ainsi, dans la Nature, il n'existe pas de *Sucre inerte*, dans la forme où il nous est fourni par l'industrie sucrière — pas plus, au reste, que d'Alcool 257. C'est là un produit créé par le génie humain, perverti, on ne saura jamais pourquoi, au point de porter tout le meilleur de son intelligence plutôt vers ce qui est mal que vers ce qui est bien et bon : de ce qui était une excellente chose pour le corps, quand elle est naturelle, il en fait, en la *Stérilisant*, la *Dénaturant Chimiquement* ou la *Synthétisant*, la plus mauvaise.

C'est ainsi que si le Sucre naturel est un corps précieux et sain pour le corps humain, lorsqu'il s'agit du Sucre des fruits, de certaines plantes et du Miel 135, en ce sens que ni le Pancréas ni le Foie n'ont à l'élaborer, comme ils sont obligés de le faire avec les Amidons renfermés dans la plupart des végétaux, mais seulement à l'*invertir* pour en faire du Glycose; il en devient tout autrement lorsque l'on consomme du « Sucre d'épicerie » à la place du Sucre naturel. Ou bien encore, en suivant le même raisonnement, pourquoi pas avec de l'Alcool : ce corps spiritueux étant l'ultime étape chimique du Sucre d'épicerie, puisque ce dernier n'est, au point de vue de sa combinaison en Hydrogène et Carbone — avec déplacement atomique, il est vrai —, que de l'Alcool solide. Voyons donc ce qui se passera dans le corps humain après l'ingestion de Sucre naturel ou de Sucre chimique d'épicerie.

Le premier, le Sucre naturel *étant Diastasé* 26, sera transformé en Glycose et s'emmagasinera en réserve dans les Glandes Glycogènes du Foie *pour n'être distribué* qu'au fur et à mesure des besoins de l'organisme, soit comme *Chaleur* (Calories), soit comme *Energie* (Force musculaire), et, cela, selon une loi merveilleuse, dont la règle est de maintenir pour la distribution des Calories la température du corps à une température *toujours égale* de 36°5, de même que l'Energie ne sera dépensée que synchroniquement avec les forces utilisées par les Muscles ; par suite de cette admirable organisation, la totalité du *Sucre naturel étant transformée* soit en Chaleur, soit en Energie, il n'existera ni résidus, ni surplus à rejeter au dehors du corps.

Quant au second, le Sucre chimique d'épicerie, *n'étant pas diastasé*, il ne peut se transformer dans le Duodénum, les *Diastases pancréatiques n'ayant aucune action modificatrice sur lui*, il traverse donc le Foie *sans s'y arrêter*, brûle en tout ou partie à son passage dans les Poumons, selon la valeur de l'intensité respiratoire, en y développant de la Chaleur ou de l'Energie *d'une manière inopportune et d'un seul coup* — contrairement à la Glycose répartie par le Foie —, en rapport et selon la quantité de Sucre chimique ingéré, mais dont les Effets calorigènes ou Energétiques *cessent*, l'un ou l'autre, *dès que cette combustion est terminée*. Puis, ce qui n'aura pas été consumé dans les Poumons *s'évacuera en nature* par le sang artériel et les émonctoires.

Ce qui précède s'applique également aux effets de l'Alcool, car il suffit d'une simple transposition de mots : Alcool, au lieu de Sucre chimique, pour en faire un texte nouveau sur les effets de l'Alcool dans l'organisme.

J'ajouterai encore que si le Sucre naturel des fruits, des légumes et le Miel ne peuvent faire de mal aux organes digestifs, à moins d'en prendre exagérément — au contraire, puisqu'ils agissent comme des Laxatifs et des Détersifs sur ces organes. Par contre, le Sucre d'épicerie, 1° en irritant les muqueuses de l'Intestin provoque *infailliblement* de la Constipation, 2° celles du Pancréas, du Foie et des Reins, du Diabète, de l'Albuminurie et des inflammations de ces trois organes, 3° par le passage continu de Sucre non-inverti dans le système sanguin des affections internes du Cœur

(Endocardite), de l'Artério-sclérose, 4º ainsi que toutes les Scléroses affectant les oreilles, les yeux, etc., enfin toutes autres affections pouvant remonter à la consommation de Produits alimentaires antiphysiologiques et dont on ne trouve aucune trace dans la nature.

Bien entendu que je mets dans le même sac tous les Sirops, Pâtisseries, Confiserie, Chocolat, dont le Sucre chimique est à la base de leur fabrication. Egalement le *Miel cuit* 137, qui, étant *dédiastasé* est devenu, lui aussi, du Sucre d'épicerie, comme aussi le Sucre de canne, qui, consommé lors de la pression des tiges qui le renfermait est du Sucre naturel, mais qui devient après les *cuissons* nécessaires pour le cristalliser du Sucre *dédiastasé*, c'est-à-dire, comme tous les Sucres chimiques, du « Sucre mort » inapte à subir dans nos organes digestifs les modifications indispensables nécessaires pour en faire du *Sucre inverti*, c'est-à-dire de la Glycose, susceptible de s'emmagasiner en réserve dans les Glandes glycogènes du Foie.

N'allez pas croire maintenant, après ce que je viens d'écrire, que je condamne absolument le Sucre d'épicerie. Non, car de ce produit, comme pour tous les mauvais aliments, en user quelque peu ne peut faire de mal aux personnes dont l'organisme est définitivement constitué et qui sont en bonne santé. Mais de grâce, n'en donnez pas aux jeunes enfants ni aux malades. C'est pour les premiers semer en eux la source de tous les maux futurs, et pour les seconds aggraver leurs affections.

Pourtant il est des cas où le Sucre d'épicerie peut devenir un médicament — ainsi que l'Alcool 300, — à la condition que l'organisme humain *n'en ait jamais ou que peu consommé*, il intervient alors comme un agent de réaction, par exemple dans les maladies causées par le froid. Là, le rôle du Sucre d'épicerie — ou de l'Alcool — mêlé à des infusions ou des sirops, à des doses modérées, bien entendu, intervient alors comme un précieux producteur de Calories; en même temps que, comme le font tous les toxiques, son action nocive met en action notre système de « Self-défense » (Phagocytose), ainsi que les émonctoires sudoripares dans le but d'expulser au plus vite cet agent morbide.

Dans ces circonstances, la nature nous montre encore une fois que ce qui est nuisible peut aussi procurer le bien.

13 juillet 1921.

32 LE SUCRE D'ÉPICERIE

Rien n'est plus difficile que de faire comprendre au public de toutes les classes de la société les différences profondes qui existent entre le *Sucre naturel* contenu dans les Plantes et le *Sucre de raffinerie* qu'on fabrique *chimiquement* avec le premier.

C'est ainsi que d'un intellectuel je m'attirais cette observation :

— Pourquoi défendez-vous le *Sucre de raffinerie*, n'est-il pas, pourtant, fabriqué avec de la Betterave ou de la Canne à sucre, que vous ne défendez pas?

J'ai répondu qu'en tenant le même raisonnement, il n'y avait plus aucune raison de défendre l'Alcool, celui-ci étant *fabriqué avec du Sucre*, et, poussant à l'extrême mon argumentation, l'*Ether*, ce dernier *étant fabriqué avec de l'Alcool* (1).

____

(1) L'*Ether* provient de la combinaison de l'Alcool avec un Acide.

Et bien, ce qui démontre le mal que peut engendrer le *Sucre de raffinerie*, c'est que, justement, ce mal commence au moment précis où l'homme s'empare du *Sucre naturel* des plantes pour lui faire subir des préparations, où interviennent la *chaleur* et des *produits chimiques*, qui détruiront ses *Diastases* 25, nécessaires pour son Assimilation, et ses *Vitamines* 31, indispensables à la « régénération » de nos propres « Cellules vitales » —, lesquelles ne sont probablement que des *Vitamines* 31 modifiées et adaptées à nos nécessités organiques.

Le problème ainsi présenté permet de bien se rendre compte de la différence qui existe entre le *Sucre naturel* des Plantes et le *Sucre d'épicerie* : le premier, ainsi que celui fabriqué dans nos intestins avec l'Amidon (le Glycose) renfermant des *Diastases* 27 solubilisantes et modificatrices et des *Vitamines* 31 « régénératrices » du Protoplasma cellulaire, tandis que le premier, le Sucre d'épicerie, — ou l'Alcool, — dérivé du Sucre naturel en est *totalement dépourvu*.

Le Sucre d'épicerie ne remplissant pas, pour être *digéré* et *assimilé*, les conditions bio-physiologiques indispensables pour que ces ultimes phénomènes se produisent, il faut donc le classer parmi les *Corps chimiques* inertes, et par conséquent *sans vie*, inutiles et nuisibles à la Santé.

Ce qui le démontre, c'est que pour fabriquer de l'Alcool — ultime modification des substances sucrées (1) — avec du Sucre de raffinerie, *on est obligé de le « revitalliser » au préalable*, en y incorporant des *Ferments organiques*, c'est-à-dire les *Diastases* 27 qui lui faisaient défaut.

De ce qui précède, il résulte que la consommation exagérée du Sucre d'épicerie est pour le corps aussi néfaste que peut l'être la consommation de l'Alcool de distillation : l'un et l'autre aboutissant aux mêmes résultats morbides avec toutes leurs conséquences pathologiques, qui, suivant les tempéraments, affecteront plutôt un organe que l'autre, notamment le Pancréas et le Foie. En effet, ces deux organes n'étant pas adaptés pour recevoir des *Sucres chimiques*, mais des *Sucres naturels* qu'ils ont pour rôle de *modifier*, selon les nécessités de notre Assimilation et de notre Nutrition, finiront par s'atrophier par Inflammation causée par *l'excitation continue* que leur causent ces Corps *étrangers* aux nécessités alimentaires. Et, d'autre part, le Foie, dont les Glandes glycogènes sont disposées pour recueillir et n'abandonner *qu'au fur et à mesure des besoins de l'organisme* les Glycoses, *préparées* spécialement à cet effet par le Pancréas, ne retiendront pas le Sucre d'épicerie — ainsi que l'Alcool, — parce que le Pancréas n'a pas apporté les modifications qu'il convenait pour que cet acte physiologique puisse s'accomplir; on retrouvera donc, s'il n'a pas été brûlé dans les Poumons à son passage, le Sucre d'épicerie *intact* dans l'Urine ou la sueur, ce qui démontre qu'il n'a pas été *assimilé*. Chose que l'on n'observe jamais avec le *Sucre naturel*, fût-il à l'état concentré, comme dans le Miel, le Jus fraîchement exprimé de la Canne à sucre ou certains Fruits très sucrés (les Dattes, les Figues, certains Raisins ou Prunes, etc.) : le *Sucre naturel* que ces derniers renferment étant toujours entièrement assimilé.

---

(1) Voir le chapitre : *Les Boissons fermentées ne renferment pas d'Alcool*. 258.

Mais voilà qui est encore plus grave — et cela serait une des explications de la cause du Cancer s'appliquant aux effets de l'Alcool et des Spiritueux, Apéritifs compris, considérés, comme on sait, comme des *générateurs* de cet affreux mal — le *Sucre d'épicerie* serait aussi l'une des causes du Cancer.

Lisez plutôt ce qu'écrit le Dʳ G. Guelpa — dont j'ai déjà eu l'honneur de reproduire l'opinion 33 — dans le *Matin* du 29-2-1924 :

LE CANCER EST IGNORÉ DES PEUPLES QUI NE MANGENT PAS DE SUCRE. — « Les peuples primitifs, lorsqu'ils ne sont pas contaminés par l'alimentation des civilisés, n'ont pour ainsi dire pas de Cancers.

« En effet, un de nos plus grands explorateurs de l'Afrique Centrale et, de plus, médecin, m'affirmait n'avoir pas eu lieu de constater de Cancer dans les régions sauvages qu'il avait traversées. Un de ses amis, qui fut médecin militaire pendant plus de dix ans dans le nord de l'Afrique m'affirmait qu'en dépouillant la statistique de plus de cent mille morts indigènes, il n'avait relevé que cinq ou six cas de mort par Cancer, malgré les inévitables rapports des deux civilisations.

« Le *Lancet* publiant il y a quelque temps un compte rendu d'une exploration dans le Thibet, affirmait les mêmes bénéfices des populations indigènes qui sont indemnes du Cancer.

« Ce sont ces faits qui m'ont guidé dans mes recherches postérieures.

« J'oubliais d'ajouter le fait capital, que tandis que les cellules *cancéreuses farcies de matières sucrées* (glycogène) sont très volumineuses et envahissantes, elles sont par contre bien moins résistantes que les autres cellules *lorsque la matière sucrée leur fait défaut*. Ce fait a une importance capitale au point de vue du traitement. »

Au reste les statistiques sont là pour confirmer que les pays où il existe le plus de Cancéreux sont ceux où l'on consomme d'avantage de Sucre raffiné, sous toutes ces formes, en nature, Bonbons, Confiseries, Chocolats, Pâtisserie, Sirops, etc., et d'Alcool.

Ce qui ne veut pas dire — et c'est la Sagesse même qui l'indique — que le *Sucre d'épicerie* employé parcimonieusement doit être absolument exclu de l'Alimentation. En effet, de faibles quantités utilisées journellement ne pourront faire de mal aux *personnes bien portantes* jouissant de bons *Poumons*, car ces derniers le brûleront en totalité à son passage.

Mais pour les Malades, les Enfants et les Vieillards, il doit être interdit et remplacé par du *Miel*, ce merveilleux *Sucre naturel*, fabriqué par les Abeilles qui ignorent, elles, tout de la Chimie alimentaire.

134 — ARGUMENTS : Chaque fois qu'il vous arrive de recommander à des personnes, à qui vous voulez leur bien, de réduire sensiblement leur consommation de *Sucre d'épicerie*, voire de la cesser lorsqu'elles son malades, on vous objecte invariablement quelques réflexions dans le genre de celles-ci :

— Mais tous les Médecins recommandent le « Sucre » comme le meilleur des « Aliments » d'épargne et producteur de Calories pour les Malades.

— Le « Sucre » donne des forces.

— Le « Sucre » est un Aliment indispensable pour l'existence.

— Le « Sucre » n'a jamais fait de mal qu'à la bourse.

— Etc., etc.

A ces arguments, reposant sur des données fausses lorsqu'elles partent du « Sucre d'épicerie », de découvertes relativement récente, j'oppose immédiatement cette réponse :

— Mais alors, comment nos ancêtres *qui ne possédaient pas de Sucre d'épicerie*, que vous estimez indispensable, faisaient-ils pour vivre et se soigner?

135 LE MIEL

Dans la nature des Plantes, comme dans tout ce qui vit, il existe des choses si subtiles et si abstraites qu'elles échapperont toujours à l'analyse des savants. Ainsi, dans le règne végétal, si l'Eau de végétation peut être comparée pour les Plantes au Sang qui nous fait vivre, par contre, certaines de leurs particularités, comme leurs Aromes, ne trouveront point de comparaison concrète, à moins qu'on ne l'applique à notre spiritualité, c'est-à-dire à leur âme.

En ce qui concerne les substances qui différencient les plantes les unes des autres, quel est donc le chimiste qui serait capable, par exemple, d'extraire *en une seule opération* et le *Sucre naturel* et les *Aromes* renfermés dans les fleurs? Eh bien, ce que l'homme sera toujours impuissant à faire, une minuscule bestiole, l'Abeille, a été capable de l'accomplir pour les nécessités alimentaires et médicales de l'humanité.

Au reste, voyons ce qu'en dit le Dr Paul Carton, l'apôtre de la Médecine naturiste, dans un prospectus destiné à la propagande du Syndicat National d'Apiculture (1).

Revenons au Miel. — L'alimentation composée de produits naturels, frais et bien appropriés est une des conditions capitales de la bonne santé.

Les générations d'autrefois qui consommaient moins d'aliments surexcitants et de produits industriels, étaient robustes. De nos jours, les fléaux de l'Alcoolisme (boissons distillées), du Carnisme (excès de viande) et du Sucrisme (sucre chimique) épuisent la race et la conduisent aux maladies de dégénérescence (tuberculose, cancer, folie, débilité infantile).

Le type de l'Aliment industriel est dénaturé est fourni par le Sucre raffiné et la Glucose. L'un est extrait de la bétterave et purifié à l'aide de la chaux, de l'acide carbonique, du soufre, du sang de bœuf, du noir animal, etc. L'autre, est fabriqué artificiellement par action de l'acide sulfurique sur les résidus d'amidonnerie.

Ce sont ces Aliments morts, irritants, dévitalisés et déminéralisés dont on se sert avec excès dans la nourriture et dans la fabrication des confiseries, des Sirops et des Conserves de fruits. Leur emploi provoque, à la longue, l'inflammation des muqueuses de l'estomac et de l'intestin, la fatigue du foie, l'acidification des humeurs, la déminéralisation des tissus, la surexcitation, puis l'épui-

----

(1) Communiqué par M. G. Guillonneau, Apiculteur, Président du S.N.A. (section du Loir-et-Cher) pour la culture perfectionnée des Abeilles, à St-Gourgon, par St Amand de Vendôme (Loir-et-Cher), à qui l'on pourra s'adresser pour avoir des adresses d'expéditeurs de bon Miel, et demander ses notices pour la confection de Recettes d'Aliménts, Confiséries et Liqueurs faites avec du Miel, dont quelques-unes seront reproduites plus loin, modifiées selon mes vues, à la fin de ce chapitre.

sement des centres nerveux. C'est ainsi que se prépare la venue des maladies Arthritiques et infectieuses.

On ne saurait donc trop recommander de réduire l'usage du Sucre d'épicier et de s'abstenir des sucreries nocives faites au Glucose. On devrait les considérer plutôt comme des condiments chimiques redoutables que comme des aliments nécessaires.

Le Vrai Sucre ne se fabrique pas. On le récolte, à l'état naturel, dilué dans les fruits et concentré dans le Miel. Pris sous ces formes agréablement parfumées, vitalisées et minéralisées, le Sucre est bienfaisant, car il vivifie l'organisme et fortifie les muscles. Il est une source de santé et un agent de guérison.

Le Miel représente la quintessence des fleurs, le trésor le plus pur de la vie végétale, recueilli par les Abeilles dans les corolles et emmagasiné dans leurs beaux rayons dorés. Consommé nature ou sous forme de pain d'épice ou de confitures, il devrait prendre dans l'alimentation la place prépondérante qu'il mérite et paraître sur toutes les tables. D\u02b3 P. Carton.

136 — LE MIEL AU POINT DE VUE MÉDICAL

De mon côté, dans « *Connais-toi... d'abord*», Tome II, page 291, j'écrivais ceci sur le Miel.

« Les avantages du Miel sont précieux dans les Maladies : par la *Mélose* qu'il renferme, c'est un excellent Laxatif; par la multiplicité des *Aromes* recueillis dans les fleurs par les abeilles il constitue une sorte de Panacée pouvant s'appliquer à toutes les Maladies; par les *Vitamines* qu'il contient en abondance, c'est un « régénérateur » de l'Organisme; par ses *Diastases fermentescibles* il contribue à favoriser la Digestion des Mauvais aliments; en outre, c'est un Aliment léger, suffisant pour maintenir l'existence des Malades soumis à la Diète; et, enfin, comme le Miel est du « Sucre naturel », il remplace avantageusement le Sucre ordinaire, dont il n'a pas les inconvénients, si graves pour la Santé et notamment dans certaines affections du Foie et du Pancréas, tout particulièrement.

Pour toutes ces raisons, je ne cesse de le recommander pour Sucrer les Tisanes, dont il augmente l'action curative, ainsi que pour remplacer le Sucre raffiné dans les usages domestiques, surtout pour sucrer le Lait des nourrissons et des enfants.

Pour les usages médicaux choisir de préférence les Miels foncés, de montagne ou de Bretagne, plus riches en Aromes et en Principes curatifs que les Miels blancs. »

Voir aux *Recettes culinaires*, 211 à 219, quelles formules d'utilisation du Miel pour l'Alimentation et les Boissons.

Voici encore un document sur le Miel, *produit naturel*, comparé au Sucre, *produit artificiel* — ce n'est pas moi qui ai écrit cette dernière phrase —, publié par le *Matin* du 13 Mars 1924. Allons, tout va bien, la bonne vérité est en marche :

Remplaçons le Sucre "produit chimique", par le Miel "don de la Nature"

Le *Matin* a publié deux articles faisant connaître que l'usage exagéré du Sucre provoquait fréquemment le Cancer; cette opinion est partagée aux États-Unis par nombre de médecins qui préconisent le remplacement du Sucre par le Miel.

La statistique indique, en effet, dans ce pays une augmentation des cas de

Cancer depuis que l'Amérique sèche s'est rejetée sur les sucreries pour remplacer les Alcools et les Boissons fermentées.

Le Miel, *sucre naturel*, n'a pas l'inconvénient du Sucre, *produit artificiel;* l'humanité tout entière depuis les âges les plus reculés n'a consommé que du Miel et le *Matin* faisait remarquer très justement que le Cancer est inconnu chez les peuplades de l'Afrique, qui sont gros consommateurs de Miel.

On a tellement perdu l'habitude, en France, de consommer du Miel, qu'on l'a presque oublié, de même qu'on a oublié sa valeur alimentaire et sa valeur thérapeutique.

On rencontre des médecins qui soutiennent que les diabétiques peuvent consommer impunément du Sucre sous forme de Miel; le fait mériterait d'être contrôlé sérieusement.

Le Miel est un agent nutritif de tout premier ordre, directement et complètement assimilable et, au point de vue de la chimie organique, un des premiers aliments connus.

Pratiquement, il faut beaucoup moins de Miel, pour remplacer une quantité donnée de Sucre.

137 — LE MIEL POUR CONSERVER TOUTE SA VALEUR NE DOIT PAS ÊTRE CUIT. — Comme ce que l'on recherche surtout dans le Miel c'est le Sucre naturel *assimilable* qu'il renferme, au lieu et place du Sucre d'épicerie *inassimilable*, il faut donc *le consommer cru*, sinon on retombe de Charybde en Sylla en refabriquant du Sucre d'épicerie avec le Miel lorsque l'on fait cuire ce dernier !

Rappelez-vous que *tous les aliments crus* renferment avec eux, selon leur composition, des Diastases 25, propres à leur auto-digestion; c'est ce qui fait la supériorité de « l'Aliment cru » sur « l'Aliment cuit » chez les malades souffrant de l'atonie de leurs appareils digestifs : le premier se digérant pour ainsi dire seul dans leurs organes digestifs atrophiés, tandis que le second n'est plus ou que mal toléré.

Cette particularité, en ce qui concerne le Miel, ressort de toute évidence chez les Diabétiques, qui ne le sont devenus que par l'abus d'aliments renfermant ou dérivant du Sucre d'épicerie ou de produits Alcooliques — l'Alcool étant la quintessence du Sucre —, et qui digèrent le Miel en se l'assimilant lorsque celui-ci est *naturel*, c'est-à-dire, tel que l'Abeille l'a fabriqué.

138 — LE MIEL EST-IL BON POUR LES DIABÉTIQUES. — *Le Miel et son usage permis dans le Diabète.* **—** Ainsi dans la Cure du Diabète on a fait souvent ces observations — qui s'opposent l'une à l'autre — que des Diabétiques *assimilaient* fort bien, sans augmentation de Sucre dans leurs urines, le Miel qu'ils absorbaient, tandis que d'autres voyaient leur Glycosurie (Sucre dans l'Urine) augmenter proportionnellement à la quantité de Miel ingéré.

Donc, pour ces derniers, on défendait le Miel, sans se demander d'où pouvait provenir cette différence d'effets en sens opposé *d'une même sorte d'aliment* donné pour une *même maladie.* Comme si, par exemple, le Quinquina qui supprime la Fièvre était capable, lui aussi, de la donner !...

Il faudrait alors admettre deux sortes de Diabètes : une, où les malades assimileraient les Sucres naturels renfermés dans le Miel et les Fruits — ainsi que celui fabriqué avec les Farines alimentaires (Glycose) —, et une autre catégorie de Diabète, où les malades laisseraient écouler dans leurs urines le Sucre naturel renfermé dans ces aliments sans pouvoir l'assimiler à leur profit.

Dans ces deux cas, il n'y aurait alors qu'une question de fonctions pancréatique et hépatique, qui pour les premiers *seraient normales*, tandis que pour les seconds *seraient annihilées*, c'est-à-dire qu'il y aurait des Diabétiques qui digèreraient et brûleraient le *Sucre naturel*, tandis que d'autres en seraient incapables! Singulière maladie à double effet...

Et bien, selon moi, la solution est beaucoup plus simple, car elle ne tient qu'à l'*application intégrale* du mot NATUREL, à la suite du mot SUCRE.

Or, le SUCRE, pour être NATUREL, doit renfermer sa *Diastase 26 essentielle pour son auto-digestion et son assimilation subséquente*, c'est-à-dire, sa *Sucrase 27, laquelle n'existe plus dès que les produits renfermant du Sucre naturel ont été cuits;* et cela aussi bien pour le Miel, que pour la Canne à Sucre, le Sucre d'érable et les Fruits sucrés.

C'est donc faute de savoir qu'il existe du *Miel cuit* — vendu pourtant comme « *Miel pur* » — et du *Miel non cuit*, ce dernier ayant été tout simplement extrait des rayons confectionnés par les Abeilles. Et ce n'est que pour cette différence essentielle — et, selon moi, pas pour d'autres causes — que certains Diabétiques *assimilent totalement le Miel*, tandis que d'autres laissent écouler le Sucre qu'il renfermait par leurs urines : les premiers ayant consommé — par hasard — du *Miel non cuit* et les seconds du *Miel cuit* qui n'a été *ni digéré, ni assimilé*.

Il résulte de ce qui précède que le Miel, pour répondre aux buts biophysiologiques que l'on est en droit d'attendre de sa confection, *doit toujours*, notamment pour les Diabétiques, les Malades et les Enfants, *être consommé* CRU — ainsi que les Fruits qui renferment du Sucre naturel.

Or, malheureusement, en apiculture il est une pratique qui se généralise de plus en plus, et qui consiste *à Stériliser — ou pour le moins Pasteuriser le Miel* « afin qu'il ne fermente pas ».

Avec cette hérésie monstrueuse on en arrive, comme pour le Lait 10 et les Conserves alimentaires 12, à faire d'un produit merveilleux un autre produit ayant perdu tous ses effets bienfaisants *par la suppression des principes vivants*, ses Diastases 26 et ses Vitamines 31, qui reliaient si harmonieusement, au point de vue Digestion et Assimilation, la constitution primitive du Miel, telle que l'Abeille l'avait créé.

J'ajoute que j'ai même vu vendre, pour simplifier la question de l'emballage, du *Miel en pain*, ce qui n'avait pu être obtenu que par l'ébullition prolongée du Miel, pour en extraire par évaporation toute l'eau qu'il renfermait. Quelle valeur alimentaire et quels effets curatifs, un tel Miel *dédiastasé* et *dévitaminisé* pouvait-il encore avoir après cette cuisine meurtrière? Je vous le laisse à deviner.

O Science! Que de mal on commet en ton nom, par ignorance de tout savoir et de tout prévoir.

139 — CONSEIL AUX APICULTEURS. — En attendant que le législateur se mêle de la question, en faisant une loi appropriée à la qualité réelle de l'Aliment, que mes bons amis les apiculteurs, lesquels ne pêchaient — j'en suis sûr — que par ignorance, reconnaissent leur erreur — tout au moins ceux qui accomplissaient cette déplorable méthode de la *Cuisson du Miel* — et que, comme jadis, ils ne livrent à leur clientèle de malades — puisque c'est surtout aux malades que l'on recommande le Miel — que du Miel pur, sain et loyal, obtenu par expression ou écoulement naturel du Miel renfermé dans les rayons, et cela *sans jamais y faire intervenir la chaleur*. Et que, s'ils craignent la Fermentation de leur Miel, ils n'en fassent l'extraction qu'au fur et à mesure de leurs besoins, car le Miel enfermé dans les rayons *a été si bien clos*, au moyen de la Cire — *fermeture idéale* — *qu'il ne peut s'altérer ni se modifier* dans cet admirable logement confectionné dans ce but par les Abeilles.

Donc, que dorénavant les Syndicats d'Apiculture prennent cette décision honnête de mettre sur leur emballage cette mention claire et rassurante :

« MIEL PUR garanti NON-CUIT »

Je les en remercie par avance, au nom des enfants, des vieillards et des malades, à qui le Miel est recommandé au lieu et place de Sucre d'épicerie, sinon il n'y aura plus pour eux que peu d'avantage à remplacer l'un par l'autre.

140 — LA « CLOQUE ». — *La Maladie des Abeilles appelée « Cloque », n'est pas autre chose que du Scorbut.*

Le 5 mai 1924, le Congrès du Miel a terminé ses travaux. Parmi les vœux qu'il a formulés je tiens à donner une solution à celui-ci :

Que nos Laboratoires scientifiques, l'Institut agronomique et l'Institut Pasteur, notamment, mettent immédiatement à l'étude les maladies de nos ruchers et que des mesures officielles soient prises pour enrayer les progrès de ces maladies, en particulier de la *Cloque*.

Je n'ai jamais fait l'élevage des abeilles, mais il est une chose que je n'ignore pas, et que les apiculteurs devraient savoir aussi, c'est que si les abeilles accumulent le Miel dans leurs rayons ce n'est pas exclusivement à notre intention, mais également pour leur provision d'hiver, lorsque les froids et la suppression subséquente des fleurs les obligent à hiverner dans leurs ruches.

Or, il est d'un usage courant de s'emparer de la totalité du Miel et de leur donner, en échange, comme nourriture *du Sirop de Sucre d'épicerie,* voire de *Glucose.*

Or, redonnez-vous la peine de relire le chapitre précédent, traitant du Sucre 130, et vous comprendrez alors sans peine que ce produit chimique ne renfermant *ni Diastases, ni Vitamines* ne peut constituer un *Aliment naturel* pour les Abeilles.

Quant au Glucose, son origine chimique étant encore pire le résultat ne peut être que plus grave.

Si quelques apiculteurs veulent essayer l'expérience suivante, dès la saison prochaine, ils seront convaincus de l'efficacité de mon remède :

a) Dans quelques ruches ne donner aux Abeilles pour seule nourriture que du *Miel non-cuit.*

b) Dans d'autres ruches du Sirop de *Sucre d'épicerie coupé par moitié avec du Miel non-cuit* (pour rediastaser le Sucre).

c) Enfin dans les dernières ruches ne donner que du Sirop de Sucre.

Je suis absolument convaincu, que :

1° dans les ruches *a),* où il n'aura été laissé que du Miel, la *Cloque* ne s'y montrera pas ;

2° dans les ruches *b)* que très peu ; et que

3° dans les ruches *c) la Cloque* s'y montrera *en toute certitude.*

Donc, le remède que vous recherchez, MM. les apiculteurs, vous le possédez, et il n'existe que dans les ruches, fabriqué par les Abeilles elles-mêmes, c'est, je le répète, *le Miel non-cuit* et pas autre chose, *car avec du* « *Sucre mort* » *dévitalisé, vos abeilles* — ainsi que les humains — *contractent du Scorbut,* affection que pour les Abeilles vous avez baptisé : « Cloque ».

140 b — ADDENDA. — *Le Miel cuit dans certaines conditions est préférable au Sucre.* — Lorsque le Miel est mêlé à de la Farine *fraîchement extraite* pour en faire des Pâtisseries, notamment du Pain d'épices 211, et que ces Pâtisseries soient cuites à four doux, il conserve alors, dans ces conditions de *cuisson peu élevée*, une quantité suffisante de Diastases 25 et de Vitamines 31 pour réaliser un très bon Aliment suffisamment vitalisé pour pouvoir être utilisé avantageusement.

---

140 c ———— LE SCORBUT — LES VITAMINES 31 — LES ALEURONES — LES LEUCITES. — La totalité du Corps humain, comme je l'ai déjà dit, 23, n'est composée que de « Cellules protoplasmiques », ayant toutes une existence qui leur est propre. Elles ne peuvent se perpétuer qu'en se régénérant avec d'autres « Cellules animées » logées dans les Aliments ainsi que cela se passe pour les parties chimiques du corps : Azote, Hydrogène, Carbone et Corps minéraux — et que l'on désigne, pour les impondérables, sous le nom de « Vitamines », et pour celles que l'on peut percevoir au miscroscope sous le nom d' « Aleurones » et de « Leucites ».

Si donc, dans l'Alimentation, par suite de l'élévation de la température ou viellissement, les « Vitamines », « Aleurones » et « Leucites » n'existent plus, il en résultera une DÉSAGRÉGATION PROGRESSIVE DE TOUS LES ORGANES DU CORPS HUMAIN JUSQU'A CE QUE LA MORT S'ENSUIVE.

Cette dégénérescence du Corps humain par carence de « Cellules animées » est ce que l'on appelle le « Scorbut », ou encore le « Botulisme », dont les Spécifiques de choix sont les GRAINES FRAICHES ENTIÈRES, les FRUITS FRAIS CRUS et les LÉGUMES VERTS CRUS, ce qui démontre la Vérité de l'Etiologie du « Scorbut » : l'apport des « Cellules animées » — notamment les « Aleurones » — renfermées dans ces végétaux ramenant l'équilibre vital par la Régénération rapide des Cellules protoplasmiques détruites.

L'ALEURONE est une « Cellule protoplasmique » que l'on trouve dans toutes les Graines et Semences de Fruits, dans les Farines complètes et dans les Huiles extraites des Graines oléagineuses.

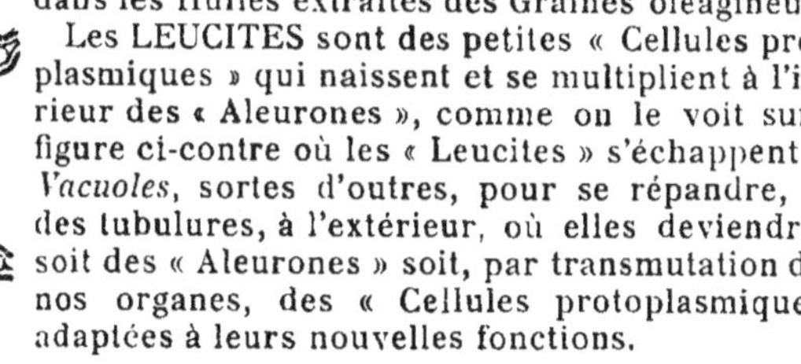

Les LEUCITES sont des petites « Cellules protoplasmiques » qui naissent et se multiplient à l'intérieur des « Aleurones », comme on le voit sur la figure ci-contre où les « Leucites » s'échappent des *Vacuoles*, sortes d'outres, pour se répandre, par des tubulures, à l'extérieur, où elles deviendront, soit des « Aleurones » soit, par transmutation dans nos organes, des « Cellules protoplasmiques » adaptées à leurs nouvelles fonctions.

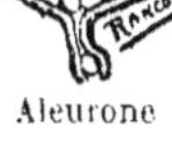

Aleurone

LES HUILES ALIMENTAIRES

141 —— LES HUILES PASTEURISEES OU STERILISEES. — Les Huiles extraites des Fruits oléagineux sont éminemment altérables et ne se conservent qu'assez difficilement en raison des *Diastases modificatrices* 28 et 29 qu'elles renferment et qui, lorsqu'elles entrent en contact avec l'Air, la Lumière ou qu'elles subissent une Température dépassant 18 degrés cent., y déterminent des *Fermentations*, en rapport avec les causes correspondantes, lesquelles les décomposent.

Dans l'Industrie huilière on a donc imaginé — tout au moins certains fabricants — pour parer à ces inconvénients de *détruire* ces Diastases modificatrices en *Pasteurisant* ou *Stérilisant* les Huiles comestibles.

Il résulte de ce traitement Antinaturel que, ainsi que pour tous les Aliments Pasteurisés ou Stérilisés, les Huiles qui ont subies ces opérations ne sont plus que très difficilement, pour les Huiles pasteurisées, et quasiment impossibles, pour les Huiles stérilisées, à digérer dans le Pancréas, qu'elles surmènent par un surcroît de sécrétion : cet organe n'étant plus aidé dans son travail par l'apport de *Lipases* 27 (*Diastases* modificatrices des corps gras), que toutes les Huiles végétales *crues* contiennent toujours avec elles, afin que leurs évolution se produise *normalement et sans peine* pendant leur passage dans nos organes.

142 —— LES HUILES NATURELLES. — On peut classifier comme Huiles naturelles celles qui sont extraites *par pression* — et non par des procédés chimiques ou l'intervention de la chaleur — des Graines et Fruits oléagineux : Noix, Amandes, Noisettes, Arachides, Faines, pour les Fruits; Œillette, Sésame, pour les Graines et de la Pulpe de certains Fruits comme l'Olive.

143 ——HUILE D'OLIVE NATURELLE. — De toutes les Huiles comestibles c'est incontestablement l'Huile d'olive qui tient le premier rang comme qualité, mais pour profiter de toutes ses vertus, il est indispensable de l'exiger *pure*, telle qu'elle sort du moulin. On l'appelle alors *Huile d'olive fruitée* (1).

Pour conserver les Huiles végétales naturelles sans qu'elles s'altèrent, le mieux est de les mettre dans des Pots de terre à parois épaisses que l'on place dans un endroit frais et de température constante, comme celui d'une cave; on bouche le pot avec un bouchon de liège ou de bois enveloppé d'un linge très propre, que l'on recouvre encore avec un torchon propre. Pour recueillir l'huile dans ces pots on se sert d'une cuiller à pot *très propre*.

Si l'huile est dans un Estagnon de fer blanc on placera celui-ci exactement dans les mêmes conditions de température et d'isolement aux agents extérieurs.

---

(1) Si vous avez des difficultés pour vous en procurer, écrivez sur ma recommandation — sans que cette référence ait l'ombre d'une réclame — à MM. Gardon et Galante, rue Fodéré, à Nice, qui vous en expédiera, en spécifiant bien : *Huile d'Olive fruitée.*

Comme l'Huile — ainsi que tous les corps gras — a le pouvoir d'absorber les Arômes, voire les Mauvaises odeurs, il convient donc de la tenir éloignée de toutes les sources odorantes pouvant lui nuire.

De toutes les Huiles végétales, l'Huile d'olive est la plus légère et, lorsque le palais s'est adapté à son goût, sa saveur est des plus agréable. Elle convient aux Estomacs faibles, délicats ou délabrés qu'elle ne fatigue pas, comme le fait la Graisse Animale.

Lorsqu'elle est pure et non Pasteurisée ou Stérilisée elle ne « revient » jamais : elle se digère parfaitement sans que l'on s'en rende compte.

L'Huile d'Olive, au point de vue nutritif, calorigène et médicale, tient la première place parmi toutes les autres Huiles comestibles et, malgré son prix plus élevé, elle est plus économique parce que, comme Aliment gras, il en faut beaucoup moins dans les usages domestiques pour obtenir les mêmes résultats.

Au point de vue Hygiénique son usage habituel dans l'Alimentation, dans la Cuisine et dans les Salades, assure le bon fonctionnement de *tous nos Organes digestifs*.

Contrairement aux Graisses Animales, elle ne fatigue ni le Pancréas, chargé de digérer les corps gras, ni le Foie, chargé de les distribuer ensuite dans l'organisme.

Consommer *crue*, l'Huile d'Olive Décongestionne et Désenflamme le Foie et rétablit la régularité des Fonctions biliaires, lorsque ces dernières sont ralenties ou perturbées.

Elle est également indiquée dans le traitement des Coliques hépatiques, qu'elles soulagent, et dont elle facilite l'expulsion des Calculs biliaires qui en étaient la cause. Par la suite, elle évite la reproduction de cette terrible affection, si douloureuse et à la fois si dangereuse par ses conséquences.

Depuis les temps les plus reculés, l'Huile d'olive a toujours été considérée comme le meilleur et le plus sain de tous les Laxatifs. Prise à la dose d'une cuillère à bouche le soir, deux heures après le dernier repas et le matin à jeun, elle opère sans causer ni troubles, ni irritations intestinales, comme le font les Purgatifs, Laxatifs, Pilules, Tisanes et Thés à base de Jalaps, Scammonée, Séné ou Aloès.

Dans la Constipation opiniâtre, elle donne les meilleurs résultats, à la condition de prendre le soir, en même temps que sa consommation buccale, un lavement d'Huile d'olive à la dose de 5o grammes environ que l'on conservera toute la nuit.

Si l'Huile d'olive possède ces propriétés remarquables c'est que l'Olive a des qualités et des propriétés que ne possèdent aucun des autres Fruits oléagineux, à la condition, bien entendu, qu'elle ne soit ni *sophistiquée*, ni *mélangée*, ni *cuite* pour la *Pasteuriser* ou la *Stériliser*, car alors de toutes ses vertus, il ne reste plus que sa valeur *Calorigène*, à l'égale de n'importe quelle autre Graisse fondue.

Dans la pharmacie, l'Huile d'Olive, la Graisse (Axonge) et la Cire, tous corps *naturels* plus ou moins *diastasés* 26, ont été remplacées par un autre corps *chimique* ultra inerte : la Vaseline.

Je comprends qu'au point de vue pratique, les pharmaciens y trouvent un avantage qui les séduit : la Vaseline étant un corps inerte ne renfermant aucune Diastase 25 et *ne fermentant jamais*. Mais au point de vue des résultats curatifs de ces Pommades confectionnées avec la Vaseline ils ne sont pas toujours ceux qu'en attendaient les malades. Surtout si à la Vaseline on incorpore un autre *corps inerte*, par lui-même, comme le *Soufre* par exemple.

Aussi dans « *Connais-toi d'abord* », Tome II, pour ne pas subir cet inconvénient, plutôt grave, j'ai donné de nombreuses recettes, aussi bien pour les Produits médicinaux que pour la Toilette, dont la base est toujours de l'Huile d'Olive.

144 — L'HUILE D'OLIVE COMME AGENT DE CONSERVATION

La conservation de la Viande fraîche dans l'Huile d'olive. — On trouve souvent dans les vieux recueils, principalement au XVIII° siècle, des indications d'idées industrielles ou domestiques ingénieuses, parfois oubliées depuis. Ne valaient-elles rien, ou bien sont-elles devenues inutiles pour une raison ou une autre? Les changements de conditions économiques enlèvent souvent tout intérêt à des méthodes qui pouvaient en avoir un à un certain moment.

La « manière de conserver les Viandes fraîches dans l'Huile d'olive » préconisée par M. R., ancien capitaine d'infanterie, dans les *Observations sur la physique, sur l'histoire naturelle et les Arts*, de l'abbé Rozier, 1771, semble pourtant avoir eu quelque valeur. L'huile, dit-il, conserve les corps qu'elle baigne « parce que ce fluide épais empêche le contact de l'air extérieur... qui occasionne la putréfaction ». D'autre part, M. R. cherchait depuis de longues années le moyen d'éviter le Scorbut aux équipages qu'il ravage en « ruinant l'Etat par une dépopulation graduelle ».

A quoi tient le Scorbut? Il y a deux causes, dit M. R. : les conditions où vivent les matelots, la malpropreté des entreponts, leur « mauvais air », leur ventilation insuffisante, d'une part ; de l'autre, leur alimentation, la privation de viandes fraîches, l'abus des salaisons, qui est inévitable.

Un moyen de conserver à la viande sa fraîcheur, serait donc précieux, et notre ancien capitaine l'a demandé à l'Huile d'olive, en observant judicieusement que le procédé, s'il existe, aurait autant de valeur sur terre qu'en mer. Appliquant donc le principe énoncé tout d'abord, M. R. prend six livres d'un bœuf bien saigné et fumant encore, et en fait trois parties égales, noyées dans l'huile d'olive, dans un pot en faïence vernissée, bouché au liège, dans un vase en terre et enfin dans un bocal de verre.

« Le premier pot, après avoir séjourné dans un endroit frais, mais sans humidité, fut ouvert après un mois de chaleur extraordinaire », la viande qui en sortit fraîche et bien colorée fut lavée, puis cuite : « elle flatta autant le goût que l'odorat ». L'huile d'ailleurs restait excellente.

Le second, en terre vernissée, gardé de même, se brisa au 45° jour, mais la viande en était tout aussi intacte.

Le troisième pot en verre fut embarqué « sur un vaisseau faisant la traite des nègres » et fut ouvert au départ de la côte de Guinée pour les Antilles, après 50 jours de traversée : le contenu en fut trouvé excellent et l'huile servit à apprêter — avec un plein succès aussi — les légumes.

L'expérience montre donc que la viande se conserve fraîche, dans l'huile pendant un temps dépassant 40 jours. L'auteur n'a pas cherché quelle est la limite de la durée de conservation. Il fait observer qu'il convient de se servir de viande bien fraîche, prise à un animal bien saigné, et plonger le plus vite possible dans l'huile pour réduire au minimum l'exposition à l'air. Et puis il faut de la bonne Huile d'olive « et sans mélange, non pas prise chez certains épiciers de Paris. qui par la mixtion employée dans l'huile qu'ils débitent, m'ont fait perdre maintes fois le fruit de mes observations ». Evidemment on fraudait déjà, à Paris, en tout cas : maintenant, c'est partout, même dans les centres de production : c'est le progrès (1).

145 — *Conservation des Aliments par l'Huile d'olive.* — L'usage de l'Huile d'olive comme conservateur a été utilisé depuis les temps les plus reculés.

----

(1) D'après *Savoir*, du 3-5-24.

Encore maintenant on peut voir en Italie et dans le Midi de la France des Fiascos remplis de vin, lesquels, au lieu de bouchon de liège, qui donnent parfois mauvais goût au précieux liquide, ont leur goulot rempli d'Huile d'olive. Pour les conserves de ménage, notamment les Légumes, les Fruits et les Tomates, simplement ébouillantés, il suffit de les recouvrir d'une bonne couche d'Huile d'olive.

Lorsque l'on tire du Vin ou du Cidre directement à la pièce, une bonne méthode pour éviter leur altération consiste à verser par la bonde dans le tonneau une certaine quantité d'Huile d'olive, dont on augmente le volume au fur et à mesure que le liquide descend et que, par conséquent, sa surface s'agrandit.

On conserve également mieux la Viande fraîche et l'on évite qu'elle ne se « hâle » si on la recouvre sur ses deux tranches avec de l'Huile d'olive.

Dans tous ces emplois, l'Huile d'olive intervient comme un Vernis souple empêchant les causes extérieures et *internes* productrices de la putréfaction.

Dans « Self-défense du Corps humain », mon dernier ouvrage qui paraîtra, Dieu seul sait quand, je démontrerai l'importance du rôle *Antiseptique* que jouent tous les *Corps gras naturels* à l'égard des Foyers putrides qu'ils empêchent de se former, ou qu'ils résorbent lorsqu'ils existent, pour des causes que j'explique avec preuves à l'appui.

Mais pour cela, comme le dit M. R., il est *absolument indispensable que les Corps gras soient naturels et d'origine végétale*. Il ne peut donc, dans tous les cas, s'agir d'Huile ou de Graisse *ayant été cuites*, ni encore moins de Vaseline qui est un *corps inerte* sans aucune action comme *Antiputride*, donc comme *Microbicide*.

A bon entendeur, salut !

Nice, février 1924.

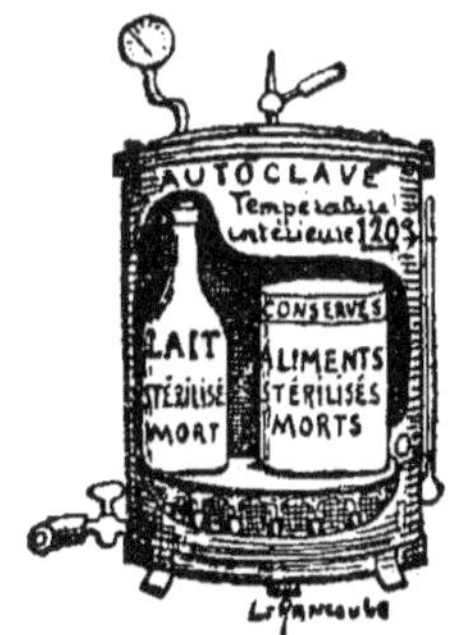

8

 # LES CONDIMENTS

Au point de vue culinaire on appelle Condiments tous les produits qui facilitent la digestion et excitent l'appétit.

De leur choix judicieux résulteront une bonne digestion et, consécutiment, une bonne santé.

Comme on va le voir, ils sont de différentes natures, mais leurs buts aboutissent tous aux résultats précités, à la condition essentielle qu'ils soient *naturels* et n'aient pas subis de sophistication chimiques. Il convient donc, si on veut en tirer les effets recherchés de ne les utiliser que comme je vais le décrire.

En outre, et cela est de la plus grande importance, les *Condiments Aromatiques* étant tous des *Antiseptiques naturels*, par conséquent des *Antiputrides*, leur usage journalier préserve des Maladies et des conséquences néfastes de la *Constipation habituelle*.

 ## LE VINAIGRE

Le véritable « Vin aigre » est un Condiment qui favorise la Digestion par l'apport des « Ferments vivants » et des Sels minéraux qu'il contient en abondance.

Le *Vinaigre naturel*, obtenu par fermentation avec du Vin ou du Cidre, fait partie du cycle évolutif des Boissons fermentées, ainsi que je l'explique dans le chapitre 256, il ne peut dont être fabriqué *artificiellement* avec d'autres produits que ceux dont il tire son origine.

Contrairement à ce que l'on a coutume de dire ce n'est pas de l'*Acide acétique* que le Vinaigre naturel renferme, ce qui le rendrait caustique et destructif des chairs avec lesquelles cet acide entrerait en contact, mais une combinaison de cet acide avec de la Chaux et de la Potasse, que renferment en plus ou moins grande quantité toutes les Boissons naturelles tirées des fruits; ce sont donc, au point de vue chimique, des *Sels inoffensifs*, des *Acétates de Chaux* et de *Potasse*, lesquels agissent dans nos organes comme des Détersifs, des Astringents, des Antiseptiques, des Reminéralisateurs, et des Stimulants à l'égard des Glandes sécrétantes de la Digestion.

J'ai, du reste, démontré dans un chapitre spécial 107 *qu'il n'existait pas d'Acides* dans les Plantes et les Fruits culinaires, mais seulement des *Sels*, ce qui n'est pas du tout la même chose au point de vue de leurs effets sur nos organes.

En outre, dans l'Alimentation, le *Vinaigre naturel* favorise les fonctions digestives en venant en aide aux Glandes sécrétantes stomacales et pancréatiques par les apports précieux des Ferments diastasiques 26 qu'il renferme en quantité. C'est donc un Condiment utile, voire presque indispensable, pour la digestion de certains Aliments coriaces et fibreux, comme les Légumes crus, les Salades, les Viandes bouillies froides et les Albumines coagulées de certains Poissons froids, Crustacés et les OEufs durs notamment.

De plus, il excite l'Appétit par son odeur piquante qui convient à notre odorat pour le mettre en action dans ses rapports concomitants avec les organes digestifs, particulièrement les Glandes salivaires dont il excite les sécrétions. Ce qui le démontre c'est qu'un plat contenant du Vinaigre lorsqu'il est présenté « fait venir l'eau à la bouche », ce qui se traduit physiologiquement par un écoulement de Salive, corps si précieux pour la Digestion des Amidons. Or le même phénomène se produisant également dans l'Estomac et le Pancréas il s'ensuit que la Digestion des Albumines et des Graisses s'accomplit également avec plus de facilité que si ce condiment n'avait pas été employé, particulièrement pour les Aliments difficiles à digérer pour des organes paresseux ou atoniques dont il stimule alors les fonctions.

C'est pourquoi les Hors-d'œuvre, où il entre du *Vinaigre naturel* sont si précieux pour favoriser la digestion de certains repas, surtout lorsque ceux-ci sont prolongés, ou copieux, ou bien encore lorsqu'ils sont composés presque en totalité d'aliments trop cuits.

Dans les Sauces où il entre de la Farine et des corps gras cuits, fussent du Beurre ou de l'Huile, une bonne cuisinière fera toujours intervenir, *au dernier moment, du Vinaigre,* ou, encore mieux, du Jus de Citron. Lorsque le Vinaigre — ou le Jus de Citron — a été cuit avec les Aliments, ou versé bouillant sur certains plats comme les OEufs sur le plat, quoique cette opération ait détruit ses *Diastases,* il conserve encore son action psychologique sur l'Odorat et une partie de ses effets comme adjuvant aux Sucs gastriques.

Il convient, toutefois, de n'employer le Vinaigre qu'à propos et en quantités réduites au strict nécessaire, car, autrement, pris avec excès et habituellement il peut devenir nuisible, ainsi que les meilleures choses lorsque l'on en abuse.

Jusqu'à présent j'ai toujours parlé de *Vinaigre* naturel produit par la Fermentation normale des Boissons obtenues avec des Fruits, c'est vous dire, mes chers amis, qu'il ne faut jamais employer de *Vinaigre d'alcool,* parce que ce dernier produit, étant antinaturel ne renferme ni *Diastases* 25 ni *Sels minéraux* 109 : l'Alcool dilué avec lequel il est fabriqué n'en contenant pas. Au reste reportez-vous au chapitre 258 dans lequel j'explique comment on le fabrique *artificiellement.* Insistez donc près de vos fournisseurs pour obtenir du vrai Vinaigre de Vin, avec garantie imprimée sur l'étiquette du flacon, et, si vous ne pouvez vous en procurer, faites-le vous-même, ce qui est des plus facile en tenant compte de la manière de procéder que je vais vous donner.

Procurez-vous dans un bazar un barillet en grès destiné à cet effet, ou si vous n'en trouvez pas, prenez un tonnelet à vin, à liqueurs ou a eau-de-vie, le plus petit possible, que vous placerez debout après l'avoir percé d'un trou A, à 10 centimètres de sa base, pour y fixer une cannelle en bois, et deux trous B et C, plus petits, à la surface supérieure, pour y loger dans l'un d'eux un entonnoir L et dans l'autre un Tube de verre T fixé dans un bouchon. (Voir la figure, page 116.)

Comme il ne faut pas que la pellicule qui se forme à la surface du liquide s'enfonce au fond du barillet — ce qui se produit lorsque l'on renouvelle le vin ou le cidre en quantité correspondante avec le vinaigre que l'on tire — *mais que cette pellicule flotte constamment*, sous peine, si elle s'enfonce, de voir le baril complètement envahi par une « mère »

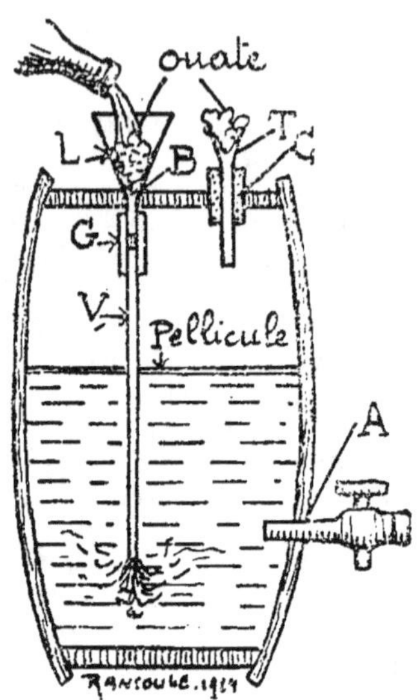

qui s'amplifiera de plus en plus et qui finira par prendre toute la place du liquide; on procèdera donc, pour obvier à cet inconvénient, en laissant à demeure l'entonnoir L et en prolongeant sa tubulure au moyen d'un tube de verre V que l'on relie avec un bout de tuyau de caoutchouc G. Ce tube doit se prolonger jusqu'à la hauteur du trou A destiné au robinet.

Quant au tube de verre T destiné à laisser pénétrer l'air dans le barillet il suffit qu'il dépasse intérieurement et extérieurement de quelques centimètres, et pour que les poussières ne puissent pénétrer à l'intérieur on le recouvrira de ouate non tassée que l'on fera pénétrer légèrement.

La même précaution sera prise également pour clore l'entonnoir après chaque admission de nouveau liquide.

L'ensemencement du Ferment acétique s'obtient d'une manière très simple : on prend un demi-litre de bon Vinaigre de vin que l'on fait *légèrement chauffer* — à peine tiédi — et que l'on même aussitôt avec un demi-litre de bon Vin blanc ou rouge — plus les vins sont forts plus fort sera le Vinaigre —, l'on verse ce mélange dans le Barillet par l'entonnoir et on laisse ensuite le tout dans une pièce tempérée, plutôt un peu chaude afin d'activer la Fermentation. Ensuite, tous les quatre à cinq jours, on ajoute du Vin semblable à celui utilisé au début, en procédant chaque fois par petites fractions de un demi-litre au plus. On peut aussi utiliser des lies, mais à la condition qu'elles n'aient pas mauvais goût et qu'elles aient été filtrées sur du coton hydrophyle. Lorsque le vase est plein au trois quarts (1) on attend encore quelques jours et l'on ne commencera à tirer le Vinaigre qu'après l'avoir goûté et qu'il ait acquis son degré acétique définitif.

Pour l'usage, il suffira, chaque fois que l'on aura tiré un flacon de Vinaigre de verser la même quantité de Vin par l'entonnoir. Pour le remplissage on peut utiliser les Vins « tournés » et tous les fonds de bouteille.

Le Vinaigre de cidre s'obtient dans les mêmes conditions en utilisant pour l'ensemencement du bon Vinaigre de cidre et en employant des *Cidres forts*, et non des Cidres légers additionnés de trop d'eau pendant leur confection.

La méthode utilisée par beaucoup de monde, consistant à mettre un morceau de « mère » extraite d'un appareil ayant contenu du Vinaigre, est mauvaise, car lorsque cette « mère » reste plongée au fond du barillet elle ne fait que grossir aux dépens du liquide qui l'entoure et qu'elle absorbe inutilement en commençant par boucher le robinet pour finir par remplir le vase en entier.

Au point de vue médical j'ai démontré dans « *Connais-toi... d'abord* » (Tome II), tout le parti intéressant que l'on pouvait tirer du véritable Vinaigre, seul, ou en mélange avec des Plantes aromatiques, tant pour les Révulsions, Frictions, Pansements et pour les usages de la Toilette, ces produits remplaçants avantageusement tous ceux à base d'Alcool, dont les effets sont si funestes pour la santé, même lorsqu'on utilise les *Alcoolats* ou *Alcoolatures* pour l'usage externe, car on s'*Alcoolise* aussi bien par la peau que par les voies internes.

48 LE SEL (Chlorure de Sodium)

On trouve le Sel (*Chlorure de sodium*) dans toutes les parties du corps humain, notamment dans le Sérum du sang qui en renferme 8 gr. pour 1.000 de son poids.

Comme chaque jour nous en perdons par l'Urination et la Transpiration environ 15 gr., il nous faut récupérer cette quantité, que *normalement* nous devrions retrouver dans l'alimentation usuelle, Pain, Légumes, Viande, Œufs, etc. Mais comme le Pain, le plus souvent, n'est composé qu'avec l'Amidon et le Gluten du Froment et que les Sels minéraux sont logés au voisinage du Son, il en résulte que le Pain blanc, trop bluté, n'en contient presque plus, et que les Légumes sont fréquemment cuits à grande eau 96, cette dernière, si on la rejette, étant seule à contenir les Sels minéraux, les Légumes consommés ne renfermeront plus, également, suffisamment de Sels minéraux, etc.

De là l'usage d'ajouter, pour suppléer à ces anomalies culinaires, du Sel pendant la cuisson des aliments.

D'autre part, le Sel est un bon Condiment. Voici, à ce propos, ce que j'en dis dans « *Connais-toi... d'abord* », Tome II, page 338 : « Le Sel (Chlorure de sodium) dans l'Alimentation, utilisé à doses raisonnables,

---

(1) Pas d'avantage et constamment : l'Air, par son Oxygène, étant indispensable au travail de la Fermentation.

facilite la Digestion stomacale par la décombinaison du *Chlore* qui se dégage de son associé le *Sodium* pour former, dans l'estomac, de l'*Acide chlorhydrique*, lequel viendra s'ajouter à celui que sécrète normalement l'Estomac.

« Sur la Graisse et les Aliments frits — les Viandes également — le Sel facilitera leur digestion : les Corps gras étant traités, d'une part, par la *Soude* se saponifieront mieux (émulsion savonneuse) et, d'autre part, par l'*Acide chlorhydrique*, leur transformation en *Glycérine* assimilable ne s'en effectuera que mieux dans le Duodénum.

« Mais lorsque le Sel est consommé en excès il cause des Inflammations des Reins par l'excès de Soude qui n'ayant pu trouver à se combiner avec d'autres sels, y détermine des affections (Albuminurie notamment).

Il convient donc chaque fois que les Reins sont malades — ou qu'il existe des Enflures anormales des Jambes ou autres parties du corps — de réduire la consommation du Sel au minimum, voire de le supprimer entièrement dans certains cas graves : Albuminerie, Enflures persistantes des jambes, Hydropisies, etc... »

L'on a également observé que l'abus du sel favorisait l'engraissement (Obésité), et comme il excite à « boire en mangeant » 226, ce qui est déplorable pour les fonctions de l'Estomac, pour ces raisons, il faut n'en user que très raisonnablement.

Certains auteurs prétendent qu'il faut voir dans le Sel — comme dans le Sucre — l'augmentation croissante des cas de Cancer. A l'appui de cette thèse souvenons-nous effectivement que chez les Nègres du centre de l'Afrique où le Sel est considéré, par sa rareté, comme un objet de luxe, le Cancer est pour ainsi dire inconnu; puis aussi qu'il n'y a que relativement peu de temps que le Sel est utilisé sans contrainte: sous les Royautés, de forts impôts et des règlements draconiens (la Gabelle) en limitaient fortement son usage.

Usons donc du Sel sans jamais en abuser.

149 Le POIVRE et les PIMENTS ROUGES

Quand il fait très chaud l'usage du Poivre et des Piments rouges, ou tous produits qui en dérivent, comme le Kari, le Paprika, en excitant les organes digestifs, devenus paresseux, ne peut nuire, si on ne considère ces Condiments qu'à ce seul point de vue; mais quand il fait froid ils sont à déconseiller, à moins de n'en prendre que des quantités très minimes,

150 Les CONDIMENTS AROMATIQUES "ANTIPUTRIDES"

Thym, Laurier-sauce, Persil, Cerfeuil, Céleri, Ail, Oignon, Cannelle, Muscade, Girofle, Citron, Anis, Cumin, Fenouil, Menthe, Sauge, etc.

Par intuition, — comme les animaux qui mangent *certaines herbes*, et non pas n'importe lesquelles, pour se soigner — et par goût l'homme a su mêler à ses aliments des Condiments aromatiques, dont les effets étaient des plus favorables pour sa digestion et sa santé.

Pour comprendre les effets merveilleux des Aromes des plantes sur la Digestion et la Santé il ne faut pas oublier que ces Aromes, agissant comme des *Antiputrides*, ont, ainsi que je l'écrivais dans *Connais-toi... d'abord* (Tome II, page 271), « un pouvoir Antiseptique qu'aucun succédané artificiel ne peut atteindre, il en résulte que l'action Aseptique des plantes agit alors avec son maximum d'activité, en raison de l'extrême diffusibilité des Aromes qu'elles renferment, ce qui leur permet d'atteindre aisément par le Sang toutes les parties du corps humain. »

Dans le même volume, page 273, j'ajoutais dans une autre rubrique:

« Dans la Médecine et depuis « toujours » on a fait de l'Antisepsie sans le savoir en luttant contre les « Putridités », les « Miasmes », les « Virus » et autres « Agents morbides », par l'emploi de produits dont l'usage avait été basé sur les observations bienfaisantes qu'ils procuraient.

« Ainsi, en se rendant compte que la Décomposition, causée par la Putréfaction des viandes (1), était arrêtée ou retardée en présence de certains produits, par simple raisonnement et déduction les premiers Thérapeutes eurent la pensée logique d'utiliser ces produits pour le corps humain, dans le but d'en obtenir les mêmes effets.

« Ainsi, ayant remarqué que les viandes ne se décomposaient plus que très lentement si on les immerge dans du Vinaigre ou du Vin (2) — grâce aux Ferments qu'ils renferment —, et encore plus lentement si l'on y a ajouté des plantes fortement aromatiques, les premiers hommes — ou femmes — qui observèrent ce phénomène eurent donc l'idée d'utiliser Vin ou Vinaigre mêlé à ces plantes et d'en faire des composés aromatiques dans le but d'empêcher la chair du corps humain de se putréfier (2).

« Ce furent les premiers Antiseptiques; nombre d'entre eux existent encore dans la Pharmacopée, quoique bien oubliés, comme, par exemple, ces excellents produits : le *Vin aromatique* et le *Vinaigre des quatre voleurs* (voir la recette de ce dernier au chap. 286 B).

« Puis, par enchaînements d'idées, il leur vint alors à l'esprit que ce qui pouvait empêcher les Putréfactions externes pouvait aussi bien se produire pour celles qui se produisaient à *l'intérieur du corps* par l'introduction d' « Éléments putrides », de Miasmes ou de « Virus » quelconques. De là, l'utilisation, depuis des temps immémoriaux de ces mêmes Plantes aromatiques, sous forme d'Infusion, ou de Condiments mêlés aux aliments, à seul fin d'obtenir à *l'intérieur du corps humain* les mêmes résultats que ceux que l'on obtenait à l'extérieur. »

L'Huile d'Olive imprégnée de Plantes aromatiques constitue également un merveilleux pansement, étant par elle-même un conservateur idéal des aliments, soit qu'elle les recouvre ou les enrobe 144-145.

Donc si vous êtes soucieux de votre Santé il ne faut pas négliger dans votre alimentation l'usage des Plantes culinaires aromatiques et savoir les utiliser à propos.

Ainsi, pour éviter les effets morbides des Albumines animales (Viande, Poisson, Œufs, Lait, Fromages fermentés), susceptibles de se *Putréfier* dans le corps, par suite d'un commencement de décomposition préalable ou de leur Insuffisante digestion dans l'Estomac, rien ne vaut pour y remédier que d'ajouter au moment de les consommer :

Pour la *Viande*, des « Fines herbes » hachées (voir chapitre suivant), ou seulement du Persil;

Pour le *Poisson*, du Jus de Citron, des « Fines herbes »;

---

(1) La Décomposition des chairs et leur Putréfaction sont causées par des Micro-Bactéries.
(2) Également dans les Huiles végétales 144-145.

Pour les *Œufs*, des « Fines herbes », ou du Persil et du Cerfeuil;

Pour le Lait, du Jus de Citron ou de Fruits quelconque;

Pour les *Fromages fermentés* (Camembert, Livarot, Munster, etc.), du Cumin, du Fenouil ou de l'Anis vert en graines.

La seule adjonction de ces produits *utilisés crus* suffit, le plus souvent, pour empêcher dans le corps toute Fermentation putride, donc les Intoxications qui peuvent en résulter.

Et, pour finir : les Plantes aromatiques en usage dans la Cuisine, comme le Thym, le Laurier-sauce, le Persil, le Céleri, le Cerfeuil, désignés sous le nom de « Bouquet », ainsi que l'Ail, mêlés aux Aliments pendant leur cuisson, tout en aromatisant agréablement pour le palais les plats où ces plantes ont été utilisées, leur assurent également des vertus Prophylactiques et Antiseptiques à l'égard de toutes les Maladies, y compris les *Putridités intestinales*, qui sont à leur base. Parce que ces Aromes en agissant puissamment, par l'excitation qu'ils exercent sur les Nerfs animateurs des Organes digestifs, sur les effets de la Digestion qui, de ce fait, s'accomplit alors normalement, il en résulte, à la fois, une meilleure Assimilation et une parfaite Nutrition.

Les Graines Aromatiques (Voir 297).

151 LES "FINES HERBES"

L'Ail, l'Oignon, la Ciboule, la Ciboulette, la Civette, l'Échalotte, le Poireau.

Pour le maintien de la Santé et de la Guérison de n'importe quelles Maladies chroniques, il est indispensable de consommer habituellement, comme Condiments crus de l'Ail, de l'Oignon, de l'Echalotte, de la Ciboule, du Poireau, etc., toutes plantes de la même famille, ayant, en plus ou en moins, des propriétés médicales à peu près semblables.

Au point de vue médical, je prie mes lecteurs de se reporter aux chapitres *l'Ail* 286, *l'Oignon* 284 et les *Légumes qui guérissent* 280.

Comme utilisations culinaires, on les emploiera *cuits*, selon les usages, dans les préparations où ces Condiments conviennent le mieux, ou *crus*, hachés séparément ou mêlés les uns avec les autres, comme « Fines herbes » en y ajoutant, si l'on veut, du Persil (notamment avec l'Ail) ou du Cerfeuil.

Pour que ces Condiments produisent leurs effets Médicamenteux et Régénérateurs, il n'est pas indispensable d'en consommer beaucoup à la fois : de très faibles quantités sont très suffisantes pour aboutir aux résultats cherchés; particulièrement pour l'Ail cru, dont chacun doit mesurer la dose qui lui convient en en expérimentant les effets sur soi-même, ce dont on se rend compte par la Congestion que son ingestion provoque lorsqu'on n'y est pas habitué ou qu'on le consomme avec exagération.

Tous ces Condiments crus, hachés finement, sont indispensables pour aider à la digestion des Aliments renfermants des *Albumines animales* (Viandes, Poissons, Œufs durs ou en Omelette, Fromage blanc passé, où le Petit lait a été expurgé), et en même temps pour empêcher les *Putri-*

dités que ces Albumines non digérées dans l'Estomac provoquent par la suite dans les Intestins.

Une petite gousse d'Ail que l'on écrase en pulpe fine dans le fond d'un bol, avant de confectionner une Mayonnaise, contribue à sa Digestion parfaite, et qui s'accomplira encore mieux si l'on remplace le Vinaigre 147 par la même quantité de Jus de Citron 110.

152 LA MOUTARDE

La Moutarde noire (*Sinapis Nigra*) utilisé dans l'Alimentation, en prenant de la Farine de cette graine mêlée à du bon Vinaigre, constitue non seulement un excellent Condiment mais encore un remède de choix dans bien des affections. La Moutarde noire, contient, en effet, de la *Sinapine*, de la *Myrosine* et du *Sulfocyanure d'Allyle* (Essence de moutarde), qui, comme l'Essence de moutarde, ne peuvent se former qu'à une température moyenne de + 37° cent.

Or, comme il se trouve que, justement cette température se trouve être celle de l'intérieur du corps humain, *ces corps se formeront à leur passage dans l'estomac*, agissant alors avec leur maximum d'activité, comme tous les *corps naissants*, à la fois comme *Révulsif* de la paroi stomacale, dont la Moutarde excitera les fonctions nerveuses, et par le *Soufre* et l'*Allyle* qu'elle contient comme *Curatif* de nombreuses maladies, notamment le Rachitisme, le Scorbut, la Scrofule, les Maladies de la Peau, des Poumons, la Circulation du Sang, etc.

Au seul point de vue alimentaire, la Moutarde se recommande pour faciliter la digestion des Aliments coriaces, comme le Bœuf bouilli, certaines Salades, le Céleri rave entre autres, certains Poissons gras, comme le Hareng, des Plats « lourds » ou cuits en Friture, le Boudin et les Plats grillés, etc.

Pour avoir de la Bonne moutarde, le mieux est de la faire soi-même. On utilise, pour cela, la moutarde noire pulvérisée genre « Colmans », dite Moutarde anglaise, que l'on délaye avec du Véritable Vinaigre 147.

A Dijon, pays de la bonne Moutarde, il existe de bonnes maisons qui en fabriquent de naturelles, au Vinaigre, à l'Estragon, etc., on peut donc utiliser les produits de marques connues, mais comme l'usage du Vinaigre d'alcool 258 se répand de plus en plus, je renouvelle le conseil de préparer sa Moutarde soi-même avec du Véritable Vinaigre.

153 LA TOMATE

La Tomate n'est pas seulement, ainsi que je le dis au chapitre que je lui consacre 118, un délicieux et hygiénique aliment, mais peut encore être considérée comme un Condiment venant en aide à la Digestion des Aliments privés de certaines de leurs *Diastases* 26.

Je crois toutefois devoir répéter que la Tomate ne doit jamais être *cuite avec de la Graisse ou des Farines*, ce qui la rend alors difficile à digérer et est la cause des *Acidités* qu'elle provoquera dans l'Estomac. Et que, en outre, *moins elle est cuite* plus elle renferme de *Diastases* 26, donc, dans ces conditions, elle favorisera mieux la Digestion des aliments avec lesquels ces *Diastases* se combineront dans l'Estomac et le Pancréas.

Se rappeler également que la richesse de la Tomate en Malates, qui sont des succédanés des Sécrétions salivaires et pancréatiques, favorise la digestion des aliments fortement chargés en Amidons comme les Pâtes alimentaires et les Farineux, Haricots et Pois secs notamment.

En principe, comme curatifs des Affections intestinales, du Foie et de l'Arthritisme, il convient alors de la consommer *crue*, saine et mûre à point, comme Hors-d'œuvre.

154 LE CITRON

Pour ne pas revenir sur les qualités du Citron, prière de se reporter au chapitre que je lui consacre 110; qu'il me suffise de dire que le Jus de ce fruit, ainsi que sa peau, ont toujours été utilisés dans la Cuisine, soit pour remplacer le Vinaigre, soit comme Condiment, soit comme Aromate, avec le plus grand succès; et que, en outre, c'est l'un des meilleurs Antiseptiques alimentaires.

155 LA CHARCUTERIE

Prises à doses modérées, les Charcuteries, lorsqu'elles sont bien confectionnées, peuvent aussi être considérées comme des Condiments, mais non comme des Aliments, car par le Sel qu'elles contiennent en excès elles augmentent les Sécrétions chlorhydriques de l'Estomac et excitent les Sécrétions salivaires en même temps que l'Appétit.

On ne doit donc les considérer que comme des Hors-d'œuvres dont il convient de ne pas prendre l'habitude, ni d'en abuser. Et pour certaines personnes atteintes d'Affections intestinales (Entérites ou Constipations), de Maladie du Foie ou des Reins, ainsi que les Rhumatisants il convient de s'en abstenir totalement.

Toutefois, je fais une exception pour le *Véritable Jambon* qui n'a pas été *Stérilisé* dans des boîtes, ce que l'on reconnaît à sa forme, qui est celle de la cuisse du cochon, et non la forme presque carrée, qu'elle a prise par suite du moulage dans la boîte où le Jambon a été enfermé. Mais, néanmoins il convient de ne pas en abuser ni d'en faire un aliment quotidien.

Les Salades (voir 185 et 188).

CINQUIÈME PARTIE

QUELQUES RECETTES DE CUISINE HYGIÉNIQUE & "REVITALISANTE"

156 — Les recettes qui vont suivre sont surtout destinées aux personnes qui désirent se guérir. Ce qui ne veut pas dire que celles qui
croient bien se porter ne doivent en faire leur profit en supprimant
quelques mauvaises pratiques alimentaires, ce qui les empêchera,
du fait de ces suppressions, de devenir malades un jour ou l'autre.

On remarquera que pour la confection de ces recettes je n'ai rien
inventé, n'ayant fait que reproduire celles que, jadis et d'*instinct*, on
avait toujours pratiquées dans la cuisine. C'est-à-dire, sans le savoir,
*tirer des « Aliments cuits » le meilleur profit pour le Corps, avec le
moindre danger pour le Santé.*

La seule chose qui soit de mon cru, c'est que pour chaque recette
j'explique les raisons scientifiques pour lesquelles elles doivent être
adoptées de préférence à toutes autres.

Ainsi, par exemple, si tout le monde sait que le Pain, les Céréales,
les Œufs et la Viande, figurent parmi les meilleurs *Aliments fortifiants et réparateurs*, est-il encore utile de savoir comment on peut en
tirer le meilleur parti *sans nuire à leurs « Principes vivants »* (Diastases
et Vitamines), *sans lesquels une Digestion normale et une parfaite Assimilation* ne peuvent s'accomplir.

Sinon avec les mêmes aliments mal préparés, *au lieu de fortifier et
de restaurer son corps,* on sera tout surpris de voir que l'on continue
à s'affaiblir et à maigrir, contrairement à ce qui aurait dû se passer
si l'on n'avait point commis une erreur bio-physiologique.

Donc, mes chers amis, lisez avec attention les recettes qui vont
suivre pour en tirer tout le profit que je vous souhaite.

Quelques-unes de ces recettes figuraient dans le second volume de « *Connais-toi d'abord* », je les ai néanmoins reproduites, en les modifiant quelquefois, pour conserver à ce présent ouvrage son homogénité.

Les numéros qui suivent certains noms indiquent les chapitres où ces mots sont traités. Ex. : Diastases 25, *indique qu'il faut se reporter au chapitre 25 (page 21) où ce mot est traité.*

Certains mots précédés d'une lettre majuscule (Oignon, etc.) ayant aussi été traités dans le cours du Livre, on peut s'y reporter en consultant la Table des Matières.

157 LE PAIN

157 — FAITES VOTRE PAIN...

Madame, comme vous tenez à la Santé de tous les êtres chers qui vous entourent et que, pour cela, le Bon pain, le *Vrai pain*, leur est indispensable, ne pouvant pas toujours vous en procurer — les boulangers n'ayant plus, pour la plupart, la Farine nécessaire pour en fabriquer, — et bien, Madame, il faut le faire vous-même...

Ne vous récriez pas, en objectant à l'impossibilité de cette confection, car, si vous savez faire de la Pâtisserie — travail long et compliqué — vous saurez encore plus facilement faire du Pain, lequel n'est pas autre chose qu'un gâteau réduit à sa plus simple expression.

Mais — voilà qui est plus grave — pour que votre Pain réponde aux fins que nous recherchons ensemble : *une Nutrition et une Assimilation parfaites*, il faut aussi faire votre Farine.

Là, seulement, est le salut. Car confectionner son Pain avec de la Farine incomplète 73, achetée chez le boulanger serait une peine inutile, ce dernier vous en livrant fabriqué avec la même Farine.

Voici la solution :

Procurez-vous un Moulin à Céréales assez grand, ainsi que du Blé grué, que vous pourrez vous procurer l'un et l'autre chez le dépositaire de la *Société de l'Aliment naturel*, M. Lhoste, 26, rue de Bellechasse, Paris-VIIe.

En possession de cet outillage, deux fois par semaine, en été, une fois seulement, en hiver, vous moudrez la quantité de Blé nécessaire à votre consommation — quantité que vous estimerez d'après un premier essai. Puis dans un baquet ou tous autres ustensiles vous pétrirez la Farine avec de l'eau, du Sel et un peu de levure, que vous vous procurez chez un boulanger ou un fabricant de bière.

Après le pétrissage, vous laisserez « monter la pâte » le temps nécessaire (une heure ou deux en été et davantage en hiver). Quand la pâte est suffisamment levée, vous la coupez en morceau de la grandeur des Pains que vous désirez, vous roulez chaque morceau, selon la forme désirée, vous les tailladez avec la pointe d'un couteau, pour que votre Pain soit plus croustillant, et sur une plaque de tôle de la dimension de votre four, que vous avez saupoudrée de Farine, vous mettez les morceaux de Pâte, côte-à-côte. Il ne reste plus qu'à enfourner et laisser cuire le temps convenable, ce que l'expérience vous démontrera. En principe la Cuisson est suffisante lorsqu'une lame de couteau plongée dans la pâte, celle-ci n'y adhère point.

Convenons, entre nous, que, à part le temps passé, voilà un travail qui n'est pas difficile à exécuter.

Quant au résultat ?

En outre de celui qu'il procure à la Santé, la saveur et l'odorat de *votre Pain* vous plairont tant que vous le trouverez « bon comme de la Brioche ». Et ce sera votre juste récompense.

(Pour complément, consulter les chapitres 68 à 75, et le renvoi de la page 207 : Pain grec).

157 B — LE PAIN GRILLÉ

« Nombre de personnes avalent le Pain sans le mâcher. En outre qu'alors le Pain consommé ne profite guère il s'ensuit des inconvénients assez graves, tant pour l'Estomac que pour les Intestins.

« Le remède consiste à le griller. Car, dans cet état ne pouvant plus être avalé, sous peine de déchirer le gosier, le Pain grillé oblige à le masquer à fond, ce dont profite, par surcroît, tous les autres aliments avec lesquels il sera mélangé.

« Pour le griller soi-même, on procède ainsi :

« Coupez le Pain en tranches assez minces, faites griller sur le gril ou des appareils spéciaux. Ou bien encore, plus simplement, faites *dessécher* les tranches de Pain dans un four doux.

« Autre avantage du Pain grillé ou desséché : la température nécessaire à ces opérations ayant détruit l'excès des *Ferments Levure* 29, on évite alors les Fermentations qui se produisent dans le Tube digestif, du fait de leur ingestion en excès. (« Connais-toi d'abord », page 255). »

158 — SOUPES ET POTAGES

Les Soupes sont des " Tisanes de Légumes "

Les Soupes et Potages offrent tant d'avantages, au point de vue de l'Alimentation et de la Santé, qu'il est indispensable d'en consommer chaque jour une quantité assez abondante.

D'abord il est bon de chasser ce préjugé qui consiste à dire que les soupes « bourrent l'estomac » et « ne nourrissent pas ». Cela est faux puisque les principes alimentaires qu'elles renferment sont utilisés intégralement dans les organes digestifs — plutôt mieux, puisqu'ils sont solubilisés dans la partie liquide, et que l'excès d'eau qu'elles renferment s'écoulent avec une *très grande rapidité en passant avec le sang dans l'organisme* jusque dans ses parties les plus infimes. Ce dont on s'aperçoit par la chaleur qu'elle apporte, par sa température plus élevée que celle du sang, et qui se répand presque instantanément dans toutes les parties du corps. Elles sont donc précieuses pour toutes les personnes qui ont besoin de se réchauffer, notamment les vieillards, les personnes dont la circulation sanguine se fait mal dans les extrémités, notamment les rhumatisants, ou bien lorsque l'on rentre chez soi avec l'impression d'avoir froid, car rien ne réchauffe mieux qu'une bonne soupe bien chaude.

En outre, comme les Soupes sont de vraies « Tisanes de Légumes », elles transportent dans toutes les parties du corps, avec leurs éléments nutritifs —, mieux que ne peuvent le faire les aliments concentrés — leurs principes Aromatiques 150 bienfaisants et leurs Sels minéraux.

159 POTAGES ET BOUILLIES DE CÉRÉALES

Voici, d'après « Connais-toi... d'abord », tome II, page 256, la recette que je préconise :

« L'aliment le plus réparateur de tout l'organisme, et notamment du Système nerveux, est celui que pour les humains l'on ne trouve que dans les Céréales 69. En effet, dans les graines, qui sont à la base de la vie des plantes, on trouve tout ce qui est indispensable aux buts complets de l'alimentation, y compris les Diastases-ferments 25, et les Vitamines 31, mais à la condition de les utiliser *fraîchement moulues* et avec les éléments qui se trouvent immédiatement au-dessous de leur écorce : leur Son.

On se procure les cinq Céréales suivantes, gruées, c'est-à-dire débarrassées de leur gros son : Blé, Orge, Avoine, Seigle et Maïs — à la rigueur on peut se passer de l'une d'elles, voire de deux, mais on les choisira dans l'ordre indiqué, de préférence, — puis on moud chaque jour juste la quantité nécessaire dans un Moulin à céréales (1).

La farine recueillie, qui doit être assez grossière, comme de la Semoule, est alors cuite la veille au soir dans une quantité d'eau suffisante légèrement salée, en la laissant mijoter à petit feu pendant dix minutes environ. Le lendemain on la fera recuire, en y ajoutant de l'eau ou du lait, le temps nécessaire pour qu'elle soit assez chaude.

(En été, lorsqu'il fait chaud ou que le temps est orageux, on ne fera la première cuisson qu'une heure ou deux avant la consommation du potage ou de la bouillie.)

Le Potage de céréales constitue le meilleur des petits déjeuners du matin, aussi bien pour les enfants de tous âges — voire mêlé, après l'avoir dilué, avec le lait du biberon — que pour n'importe qui : hommes ou femmes, qui veulent conserver leurs forces et leur santé; vieillards, Surmenés, Convalescents et Affaiblis, qui retrouveront de l'énergie et des éléments réparateurs, ainsi que pour les Mamans-nourrices à qui ce potage donnera un lait parfait à tous les points de vue. On peut également consommer les Farines de céréales, le soir, en potages ou en bouillies.

Pour en faire un reconstituant des plus énergiques il suffit d'y ajouter un Œuf frais *cru*, bien battu au préalable avant de l'incorporer au potage.

Comme Condiments on emploiera, suivant les goûts, le Sel 148, en très faible quantité, ou le Miel 135, au lieu de Sucre 130.

160 ——— FORMULE DU Dr SPRINGER. — Mélanger en parties égales les céréales suivantes, complètes avec leur son, les laver à l'eau froide, puis les faire bouillir à petit feu, environ une demi-heure, dans quantité suffisante d'eau et laisser les céréales tremper pendant toute la nuit. Le lendemain, lorsque les graines sont bien gonflées et crevées, rejeter l'eau et mettre les graines dans une passoire à trous moyens, écrasez-les, en les pilant avec un pilon de bois, recueillez la partie crémeuse sortie de la passoire et faites recuire cette pulpe avec de l'eau ou du lait, laisser à nouveau bouillir quelques minutes et, selon convenances, saler très peu ou sucrer avec du Miel 135, de préférence au Sucre 130.

J'ajoute, que ce qui est resté dans la passoire (le Son et encore pas mal de pulpe) ne devra pas être perdu, on recueillera donc ce résidu que l'on

---

(1) La Société du Pain naturel, présidée par le Dr Letulle, de l'Académie de Médecine, a fait confectionner des Moulins à céréales de prix très abordable; elle fournit également des Céréales gruées. Se renseigner en écrivant à M. Lhoste, produits de régime, 26, rue de Bellechasse, Paris, VII°.

mêlera avec une assez grande quantité d'eau pour en faire une excellente boisson nutritive, pour cela il suffira de remettre ce mélange sur le feu, de faire bouillir une ou deux minutes et de le passer dans un sac en étamine en en exprimant, par pression avec les mains, tout ce qu'on peut en retirer.

Cette Boisson nutritive sera aussi très utile pour ajouter au lait des enfants élevés au biberon.

161 — SOUPES DE LÉGUMES

Toutes les soupes où entrent des légumes quelconques sont excellentes, et plus il y en entrera de sortes, meilleures elles seront pour la Nutrition et la Santé. Il est bon aussi de ne pas y ménager les Plantes aromatiques 150, comme le Céléri en branches, le Cerfeuil, l'Oignon, l'Ail, etc. Elles doivent être consommées assez copieuses avec tous les légumes qui ont été utilisés pour sa confection. Les légumes *seront mâchés* lors de leur passage dans la bouche, ce qui assurera leur digestion parfaite.

Les Soupes de légumes, comme le Bouillon de légumes, constituent, selon moi, la meilleure des tisanes, car en réalité ce sont des *Tisanes de légumes*. Elles conviennent aux Entériteux, à forme diarrhéique ou Constipée, pour toutes les maladies des organes digestifs, du cœur, du foie et des reins. On prend la partie liquide, après l'avoir passée, pour la mêler au lait des enfants élevés au biberon. C'est aussi la base alimentaire pendant les jeûnes d'aliments renfermant des Albumines animales (viandes, œufs, poissons et laitage).

Les Soupes de légumes ne doivent être que très peu salées et cuites le moins possible.

162 — BOUILLON DE LÉGUMES

Cette recette est celle du Bouillon de légumes officinal, recommandé comme Reconstituant et Tonique de l'organisme, en même temps qu'il apaise les Inflammations de l'intestin, du foie et des voies urinaires. J'ajoute qu'il n'est pas indispensable de mettre tous les légumes indiqués, l'essentiel est d'y faire figurer tous ceux qui sont imprimés en caractères penchés.

Prendre 50 grammes de chacun des légumes suivants : *Carottes, Navets, Poireaux, Oignons,* Pommes de terre.

Ajouter un bouquet composé de *Persil, Cerfeuil, Thym* et *Laurier.*

Puis encore, 50 grammes, en tout, des céréales suivantes : *Lentilles, Orge perlé, Flocons d'avoine,* Maïs concassé.

Assaisonner avec le moins de Sel 148 possible : une cuillerée à café, au plus, pour un litre d'eau.

Les légumes seront coupés menus, les faire cuire avec les céréales à petit feu pendant environ quatre heures dans un litre d'eau; passer ensuite dans un linge ou un sac en étamine en exprimant tout ce qu'on en peut tirer.

On consomme le Bouillon de légumes dans la même journée pendant les chaleurs et jusqu'au lendemain en hiver.

Je conseille à mes lecteurs de jeter sur le Bouillon de légumes, au moment de le consommer, un léger semis de Plantes aromatiques *crues* 15o (Persil, Cerfeuil, Céleri, Oignon, Ail, etc.) finement hachées, et cela dans le but de le « régénérer » 58 en Diastases vivantes.

163 — PANADES

Le Pain rassis cuit dans la soupe est plus digeste pour les jeunes enfants les vieillards, les personnes qui n'ont plus de dents — ou qui en ont de mauvaises — et celles qui ne mâchent qu'imparfaitement leurs aliments, parce que les principes nutritifs renfermés dans le pain sont alors *solubilisés* par la cuisson et l'eau dont il s'imprègne, en même temps que la chaleur détruit l'excès de Levure qu'il renfermait. Ainsi cuit le pain ne fermente pas dans l'estomac, du fait de la Levure, et ses Albuminoïdes (Gluten), ainsi que son Amidon ayant été complètement solubilisés seront mieux digérés dans l'estomac, pour les premières, et dans le duodénum, pour le second.

La cuisson de la Panade doit se faire à très petit feu et pour la *régénérer* en Diastases 58 — que la chaleur a en partie détruite — il conviendra de saupoudrer les assiettées de soupe, avec un peu de Farines de céréales 77 fraîchement moulue, ou d'un léger semis de Plantes aromatiques 15o crues et finement hachées.

164 — SOUPE A L'AIL

L'Ail étant le meilleur des Antiputrides et des accélérateurs de la Circulation du sang, en outre de ses vertus reconnues pour la guérison de l'Artério-sclérose, des maladies du Poumon et de la Peau, il faut donc l'utiliser le plus possible dans la cuisine.

Voici une recette, qui, en réalité, n'est qu'une « Tisane d'Ail », appropriée aux besoins culinaires et dont le résultat est, pour ceux qui la consomment pour la première fois, une véritable révélation, car cette soupe est exquise et... ne sent pas l'Ail, ce qui décidera à l'essayer bien des personnes ayant des idées préconçues contre ce précieux Condiment.

Prendre, pour chaque personne, une gousse d'Ail de grosseur moyenne, mettre dans quantité d'eau suffisante, ajouter sel et poivre et laisser bouillir jusqu'à ce que les Aulx soient tout à fait ramollis. Ecrasez-les pour les réduire en purée fine. Retirez du feu.

A ce moment cassez des Œufs frais dans un bol ou une assiette creuse (un œuf pour deux personnes), versez dessus un peu de soupe en battant avec force le mélange pour assurer la liaison du blanc. Versez dans la soupe en remuant sans cesse et ajouter du Beurre frais.

D'autre part, dans la soupière, mettez des morceaux de pain, coupés en dés, que vous avez fait revenir avec du beurre blond, versez la soupe. Couvrez, laissez tremper et servez avec un semis de Persil haché fin. (Extrait de « Connais-toi d'abord », tome II, page 256.)

Voir " l'Ail-médicament" 286.

165 — SOUPE A L'OIGNON

Ainsi que l'Ail, l'Oignon est un Dépuratif du sang et un Antiseptique des voies intestinales et urinaires par *l'Iode* et le *Soufre* qu'il renferme.

On le recommande aussi comme préservatif des maladies et comme curatif dans les maladies du Foie, la Grippe, et notamment dans l'Artério-sclérose, en raison de la quantité importante de *Silice* qu'il renferme et dont le rôle est *d'assouplir* les os et les artères en se combinant avec la *Chaux* et les autres corps, qui constituent la base de la structure de ces organes.

La Soupe à l'Oignon, connue et appréciée par tout le monde, doit être préparée sans faire brûler les Oignons, on doit donc les faire roussir à peine en les tournant constamment dans du Beurre 94, ou de la bonne Huile d'olive 143. Et pour les personnes qui ne veulent manger les Oignons en nature il conviendra d'en exprimer le plus de jus possible en les pressant dans une passoire avec un pilon de bois.

Voir « l'Oignon-médicament » 285.

166 — SOUPE AUX POIREAUX

Le Poireau, ainsi que je l'ai dis dans « Connais-toi d'abord » (tome II) est un des plus précieux aliments, car il renferme de la *Magnésie*, élément indispensable pour la structure des nerfs, du *Fer*, corps également indispensable aux globules rouges du Sang, ainsi que du *Soufre*, qui est un Antiseptique intestinal et un spécifique des maladies Rhumatismales et de la Peau, et de la *Silice* dont les propriétés ont été expliquées au mot Oignon 285.

Il faut donc en consommer en toutes saisons et notamment comme Soupe aux Poireaux, dont je n'ai pas besoin de rappeler ici la formule, bien connue de tout le monde.

Comme pour tous les aliments cuits il convient de la saupoudrer, au moment de la manger, avec des Plantes aromatiques 150, où l'on aura mêlé un peu de Poireau *cru*, ainsi qu'avec des Farines de céréales 77 fraîchement moulues.

HORS=D'ŒUVRE

168 — HORS-D'ŒUVRE "VITALISÉS" (Crudités 55)

Tomate, Chou cru, vert ou rouge, Epinard, Légumes verts quelconques, selon les saisons, y compris les Salades, l'Oignon, l'Ail, que l'on préparera selon les prescriptions indiquées au ch. 55, ainsi que des Olives vertes très dessalées ou des Olives noires arrosées d'Huile d'olive fruitée et des Radis avec les feuilles du milieu.

169 — HORS-D'ŒUVRE A " REVITALISER "

Pour les autres Hors-d'œuvre Conservés au Sel, fumés, ou en boîtes — y compris les Sardines à l'huile — il ne faut les consommer qu'avec circonspection et après les avoir *revitalisés* en y versant dessus du jus de Citron ou de la véritable Huile d'olive 143, ou du vrai Vinaigre 147.

170 — AIOLI *(bonne formule pour remplacer la Mayonnaise)*

Prendre, pour un jaune d'Œuf, une à deux gousses d'Ail 286 moyennes et six Amandes 121 émondées à l'eau chaude. Piler Amandes et gousses d'Ail, ajouter le jaune d'œuf, du sel, très peu de poivre et confectionner, comme d'usage, avec de l'Huile d'olive fruitée 143; puis terminer en ajoutant, au lieu de Vinaigre, le jus d'un Citron 110 entier (à défaut, prendre du Vinaigre de vin 147).

L'Aioli ainsi préparé sent à peine l'Ail et constitue un aliment de premier ordre.

CONDIMENTS (*Voir* 146.)

HUITRES ET COQUILLAGES CRUS (*Voir au mot Huîtres* 184.)

171   LÉGUMES

172 — CUISSON DES LÉGUMES

De préférence cuire les Légumes « à la vapeur » dans les ustensiles spéciaux vendus pour cet usage. A défaut, après les avoir nettoyé et lavé, les plonger dans la stricte quantité d'eau salée nécessaire pour leur cuisson. Bien couvrir la marmite pour que ne s'échappe pas leurs Aromes précieux, les retirer, selon leur structure plus ou moins résistante à la cuisson, sitôt qu'ils sont tendres à point, ce qui demande de dix minutes à trois quarts d'heure au plus pour les Légumes frais.

Souvenez-vous que moins les Légumes *seront cuits* mieux ils seront *digestes* et plus ils seront nutritifs.

N'abusez pas du Sel 148, qui fatigue les Reins et supprime la sapidité si exquise des bons Légumes.

Ne les faites pas *revenir* à la poêle, et ne les imprégnez pas de Graisse pendant leur cuisson : lorsque vous les servez, placez dessus quelques petits morceaux de bon Beurre frais que vous laissez fondre. Saupoudrez-les aussi de Cerfeuil ou de Persil haché ou des Fines herbes 151.

Nota. — Pour complément consulter les chapitres 96 et 97.

173 — OIGNON (*Purée d'*) (285.)

Faire cuire des Oignons dans de l'eau légèrement salée et quand ils sont cuits à point on les réduits en purée en y ajoutant du Beurre frais.

174 — OIGNON (*Décoction d'*) (285.)

Faire cuire des Oignons comme ci-dessus avec une quantité plus grande d'eau. Quand ils sont cuits verser sur une passoire en pilant pour extraire le plus possible le jus des Oignons. (S'emploie dans la Grippe et toutes les Enflures (Hydropisies.) *Voir* 284.

175 — POMMES ET POMMES DE TERRE (*Purées de*)

La Pomme étant un des meilleurs fruits qui existent, non seulement pour sa valeur nutritive, mais aussi pour sa richesse en *Phosphore*, si précieux pour l'énergie nerveuse, et en *Malates*, lesquels facilitent la digestion des amidons, on n'en consommera donc jamais trop.

Voici une manière d'utiliser la Pomme comme légume conjointement avec la Pomme de terre. Cette dernière étant un aliment pauvre en principes réellement nutritifs, en la mêlant avec la Pomme qui est un fruit très substantiel on en fera donc un légume absolument parfait, aussi bien pour le goût que pour son utilité nutritive.

Préparer par parties égales, une compote de Pommes et une purée de Pommes de terre, mêler les deux et au moment de servir ajouter du Beurre frais.

Ce plat se mange salé, comme Légume, ou sucré, comme Entremet.

Pour quelqu'un qui n'a pas été prévenu, la saveur délicate de ce plat rappelle, pour ceux qui en ont goûtés, la Patate sucrée ou les délicieux Ignames de Chine.

Il convient à tout le monde, notamment aux enfants, aux vieillards et aux malades.

176 — CHATAIGNES ET MARRONS

Ainsi que je l'ai démontré, dans le chapitre où je traite de ces excellents Fruits nutritifs 122, le pouvoir alimentaire des Châtaignes et des Marrons est des plus précieux pour les buts que nous poursuivons, car en outre de leurs principes nutritifs, proprement dits, comme les *Albuminoïdes* et l'*Amidon*, ils renferment aussi du *Sucre naturel* en quantité très appréciable, ce qui en fait un aliment *calorigène* et *énergétique* de premier choix; donc à recommander à toutes les personnes à qui l'*Energie dynamique et la Chaleur* naturelle fait défaut, c'est-à-dire, à toutes les personnes dont la Santé ébranlée, ou l'âge, a causé une Dépression physiologique.

Ces graines conviennent également à toutes les personnes qui ont besoin de Force musculaire pour leurs travaux, et en hiver elles fournissent au corps la chaleur dont il a plus particulièrement besoin pendant la froidure.

Pour ne pas me répéter on trouvera différentes recettes culinaires dans le chapitre où je traite de ces graines, notamment pour le remplacement des Pommes de terre, racine culinaire pauvre en éléments réellement nutritifs, par les Châtaignes et les Marrons 122.

ŒUFS

177 — COMMENT IL FAUT MANGER LES ŒUFS

Pour profiter de l'intégralité des éléments utiles renfermés dans les Œufs : l'*Albumine*, que la chaleur coagule à 80°, la *Graisse phosphorée* et les *Lécithines*, dont une faible température, à peine supérieure à 40°, détruit les particularités nécessaires à reconstituer l'Energie nerveuse, il faut donc les consommer *crus ou cuits*, dans certaines conditions.

Voici deux recettes permettant d'éviter la *coagulation* de l'*Albumine* et la *destruction* des caractéristiques bienfaisantes de la *Graisse phosphorée* et des *Lécithines*, renfermées dans les Œufs crus.

178 — ŒUFS CRUS BROUILLÉS DANS DU POTAGE

Pour une personne, battre un Œuf frais dans une assiette creuse, afin de bien mélanger le blanc avec le jaune, et mêler à une Soupe ou un Potage en remuant le tout.

179 — ŒUFS A LA COQUE

Faire bouillir quantité d'eau suffisante, suivant le nombre d'Œufs à chauffer. Quand l'eau bout y plonger rapidement les œufs en les immergeant avec une cuiller, *retirer aussitôt du feu* sans couvrir la casserolle.

Après trois à quatre minutes on peut alors les consommer; mais il n'y a pas d'inconvénient à attendre davantage : la température de l'eau s'abaissant de plus en plus, ni l'*Albumine*, ni les *Lécithines* ne pourront donc s'altérer par la chaleur. (Cette formule rectifie celle que m'avait donnée un chef de cuisine — publiée dans le deuxième tome de « Connais-toi d'abord » — et qui donnait des Œufs trop cuits pour répondre aux buts que je me proposais au point de vue de leurs effets dans la Digestion et la Nutrition.)

VIANDE

180 — CUISSON RATIONNELLE DE LA VIANDE

VIANDE POCHÉE

(Formule pour faire de la « Viande saignante » à l'eau bouillante, extraite du tome II, de « Connais-toi d'abord ».)

Prendre un morceau de Bœuf, tranche ou rumsteack, coupé comme pour faire un Rôti.

D'autre part, placer sur le feu une marmite contenant assez d'eau pour pouvoir baigner la viande. Saler l'eau, *très fortement*, avec une ou deux poignées de sel, selon la quantité (environ une bonne poignée par litre d'eau).

Cet excès de sel a pour but d'élever le point d'ébullition de l'eau, par conséquent de *coaguler très fortement l'Albumine* qui recouvre l'extérieur de la viande et, par ce procédé, d'en faire une sorte de *vernis insoluble*, qui la protégera contre l'introduction de l'eau et du sel, à l'intérieur, en même temps qu'il assurera une cuisson régulière et modérée, non destructive des *Ferments sarcolactiques solubilisateurs* 27 de l'*Albumine*, renfermées avec elle, mais qu'une trop forte chaleur aurait détruit.

Lorsque l'eau bout à gros flocons plongez la viande dans la marmite, couvrez aussitôt, maintenez le feu très vif et comptez de quinze à trente minutes, suivant la grosseur du « rôti ». Retirez alors du feu *sans découvrir* et laissez pocher sur le côté du fourneau de vingt à trente minutes, toujours suivant la grosseur du morceau de viande.

Servez en coupant les tranches comme s'il s'agissait d'un véritable rôti, dont la viande ainsi préparée a l'aspect et le goût.

Se consomme avec du gros sel et avec n'importe quels légumes, des Pommes de terre à l'anglaise ou des Châtaignes bouillies 123.

Pour les personnes qui sont en traitement et dont l'estomac est faible, enlever toute la surface coriace, qui est indigeste et nuisible à la digestion.

Nota. — Pour complément sur la Viande consulter le chapitre 103.

181 — RAGOUT IRLANDAIS (*Irish-Stew*)

(Formule remplaçant les Ragoûts français, indigestes pour beaucoup d'estomac, en raison de la façon de les préparer. — Extrait de « Connais-toi d'abord », tome II.)

Prendre du Mouton — ou tout autre viande — coupé en morceaux, des Poireaux coupés menus, des Navets et des Pommes de terre, taillés plus ou moins gros, ajouter du Cerfeuil, des Oignons, un peu d'Ail, du Thym et du Laurier, mettre un peu de Graisse si la viande est maigre, assaisonner de Sel et d'un peu de Poivre. Couvrir d'eau, laisser bouillir quelques minutes et cuire à petit feu une heure environ.

Ce ragoût est excellent comme goût et très nutritif.

On peut aussi, au moment de le servir, y ajouter un semis de Plantes aromatiques 150, ce qui le rendra encore plus digestif.

Avec des restes de viande, comme le Bœuf bouilli, on peut également confectionner le Ragoût irlandais, mais alors on le cuira un peu moins longtemps.

POISSONS

182 —— PRÉPARATION DU POISSON. — Le Poisson, qu'il est si difficile de se procurer frais, s'altérant très vite, même s'il a été conservé dans la glace, devra être consommé après avoir été cuit dans un Court-bouillon où l'on aura mis des Plantes aromatiques 150.

Lorsqu'ils sont de moyenne grosseur, une excellente méthode consiste à introduire dans leur abdomen un mélange de Plantes aromatiques, composé de Persil, Thym, Laurier, Sarriette, Estragon, Sauge, Oignon et Ail (il n'est pas indispensable que toutes ces plantes figurent dans ce mélange aromatique), on peut alors, ensuite, les faire cuire au four ou au gril.

Au moment de servir il faudra toujours arroser de jus de Citron 110, les Poissons pêchés depuis quelque temps.

Les Poissons frais, bien entendus, ne demandent aucune de ces précautions, on peut donc les consommer à sa guise.

183 — LE COURT-BOUILLON (Recette précieuse de mon ami Paul BOUILLARD)

« La meilleure façon de « court-bouillonner » un poisson consiste à se servir d'une poissonnière munie d'une grille à sa taille et à deux anses. Cela permet de retirer le poisson et de l'égoutter sans risquer de le briser. Je parle bien entendu pour une pièce entière. Un « court-bouillon » se compose de moitié eau, un quart de vin blanc, un quart de Vinaigre blanc et des Aromates.

« Si le mot « court-bouillon » est précédé de l'adjectif « court » cela signifie que le poisson ou le crutacé doivent cuire dans un mouillement qui ne doit pas dépasser le double de leur volume.

Procédez ainsi. Emincez : carottes, oignons, échalotes, branche de céleri. Bottelez et ficelez un bouquet, composé de feuilles de laurier, brindilles de thym, racines de persil. Jetez et étalez ces Aromates dans la poissonnière, tapissez-en le fond. Ajoutez un sachet de poivre en grains écrasés. Posez la grille sur les Aromates et mouillez en respectant les proportions, d'eau, vin blanc et Vinaigre blanc. Salez pour le volume du liquide.

« Amenez à l'ébullition, conservez-la frémissante, pour éviter la réduction.

« Les Condiments doivent prendre le temps de cuire complètement à seule fin de *se donner* tout à fait au « court-bouillon » lequel se chargera par la suite d'être leur interprète auprès du poisson ou du crustacé auquel il est destiné. Vingt minutes de cuisson suffisent.

« Etendez le poisson sur la grille dans son court-bouillon. Dès que l'ébullition arrêtée par le contact du poisson se produit à nouveau, retirez la « poissonnière » sur la plaque du fourneau en un endroit suffisamment chaud. Le poisson soumis au « court-bouillon » doit « pocher ». L'ébullition doit être évitée et le degré de température du « court-bouillon » ne doit pas dépasser 99 degrés, détail qui a énormément d'importance. Un poisson destiné à être servi froid doit refroidir sur son lit d'Aromates et dans sa propre cuisson. — (Paul BOUILLARD).

184 — HUITRES & COQUILLAGES

LA VALEUR ALIMENTAIRE DE L'HUITRE. — Entre tous les aliments que nous tirons de la mer les Huîtres méritent au premier chef une mention spéciale. Telle est la conclusion qui se dégage d'une fort intéressante communication présentée à l'Académie des sciences par M. le professeur Joubin, au nom de Mme Randouin, chef du laboratoire d'Hygiène alimentaire.

Mme Randouin, en effet, a constaté, après de sérieuses recherches, que ces mollusques sont d'une assimilation très aisée par l'organisme en raison de leur richesse en Vitamines qui est au moins égale, sinon supérieure, à celle des Citrons que l'on a coutume de leur associer en guise d'assaisonnement. Aussi jouissent-elles d'un pouvoir Antiscorbutique très marqué, ainsi que l'expérience l'a vérifiée.

Sans négliger, ajouterai-je, qu'au point de vue digestif les Huîtres et tous les coquillages *crus* conviennent à tous les estomacs, même les plus délabrés, en raison de leur richesse en *Diastases* 25, car les Huîtres et les Coquillages sont parmi les meilleurs *Aliments crus* « régénérateurs », étant par excellence des Aliments « *réellement vivants* ».

Quant au danger qu'ils peuvent causer en donnant la Fièvre typhoïde on le supprime radicalement par l'adjonction de Jus de Citron et l'ingestion, après leur consommation, d'un peu de bon Vin blanc, lesquels détruiront le *Bacille paratyphoïque* lorsque, pour les Huîtres, elles ont été parquées dans des milieux contaminés ou qu'elles ont été arrosées avec des Eaux souillées.

LES SALADES

185 — L'UTILITÉ DES SALADES

« *Mes enfants, si vous mangez de la Salade, jamais vous ne serez malades.* » Ainsi s'exprimait une bonne vieille grand'mère en s'adressant à ses petits-enfants.

Ce propos me fut rapporté par une dame à qui j'ordonnais des « crudités » pour réparer sa santé et qui s'en montrait toute réjouie, les aimant d'instinct et en ayant été privée depuis longtemps : la Faculté les lui ayant interdites.

Or, de toutes les Crudités, la Salade tient et a toujours tenue la première place dans l'Alimentation, et quoique sa digestion laisse parfois à désirer, au point de vue dissolution de sa texture dans les intestins, cela n'est pas un inconvénient, au contraire, puisque les fibres non digérées favoriseront dans l'estomac le malaxage en empêchant la compacité des autres aliments et notamment des Purées, si difficiles à digérer en raison même de cette compacité. Et, plus tard, les fibres et les feuilles non digérées de la Salade — comme de tous les autres légumes, ainsi que la peau et les pépins des légumineuses et des fruits —, favoriseront, par leur intervention, ce malaxage et l'empêchement de la compacité, la Chylification, dans l'intestin grêle, et l'évacuation des matières excrémentielles dans le gros intestin, sans, pour cela, causer par leur présence ni *Intoxication* ni *Infection*, contrairement aux aliments d'origine animale.

En outre, par les *Diastases* 26 et les *Vitamines* 31, que la Salade contient en abondance, elle aide, à la fois, à la digestion des aliments avec laquelle elle est mêlée et à leur « Revitallisation » dans le cas où ils auraient été trop cuits ou de mauvais aloi, au point de vue naturel.

Il ne faut pas oublier, non plus, que l'adjonction dans la Salade de *véritable* Vinaigre de vin 147 et de *bonne* Huile 143, font de cette « Crudité » un adjuvant de premier ordre pour le travail digestif : les *Ferments acéti* renfermés dans le véritable vinaigre — le mauvais ne renferme que de l'*Acide acétique*, produit caustique et irritant — aidant à la solubilisation de la Salade dans l'estomac, en même temps qu'il intervient, comme la *Levure* — avec laquelle il s'apparente — aux phénomènes si complexes de la *modification* des corps alimentaires pour les approprier à notre propre organisme; en même temps que l'huile favorisera la lubréfaction de tout le tube intestinal, ce qui, en définitive, fera éviter ou contrariera la Constipation.

Lorsqu'il s'agit de Salades coriaces, comme le Céleri en branches ou en raves, il est bon de leur y ajouter un peu de bonne Moutarde 152, pour les raisons que j'explique à ce mot.

186 — SALADE TONI-CALMANTE

Pour les personnes très Affaiblies et qui ont le Système nerveux agité, voici une recette de Salade où les propriétés nutritives et excitantes de l'OEuf 177 sont contre-balancées dans ses effets excitants par les vertus calmantes de la Laitue, cette dernière renfermant du *Lactucarium*, produit ayant les propriétés de l'*Opium* sans en avoir les inconvénients 289.

Pour une personne, casser un Œuf, préalablement cuit à la coque 179, dans une Salade de laitue et assaisonnez d'un peu de Sel 148, de Vinaigre de vin 147 et assez copieusement d'Huile d'olive 143. Cette Salade toni-calmante se prend le soir, de préférence.

187 — SALADE BASCONNAISE

Voici la recette du plat de résistance des Végétariens, qui font du *Végétalisme cru*, la base de leur alimentation :

150 grammes de racines et de tubercules *crues* : Carottes, Navets, Choux-raves, Rutabagas, Betteraves, Salsifis, Topinambours, Pommes de terre.

15 grammes d'Oignons et Poireaux *crus*.

100 grammes de Choux divers *crus*.

60 grammes de Salades diverses et de saison *crues*.

250 grammes de Pommes de terre *cuites* en robe de chambre.

25 grammes d'Huile.

Selon moi, à cette Salade il convient d'ajouter du Sel 148 et du Vinaigre de vin 147, pour la rendre plus digeste, et aussi un peu d'Ail 286 et de Fines herbes 151 hachés, afin qu'elle soit mieux harmonisée au point de vue de ses effets biologiques.

188 — SALADE JAPONAISE

Cette salade se compose d'Ananas, Oranges, Tomates, cœurs de Laitues ou cœurs de Romaines, et Crème fraîche.

Ces fruits sont coupés en petits carrés, si on les sert dans le cœur de la Laitue, et en petites tranches si on doit les servir sur un demi-cœur de Romaine.

Les fruits doivent se préparer séparément : l'Ananas doit être acidulé d'un jus de Citron; à la Tomate, on ajoutera une pincée de sucre, une pointe de sel et un jus de Citron; pour l'Orange, pas d'assaisonnement.

Tenir le tout dans un endroit très frais.

Au moment de servir, dresser les fruits soit dans les cœurs de Laitues ou sur un demi-cœur de Romaine en les alternant, les arroser d'une légère cuillerée de Crème acidulée d'un jus de Citron et relever d'une pincée de sel.

Servir une saucière de la même crème (1).

NOTA. — L'Ananas peut être remplacé par des Pommes ou des Poires, choisies parmi les espèces les plus parfumées, ou encore par des Bananes coupées en rondelles que l'on a fait macérer un certain temps avec du jus de Citron. (N. de l'A.)

Salades (**Les vertus médicales des**). — (Voir 288.)

---

(1) Cette recette, que j'avais reproduite le 20-2-1912, dans « Pages utiles », **une petite** revue que je dirigeais à cette époque, avait pour auteur M. A. Escoffier, **le grand artiste** culinaire bien connu.

FROMAGES

189 — FROMAGES GRAS FERMENTÉS

Saupoudrer de graines d'Anis vert, de Cumin ou de Fenouil 297 les Fromages fermentés, lorsqu'ils sont trop avancés ou que votre tempérament les supporte mal, vous vous assurerez, par cette pratique, leur digestibilité sans *putridité* ni *infection subséquente*. Néanmoins n'abusez pas de ces fromages dans votre alimentation.

190 — FROMAGE BLANC

Le Fromage blanc que l'on vend dans les grands centres, ayant été *caillé* avec de la Présure (Ferment lactique provenant de l'estomac des veaux) en faisant *fortement chauffer* le lait, pour que l'opération de caillage s'opère plus rapidement, il s'ensuit que pour beaucoup il est indigeste. On y remédie en l'écrasant finement pour supprimer sa trop grande compacité et en y incorporant des Graines aromatiques 297 comme l'Anis vert, le Cumin ou le Fenouil. Ou encore en le mêlant avec des Plantes aromatiques, sous forme de Fines herbes hachées.

191 — LAIT CAILLÉ AU CITRON

Voici une formule que j'ai toujours recommandée et qui donne d'excellents résultats dans toutes les Inflammations de n'importe quel organe intestinal; et cela parce qu'elle part d'un principe naturel, en prenant pour base un Ferment vivant d'*origine végétal*, auquel s'ajoutent des *Diastases* 26 et des *Vitamines* 27, ce qui n'est pas négligeable pour la digestion et ses effets.

Faites *légèrement chauffer* le lait, en faisant écouler en même temps du jus de Citron, pendant qu'avec une cuiller de bois ou argentée vous tournerez constamment. Lorsque le lait commence à prendre une consistance granuleuse, cesser d'exprimer le jus de Citron et verser le lait dans des bols. Vous pourrez le consommer tel, dès qu'il sera froid, ou légèrement sucré, ou mêlé de Graines aromatiques 297 ou des Plantes aromatiques 150, sous forme de Fines herbes hachées 151.

Le Lait qui ne veut pas cailler

Un jour, Mme d'A..., me rendant visite, me dit qu'étant à Paris il lui fut impossible, malgré l'incorporation du jus de plusieurs Citrons, de faire cailler son lait?

Je lui répondis que pour que le lait *ne tourne pas* certains fournisseurs trouvaient très pratique d'y incorporer des « *Conservateurs* », c'est-à-dire, des *destructeurs* du *Ferment lactique* et autres Ferments et *Diastases* 26 que le Lait naturel 79 contient toujours avec lui en suspension.

Par le « citronnage » vous aurez donc là, chers amis, un moyen de contrôle pour vous assurer si votre lait est de bon aloi et, conséquemment, de ne plus vous fournir chez les marchands qui usent de ce procédé de *dénaturation*, quasi criminel, puisqu'il empêchera ultérieurement le lait de se digérer, donc de remplir son rôle dans la Nutrition.

Pauvres enfants! Pauvres malades! à qui le Lait est indispensable ou recommandé et qui, par ignorance, usent de cet aliment sophistiqué.

192 — LAIT CITRONNÉ

Voici un autre procédé, qui répond tout à fait aux buts de ma méthode et dont les résultats, au point de vue Nutrition et Antimicrobicide, sont tout à fait d'accord avec les règles de l'hygiène et de la digestion. Ce qui le démontre, c'est que pour les personnes *qui ne digèrent pas le lait*, pris de cette manière, il est parfaitement assimilé et ne cause ni Diarrhée ni Constipation. Bien mieux, il guérit la première, ainsi que me l'écrivait, le 21-1-24, un de mes lecteurs, M. Ch. P..., à Paris : « Ma femme a eu ces jours derniers de l'Entéro-colite, laquelle la faisait souffrir atrocement. Depuis vendredi dernier je lui fait prendre du lait avec du jus de Citron. Vraiment, je suis réjoui du bien-être qu'elle a éprouvée depuis ce jour : disparition de la Diarrhée et des douleurs abdominales. Elle dort très bien la nuit et vaque à son travail comme si elle n'avait jamais rien eu. »

Quant à la cause de cet heureux résultat, je suis tout à fait fixé, je la connais et la pratique depuis fort longtemps, c'est surtout au jus de Citron qu'il faut la faire remonter. Au reste, reportez-vous au mot Citron 110, c'est-à-dire à ce que vous avez déjà lu, si, comme j'en suis convaincu, vous avez commencé la lecture de ce livre, là où il fallait : par la première page.

Voici comment l'on prépare le Lait citronné, telle que j'en donne la recette dans le deuxième tome de « Connais-toi d'abord » :

« Pour un demi-litre de lait, contenu dans un bol, on prend un demi Citron dont on exprime le jus, goutte à goutte, dans le lait en le tournant constamment avec une cuiller.

« On consomme le Lait citronné dès qu'il a pris une consistance granu-leuse semblable à du riz ou de la semoule; ce que l'on peut activer en le faisant tiédir au préalable.

« On le prend tel, de préférence, ou sucré au Miel 135.

« Son goût est des plus agréable, en raison des Aromes et des saveurs du jus de Citron, et sa digestion facile, contrairement au Fromage blanc, ou Caillé dans lesquels la *Caséine* est trop coagulée; en outre il ne constipe pas parce que le Petit lait reste incorporé avec lui; c'est donc aussi, qualité appréciable, un Aliment complet, n'ayant été séparé d'aucun de ses consti-tuants primitifs. »

193 — ROQUEFORT

Un mot sur ce bon — au sens digestif — fromage fabriqué avec du lait de brebis et qui, dans des caves spéciales, a reçu un ensemencement de champignons microscopiques, assez semblable à la moisissure du pain.

Le Roquefort, lorsqu'il est frais, pris en petite quantité, est un excel-lent digestif, en raison de certaines *fermentations*, qui lui sont propres, et qui favorisent celles de la digestion.

194 — FROMAGES NON FERMENTÉS A PATE BLANCHE : COULOMMIERS, BONDON, ETC.

Parmi les bons Fromages, tous ceux à pâtes blanches peuvent être utilisés, à la condition de les bien mâcher avec du Pain; ou encore s'ils commencent à redevenir gras, en y mêlant des graines d'Anis vert, de Fenouil ou de Cumin.

195 — FROMAGES DE CHÈVRE

Les Fromages de chèvres, frais ou secs, sont des aliments très reconstituants : le Lait de chèvre 68 renfermant beaucoup d'Albuminoïdes est très nutritif.

196 — FROMAGES CUITS : GRUYÈRE, HOLLANDE, ETC.

Les Fromages cuits, comme le Gruyère, le Hollande, etc., sont également des aliments très substantiels par leur richesse en Caséine (Albuminoïde du lait), mais comme ils ont été *cuits* ils ne sont pas « revitalisants », il faut donc les manger après la Salade 185, ou mêlées à cette dernière.

Nota. — *Pour compléments à Fromages, consulter le chapitre* Lait 79.

DESSERTS ET ENTREMETS

197 — CRÈMES ET FLANS

Pour faire des Crèmes ou des Flancs, il faut comme bases, des œufs, du Lait et des Aromes naturels, et non pas les produits artificiels que l'on vend actuellement pour la confection des « Crèmes instantanées », lesquels ne contiennent, la plupart du temps, que de la Farine de Maïs, du Fucus (Gélose), des Colorants et des Parfums, venus d'on ne sait d'où et fabriqués on ne sait comment?...

Oh! paresse, que de maladies on crée en ton nom!

Comme les Crèmes et les Flancs d'œufs sont des aliments très nutritifs et *sains* lorsqu'ils sont confectionnés avec des Œufs frais, du bon Lait et des Aromates naturels 297, comme la vraie Vanille 210, donnez-vous la peine, madame, au nom de votre santé, de celle de votre mari et de vos enfants de confectionner cet Entremet avec ce qu'il faut, et non pas avec des « erzats » qui vous empoisonneront lentement mais sûrement.

Quant à la recette, elle est tellement connue, que j'estime inutile de la rappeler ici.

198 — CRÈMES DE CHATAIGNES OU DE MARRONS

Ces Crèmes de Châtaignes ou de Marrons étant le meilleur des Entremets pour les malades dont la nutrition est appauvrie, les enfants et les vieillards, je vous les recommande instamment. Vous en trouverez la recette au chapitre traitant ces graines 122.

199 — MOUSSE A L'AGAR-AGAR

Dans la Pharmacopée on se sert actuellement, sous différentes formes, de l'Agar-agar 268, ce produit naturel, extrait d'Algues marines et dont la composition merveilleuse en fait le premier de tous les corps hygroscopiques, en raison de son pouvoir d'absorber jusqu'à cinq cents fois son volume d'eau, et d'être, en outre, un corps *imputrescible*, pour la raison qu'il ne renferme pas d'*Albuminoïdes* susceptibles de se putréfier.

On a donc recommandé, avec juste raison, l'Agar-agar aux Constipés, car en se gonflant d'eau dans l'intestin, lorsqu'il passe ensuite dans la région Iléo-cæcale, il évite la stagnation des résidus, qu'il dilate, et, de ce fait, favorise d'autant mieux l'expulsion des Matières fécales.

Mais, au lieu de le prendre en poudre, ainsi qu'on le recommande habituellement, je préfère l'ordonner sous forme de Mousses parfumées avec des jus de fruits de saison, ou de Citrons et d'Oranges ; on obtient ainsi les mêmes résultats à l'égard de la Constipation, avec cette différence, qu'ainsi préparé, on déguste un excellent dessert dont l'action bienfaisante des Jus de fruits vient s'ajouter à celle de l'Agar-agar.

La préparation des Mousses est facile, il suffit de faire tremper de 15 à 20 grammes d'Agar-agar, suivant la qualité, en paillettes ou concassé, dans un peu d'eau, et lorsqu'il commence à gonfler, d'ajouter, pour compléter, un litre d'eau légèrement sucrée ou miellée. On place sur le feu et l'on fait fondre à petit feu en donnant quelques bouillons. On retire du feu, puis lorsque le liquide commence à refroidir, on ajoute le jus des Fruits, on mêle bien en tournant, l'on verse dans les tasses et on laisse prendre en gelée dans un endroit frais.

Si la proportion d'Agar-agar était convenable, on peut démouler au moment de servir sur des soucoupes.

Dans le cas où la gelée serait trop ferme, on diminuera la quantité d'Agar et, au contraire, si elle n'est pas assez consistante on l'augmentera proportionnellement.

On peut également faire une excellente Crème avec l'Agar-agar, en faisant fondre ce dernier avec très peu d'eau, et lorsqu'il est complètement fondu sur le feu, on ajoute le Lait sucré, dans lequel on aura battu des jaunes d'œufs avec en peu de bonne Vanille 210.

Pour la Crème, lés proportions de liquides par rapport à la quantité d'Agar-agar, sont les mêmes que pour les Mousses.

200 — RAOUT LOCOUM (LOCOUM DES TURCS)

Le Raout locoum des Turcs, cette confiserie très appréciée, n'est pas autre chose que de la Gelée d'Amidon, un peu ferme, aromatisée, coupée en morceaux carrés et roulés dans un mélange de Sucre, Farine et d'Amidon.

Préparation. — Commencez par délayer 30 grammes d'Amidon dans un peu d'eau froide ; puis ajoutez 500 grammes d'eau bouillante sucrée au Miel 135 et parfumée avec un jus de fruits quelconques (Orange, Citron, Fraise, Cerise, etc.), ou encore une infusion de Plantes aromatiques (Menthe, Violette. Rose, etc.), laissez bouillir quelques instants en tournant sans cesse jusqu'à ce que la gelée soit devenue semi-transparente. Coulez dans un moule plat et après refroidissement, coupez-les en carrés que l'on roule dans du Sucre pulvérisé fin mêlé par moitié d'Amidon.

Ainsi préparé, le Locoum est un Emolient et un Pectoral.

COMPOTES ET SALADES DE FRUITS

201 — COMPOTES DE FRUITS « A FROID »

Coupez vos fruits en morceaux. Dénoyautez Cerises, Prunes, Abricots, Pêches. Mélangez le plus possible de Fruits. Saupoudrez avec du Sucre en

poudre, agitez vos Fruits en secouant votre compotier de bas en haut pour
que le Sucre recouvre tous les Fruits. Puis laissez le tout reposer au
frais au moins pendant une heure.

En procédant de cette manière, vos Fruits baigneront dans un Sirop,
dont le Sucre d'épicerie aura eu le temps de se « revitaliser » par les
Diastases des Fruits. Vous obtiendrez ainsi une Compote *préparée à froid*,
donc entièrement « vitalisée » avec toutes les Diastases et les Vitamines 25
des Fruits, qui, autrement, par la cuisson, auraient été détruites pour la
plupart.

202 — COMPOTES DE FRUITS « A CHAUD »

Après avoir lavé, nettoyé, épluché et dénoyauté, selon les espèces, les
fruits à cuire, les mettre dans l'ustensile destiné à leur cuisson avec juste
la quantité nécessaire d'eau et *très peu de Sucre* 130.

Puis les faire cuire à petit feu le moins longtemps possible.

Dans le compotier où elles seront servies « revitalisez » vos Compotes
avec du jus de Citron 110, et du Miel 135, si vous les voulez bien sucrées;
ou, encore, de préférence, *avec du jus cru obtenu avec les mêmes Fruits*.

203 — POMMES ET POIRES CUITES AU FOUR

Les Pommes et les Poires cuites au four sont des aliments sains et
nutritifs et meilleurs que les Compotes pour la santé parce que leur Peau
a protégé leur pulpe intérieure contre l'excès de chaleur venant du four.

204 — BANANES CUITES AU FOUR

Une bonne recette pour consommer les Bananes consiste à les cuire au
four avec leur peau. Pour cela il faut les prendre bien ferme et ne pas
trop les faire cuire. On les consomme sans Sucre en nature ou avec des
Biscuits secs.

205 — BEIGNETS DE BANANES

Coupez des Bananes en rondelles pas trop minces et procédez comme
vous le feriez pour des Beignets aux Pommes.

Ce dessert est exquis surtout lorsque les Beignets sont cuits dans
l'Huile d'olive 143, ce qui les rend plus légers.

206 — SALADE DE « TOUS FRUITS » AU CHAMPAGNE

Préparez d'avance du Vin blanc miellé préparé comme suit : Pour un
litre de Vin blanc ajouter 50 grammes de Miel, faire dissoudre au bain-
marie, en agitant sans cesse. Lorsque le Miel est bien fondu laisser reposer
dans une cruche environ deux jours, dans un endroit modérément tiède,
comme celui d'une cuisine, jusqu'à ce que la surface du liquide commence
à bouillonner. A ce moment couper dans un compotier des Fruits de tout
espèce, suivant les saisons, et verser dessus le Vin blanc miellé en fermentation. Placer le compotier sur de la glace ou le mettre dans un endroit
frais.

Cette recette, que je crois personnelle, est une des meilleures pour
consommer les Fruits crus à tous les points de vue : Hygiène, Santé, Cure,
Digestion et... Gourmandises!... — Oui, madame, et vous aussi monsieur,
sans oublier vos enfants.

207 -- SALADE DE FRUITS « SUPRA VITALISÉE »

Mêler dans un compotier, après les avoir coupés et dénoyautés, toutes sortes de Fruits, y compris un Citron 110 entier avec sa peau (ou une Orange 115), et une ou deux Bananes.

Immerger, au ras des Fruits, avec du bon Vin blanc 256, et du Miel 135 en assez grande quantité pour sucrer à convenance cette salade de Fruits.

Placer ensuite le compotier dans un endroit frais et consommer après vingt-quatre heures de macération.

NOTA. — Au lieu de Miel on peut employer du Sucre cristallisé, qui, dans cette recette, sera moins nuisible qu'en nature ayant été assez fortement diastasé par les fermentations qui se produisent pendant le temps de macération pour ne plus avoir autant d'inconvénients que dans son état primitif.

208 -- MARMELADES D'ORANGES ET CITRONS AU MIEL

Prendre trois Oranges 115, et un Citron 110, en choisissant les espèces à peau épaisse, qui sont plus parfumées. Les couper en petits morceaux dans un compotier. Ajouter 200 à 300 grammes de Miel 135, suivant la grosseur des Fruits. Mettre les Pépins dans une casserolle émaillée avec un peu d'eau, laisser cuire quelques minutes et passer le liquide en le laissant s'écouler dans le compotier.

Remuer le tout et verser dans la casserolle. Faites cuire à petit feu et retirer lorsque le liquide commencera à *filer*.

209 — CE QUE L'ON PEUT FAIRE AVEC LES ÉCORCES D'ORANGES ET DE CITRONS

Ne jetez pas les peaux d'Orange et de Citron 110, vous perdriez les excellents principes médicaux que ces peaux renferment et qu'il est bien regrettable de négliger. Profitez donc des recettes suivantes :

1° Lorsque vous mangez une Orange il ne faut pas n'en consommer que l'intérieur mais aussi un peu de sa peau ;

2° Pour faire une excellente Eau de toilette, mettez-en les peaux dans un pot à eau et laisser infuser *à froid* avec de l'eau, vous obtenez ainsi une délicieuse « Eau de Cologne » sans alcool;

3° Comme dessert : faites cuire les peaux d'Oranges et de Citrons, coupées en carrés, dans du Miel ou du Sucre et vous obtiendrez ainsi de délicieux fruits confits;

4° Pour en faire une Boisson stomachique — un Curaçao sans alcool, — mettez les peaux d'Oranges et de Citrons, coupées en petits dés, dans une bouteille, ajoutez du Sucre en poudre (1) et couvrez avec du bon Vin blanc. Après quelques jours de macération passez la liqueur.

Prendre un peu de cette liqueur, comme Stomachique, après le repas, ou avec de l'eau pour se désaltérer ou lorsque l'on se sent fébrile.

5° Voir aussi les chapitres :
Utilisation des Peaux de Citron et d'Orange 241;
Sirops d'écorce d'Orange et de Citron 242.

---

(1) En mélange avec les *Diastases* 26 des écorces de fruits et du vin blanc, le Sucre se « revitalisera ».

PATISSERIES

210 — PATISSERIES DE MÉNAGE

Les Pâtisseries de ménage, tout au moins telle qu'on les confectionnaient autrefois avec des produits de première qualité, comme Desserts ou pour le goûter, lorsqu'elles sont composées *exclusivement* avec des Œufs frais 177, du bon Lait 79, de la Farine récemment moulue, des Fruits frais et de très peu de Sucre 130, constituent de bons aliments très fortifiants dont il faut toutefois ne pas abuser.

Au lieu de Sucre 130, qui est un produit artificiel « dévitalisé » par la cuisson et les produits chimiques, prendre à la place, si l'on ne peut s'en passer, du Miel 135, qui est l'un des seuls *véritables sucres* fournis par la nature. Dans tous les cas, réduire l'usage du Sucre au strict minimum.

Méfiez-vous pour la préparation des Pâtisseries où il entre de la Vanille de vous laisser donner de la *Vanilline* (1), produit de synthèse qui n'a comme antécédents que des résidus de la houille, d'où sont extraits les produits synthétiques, y compris les parfums les plus suaves... pour les nez qui ont perdu les subtilités du sens offactif.

Méfiez-vous aussi des gousses de Vanille trempées dans de la *Vanilline* après avoir été *dévanillées* pour en retirer le véritable parfum de Vanille. La véritable Vanille porte sur les tubes où les gousses sont enfermées le lieu d'origine, généralement l'Ile Bourbon, et de plus, au lieu d'être comme vernies, ainsi que se présentent les gousses de Vanilles sophistiquées, elles sont recouvertes d'une sorte de givre, semblable à des petites paillettes brillantes.

C'est avec des produits du même acabit que, maintenant, dans les cuisines, les restaurants, les pâtisseries on remplace les bonnes et saines choses que la bonne nature, dans son respect pour nous-mêmes, nous avait pourtant prodigué à l'infini.

Soyez donc étonné, après cela, que tout le monde soit malade, puisque maintenant dans l'alimentation tout ce qui était *naturel* est remplacé, peu à peu, par des *produits artificiels*, comme si notre corps était, lui-même, un produit artificiel, un moteur en métal!

O science ! que de mal on commet en ton nom !

PATISSERIES, CONFISERIES & BOISSONS
A BASE DE MIEL 135

211 — PAIN D'ÉPICE NATUREL

Ainsi que son nom l'indique, dans ce pain il devrait y avoir des épices, or, dans presque tous ceux qu'on vend, ou dont on donne les formules, il n'en existe pas! Pourquoi? parce que, avec le temps, si l'on a conservé le

---

(1) VANILLINE. *Aldéhide métoxypyrotocathéchique.* Cette formule si euphémique — où es-tu, sucre vanillé ? — est celle de la *Vanilline* reconstituée synthétiquement en oxidant, *l'éthyleugénol, l'acétyleugénol* ou la *coniférine.* (Voir aussi 17.)

nom, la vraie formule a été négligée. Tout le monde sait également la base fondamentale du Pain d'épice, c'est la Farine de Seigle et le Miel; et bien, la première est presque toujours remplacée par de la farine ordinaire de blé, et le miel par la Mélasse ou de la Cassonade; quand, par surcroît, certains fabricants, ainsi qu'on me l'a affirmé, n'y ajoutaient... *horesco referens*, du savon noir. Cela, je ne veux pas y croire et laisse à mon informateur toute la responsabilité de cette recette.

Voici donc l'une des meilleures manières de confectionner le « Pain d'épice, dit de Santé » :

Prendre 5oo grammes de farine de Seigle, 5oo grammes de Miel, foncé de préférence, celui dont personne ne veut, parce qu'il est trop noir et est trop parfumé, 2 cuillerées à café de bicarbonate de soude (ou mieux encore de véritable « Crème de tartre »), et 5 à 10 grammes d'Anis vert 297 en poudre, selon que l'on voudra le Pain d'épice plus ou moins parfumé. Faire fondre le miel avec le bicarbonate de soude, au bain-marie s'il est trop ferme, avec un ou deux verres d'eau, ajouter la poudre d'Anis vert, et, si l'on veut, des petits copeaux de zeste de Citron, ce qui rendra encore meilleur le Pain d'épice.

Verser ensuite dans la farine de seigle. Travailler la pâte environ vingt minutes et laisser reposer ensuite pendant vingt-quatre heures. Beurrer un moule, mettre la pâte sur environ 4 centimètres de hauteur et laisser cuire à feu doux dans un four. La cuisson est suffisante quand une lame de couteau plongée dans la pâte en ressort sèche. Sa durée est d'environ une heure.

Ce pain d'épice, ne renfermant ni Œufs, ni Lait, contenant de l'Albumine putrescible, et, par contre, renfermant un Aromate de premier ordre, peut se conserver un temps très long, sans perdre de ses qualités. Je le recommande à tout le monde, quelque soit l'âge ou l'état de santé, comme un des meilleurs Aliments de Régime.

212 — PAIN D'ÉPICE très Aromatisé 297

Prendre : 150 grammes de Miel et 150 grammes de Farine de Seigle.
Peler finement la pelure extérieure d'une Orange.
Prendre une cuiller à café de chacun des Epices suivants en poudre :
Anis vert, Canelle, Muscade, Thym et, à volonté, Girofle.
Ajouter une cuillerée à café de Levure ou de Crème de tartre.
Opérer comme pour la recette précédente.

213 — NOUGAT NATUREL SANS CUISSON

Voici une excellente recette d'un dessert « fortifiant » et « revitalisant » dont la composition ne renferme que des Fruits oléagineux 121 et du Miel 135, et qui est à recommander, surtout en hiver.

Prendre des Amandes, des Noisettes et, si on le désire, des Noix ou l'un de ces fruits seulement. Monder les Amandes et Noisettes, après les avoir débarrassé de leurs coques, en les plongeant dans l'eau bouillante pour retirer plus facilement la peau qui les recouvre; éplucher également les Noix, puis piller dans un mortier. Quand le tout est réduit en purée

assez grossière, ajouter du Miel, que vous triturez avec ce mélange pour
en faire une pâte bien homogène.

Ce dessert exquis convient à tout le monde, mais plus particulièrement
aux jeunes enfants, aux convalescents, aux affaiblis, aux vieillards et pour
tous ceux qui désirent vivre très longtemps en bonne santé.

214 — CROQUETTES AU MIEL

Faire une pâte avec 5oo grammes de farine, 25o grammes de miel
liquéfié, quatre œufs entiers, de l'eau de fleur d'oranger. Bien travailler
ce mélange en ajoutant 25o grammes d'Amandes 221 brutes (avec leur
épiderme). Couper en bandes plates. Dorer au jaune d'œuf. Cuire à four
chaud.

Découper en rectangles allongés à la sortie du four. (*Recette blésoise
publiée par le Syndicat national d'apiculture.*)

215 — NOUGAT DE MONTÉLIMAR

Cuire 5oo grammes de miel en remuant pour qu'il n'attache pas.
Eviter l'ébulition. Aujouter ensuite deux blancs d'œufs battus en neige en
remuant le tout sur un feu très doux. Continuer jusqu'à ce que le mélange
ait pris consistance (ce que l'on reconnaît par le petit bruit que l'on entend
lorsque l'on jette dans l'eau une goutte de cette préparation.

Mêler alors 5oo grammes d'Amandes douces 121, mondées et séchées
(et quelques Pistaches si on le désire).

Quelques minutes après verser cette pâte sur du pain azyme en étalant
à l'épaisseur désirée. Couper avant refroidissement. On peut ajouter, pendant la préparation, Vanille 210, Essence de café, etc. (*Mlle Geneviève P.,
Syndicat national d'apiculture.*)

BOISSONS REVITALISANTES

216 — SIROPS DE FRUITS PRÉPARÉS « A FROID »

Pour conserver aux Fruits leurs qualités si précieuses, qu'ils ne possèdent que lorsqu'ils sont *crus*, on peut en faire des Sirops — ou des Com
potes — qu'il faudra pour cela préparer « à froid ». Voici deux méthodes
faciles à préparer.

1re *Méthode*. — Dans une terrine, ou un petit baquet de bois, mettre les
Fruits choisis, les écraser en laissant peaux, pépins ou noyaux.

Laisser macérer et légèrement *fermenter* le tout pendant 24 heures.
Puis passer le jus au tamis de crin ou l'exprimer dans une chausse ou une
étamine.

Peser le jus recueilli et y ajouter le double de son poids en Sucre cristallisé — étant donnée la quantité considérable de *Diastases* 26 renfermée
dans le jus des Fruits, le Sucre se « revitalisera » à leur contact. — Par
exemple pour 1 kilog. de jus vous mettrez 2 kilog. de Sucre.

Mélanger le tout avec une cuiller en bois, laisser reposer jusqu'à ce que
le Sucre soit bien fondu. Passer sur une toile et conserver le Sirop dans
des Bouteilles cachetées à la cire et tenues dans une endroit frais. Laisser
les bouteilles debout.

2ᵉ *Méthode*. — Ajouter 1 kilog. de Sucre cristallisé par 500 gr. de jus de fruits obtenu par expression. Passer ensuite au tamis de crin. Loger le Sirop obtenu dans des bouteilles bien bouchées que l'on conserve debout dans un endroit frais.

Pour ces Sirops préparés « à froid », tous les Fruits aqueux peuvent convenir. On peut les utiliser seuls ou les mélanger harmonieusement.

On peut donc choisir à sa convenance des Groseilles à grappes, des Cassis, des Framboises, des Fraises, des Mûres, des Cerises, des Abricots très mûrs, des Prunes, des Oranges, des Citrons, des Limons, etc., avec lesquels on obtiendra d'excellents Sirop supra-vitalisés.

Ces sirops versés en faible quantité sur des Compotes préparées « à chaud » ou des Confitures sont excellents pour les Régénérer en Diastases-ferments 26 et Vitamines 31.

217 — SIROP DE VINAIGRE FRAMBOISÉ PRÉPARÉ « A FROID »

Voici une excellente recette de Sirop pour préparer l'été une Boisson rafraîchissante, à la fois saine et désaltérante.

Pour 1 kilog. de Framboises ajouter un litre de Vinaigre de Vin 147. Piler le tout ensemble et passer avec expression au travers d'un linge. Pour chaque kilog. de liquide ajouter le double de sucre cristallisé. Mettre en bouteilles. Boucher et cacheter. Conserver debout dans un endroit frais.

218 — HYDROMEL

L'Eau miellée fermentée constitue l'Hydromel, cette vieille Boisson hygiénique oubliée.

L'Hydromel remplace avantageusement les Boissons fermentées 256, Vin, Cidre ou Bière. On en trouvera la recette au n° 244.

219 — LIQUEUR DES DIEUX

Prenez un pot de grès, ou une marmite émaillée, genre « Faitout », ou tous autres ustensiles de ce genre, en grès, faïence ou porcelaine.

Dans l'ustensile choisi mettez des Pommes de reinette coupées en tranches très minces, peaux et pépins compris, après les avoir bien essuyées au préalable.

Mêler avec les Pommes des tranches fines de Citron entier et 100 grammes de Miel par kilog. de Pommes. Verser sur le tout du bon Vin blanc jusqu'à couvrir en dépassant sensiblement la couche de fruits. Recouvrez l'ustensile avec un linge propre et laisser fermenter pendant une huitaine de jours dans une pièce tempérée.

Après ce temps recueillez le liquide en le versant doucement dans des bouteilles que vous tiendrez debout. Ensuite, quand vous aurez recueilli la totalité du liquide, prenez les fruits macérés, mettez-les dans une chausse, ou un torchon propre, exprimez le liquide, mettez-le dans des flacons que vous mettez à part — cette partie restante de liqueur n'ayant pas la finesse de celle qui s'est écoulée naturellement sans expression.

Après une quinzaine de jours, reprenez vos bouteilles, tenues debout et légèrement bouchées, décantez-les dans de nouvelles bouteilles en ne prenant que la partie bien limpide et conserver dans des bouteilles bien bouchées, voire ficellées.

Le dépôt restant dans les bouteilles que l'on a décantées est filtré sur de la ouate et mis en bouteilles dans les mêmes conditions.

Cette recette a été publiée par le fin gourmet qu'était Alexandre Dumas, et je l'ai reproduite d'après « Connais-toi d'abord », tome II, page 267.

Comme c'est une Liqueur très hygiénique, ne renfermant ni Alcool 300, ni Sucre 130, je la recommande à tout le monde et l'autorise aux malades.

LES FRUITS

Comment on devrait manger les Fruits (voir 294).

Cures de Fruits (voir 295).

20 REVITALISATION des " MAUVAIS ALIMENTS "

Dans le chapitre 56, j'ai indiqué comment on pouvait remédier, en partie, aux inconvénients graves des aliments *partiellement* « *dévitalisés* », comme les plats cuits trop fortement, les viandes fumées, la charcuterie, etc.; et des aliments *totalement* « *dévitalisés* », comme le sont toutes les « conserves alimentaires » enfermées dans des boîtes soudées.

Le procédé est simple : il consiste à les « revitaliser » en y ajoutant des produits riches en *Diastase* 26 et en *Vitamine* 31, comme, par exemple, le jus frais des Citrons 110, ou des plantes fraîches Aromatiques 150, sous forme de Fines herbes hachées 151.

Le même procédé peut s'appliquer pour les aliments dont la fraîcheur est douteuse.

Ainsi, chaque fois qu'il vous arrivera d'être dans l'obligation de consommer des Conserves ou des plats suspects, quant à leur fraîcheur, les viandes congelées, le poisson, les huîtres et les moules notamment, arrosez-les préalablement, tout au moins, avec du jus de Citron. En procédant ainsi vous « *revitaliserez* les « aliments morts » et détruirez les *poisons de la putréfaction* qui auraient pu se former dans les aliments de fraîcheur douteuse.

Il faut également « revitaliser » les confitures et les Marmelades en y incorporant, au moment de leur usage, du Miel 135, ou du jus de Citron 130 ou encore mieux du jus de *Fruits crus*, fraîchement exprimé.

Prenez donc la précaution d'emporter toujours avec vous un Citron, pour, dans le cas où vous vous trouveriez dans l'obligation de prendre vos repas au dehors, « revitaliser » vos aliments : votre Santé s'en trouvera, par cet usage approprié, sérieusement protégée.

LES BOISSONS

Les "Boissons vivantes"

et

Les "Boissons mortes"

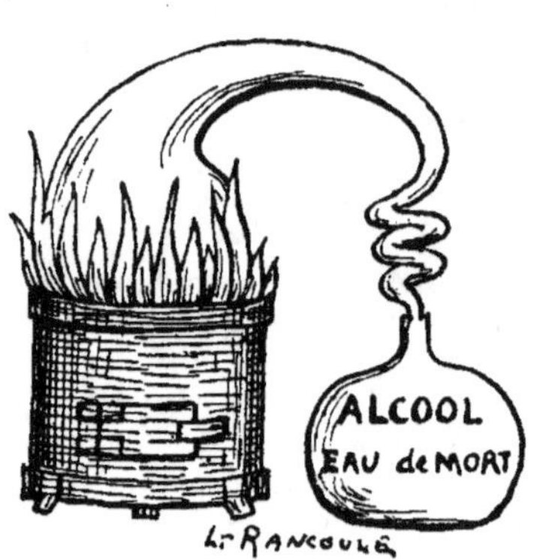

Le Feu transforme ou détruit
tout ce qu'il touche. Ainsi, d'une
Boisson fermentée, saine et
naturelle, il en fait un Poison.

SIXIÈME PARTIE

LES BOISSONS

221 Les "Boissons vitalisées"
et les "Boissons mortes"

222 — POURQUOI, COMMENT ET CE QU'IL FAUT BOIRE ?

*Un homme du poids de 60 kilogrammes contient 54 kilogr.
d'Eau, donc, seulement 10 o/o de matières solides.*

Le Dr G.-J. Witkowski, dans son livre *Le Corps humain*,
démontre que lorsque l'on a desséché dans un four le corps d'un
homme pesant 6o kilogrammes il ne reste que 6 kilogrammes de
parties solides, la différence, soit 54 kilogrammes, étant représentée
par de l'Eau.

Cette énorme disproportion en faveur de l'Eau démontre que,
dans l'alimentation journalière, il est indispensable d'en user considérablement : l'Eau, comme tous les autres éléments du corps,
ayant besoin d'être renouvelée constamment.

Il est vrai que tous les aliments naturels, non desséchés, renferment de grandes quantités d'eau, les légumes et les fruits, notamment, qui en contiennent environ 9o o/o de leur poids; comme
du reste, le Lait, qui est l'aliment-type, et qui, comme par hasard,
représente comme composition les mêmes proportions que celles
du corps humain: 9o o/o *d'eau pour 1o o/o de matières solides.*

C'est pourquoi, si la base de sa subsistance est composée d'aliments trop concentrés, ou trop cuits, ou grillés, et, par conséquent,
privés de la plus grande partie de leur Eau de constitution, on en
paiera, tôt ou tard, les conséquences par des Inflammations orga-

niques, des Typhlites, de l'Appendicite, de la Constipation et des Rhumastismes; à moins que la partie liquide manquante ne soit fournie au corps, sous forme de breuvages, par de l'Eau ordinaire et non par des Boissons fermentées.

223 — L'EAU CONTENUE DANS LES ALIMENTS

« Dans l'Alimentation, l'Eau renfermée dans les Légumes et les Fruits ne peut être comparée à aucune autre, car sa valeur hygiénique est supérieure à tout ce qu'on peut imaginer, tant pour sa pureté, exempte de toutes souillures extérieures, que par ses *qualités vitales:* l'Eau de constitution des Plantes étant pour les Légumes et les Fruits ce que le Sang est pour l'homme.

« En effet, tout ce qui est utile à la Nutrition du corps y est renfermé, avec, en plus, des Diastases, des Vitamines et des Aromes appropriés selon les espèces : les Diastases étant indispensables pour aider à leur digestion, les Vitamines pour l'ajustement des cellules végétales aux Cellules humaines 23, et les Aromes pour apporter, dans le corps, par leurs effluves, leurs actions bienfaisantes, *antiputrides et antiseptiques*, par l'Ozone que ces Aromes engendrent en entrant en contact avec l'Oxygène renfermé dans les Globules rouges du Sang (« *Connais-toi d'abord* », vol. II, page 207).

224 — LA SOIF

La Soif est un phénomène instinctif qui indique la nécessité d'un *besoin d'Eau* pour le Sang. Elle ne peut donc être apaisée par aucune autre Boisson. Mais vous pourrez sans inconvénient — au contraire — ajouter à l'Eau le jus de Fruits quelconques, voire un peu de véritable Vinaigre de vin 147. Ce sont là des adjuvants qui conviennent à l'apaisement de la Soif, quelle qu'en soit la cause.

Gardez-vous donc bien, lorsque vous aurez soif, de prendre des Boissons fermentées, notamment Vin et Bière, lesquelles ne feraient que l'aggraver; pas plus, au reste, que des Sirops de confection douteuse ou des Spiritueux mêlés avec de l'Eau : le seul apaisement possible pour étancher la Soif étant, je le répète, de boire de l'Eau, la plus naturelle possible.

225 — L'EAU NATURELLE

La Boisson normale qui devrait toujours accompagner les repas, c'est de l'Eau naturelle, laquelle ne contrarie jamais les fonctions digestives, utilisée pure ou additionnée de jus de Fruits. A la condition de n'en consommer, pendant le repas, que de faibles quantités et par petites fractions, tandis qu'après, lorsque la *peptonisation des Albumines* est accomplie dans l'Estomac, on peut en boire à sa convenance, sans toutefois exagérer.

226 —— *Il ne faut pas boire en mangeant.* — La pratique de boire en mangeant est, en effet, déplorable pour la Santé générale et en particulier pour celle de l'Estomac, dont elle trouble gravement les fonctions du fait que les liquides importés *diluent les sucs gastriques*, ce qui détermine, dans le but de pallier à leur insuffisance de concentration, causée par cette dilution anormale, une hypersécrétion de ces sucs, tout en n'assurant pas, malgré cette hypersécrétion, la digestion complète des Albumines. C'est là une des causes des Fermentations putrides des Albumines non digérées dans l'intestin, avec toutes leurs conséquences, si graves, ainsi que je l'ai démontré (1).

227 —— *L'Eau naturelle est le meilleur des Dépuratifs et des Désintoxicants.* — Si l'on éprouve de la Fatigue, seule l'Eau naturelle peut « redonner des forces », contrairement à toutes les autres boissons. Car cette impression déprimante et parfois pénible que cause la Fatigue provient d'une *Intoxication* causée par un excès d'Urates, d'une nature spéciale et que l'on désigne sous le nom de Ponogènes, lesquels Urates ne peuvent s'éliminer normalement que par la Transpiration cutanée, les Reins ne pouvant l'effectuer que très difficilement. Il s'ensuit que l'Eau naturelle favorisant l'exudation de ces produits morbides dès leur rejet à l'extérieur, un bien-être général remplace aussitôt le sentiment de malaise pénible que l'on éprouvait et l' « on sent revenir ses forces » à la suite de l'élimination des Toxines de la Fatigue.

On obtient encore des effets beaucoup plus rapides si à l'Eau naturelle on ajoute des Dissolvants Uratiques. Or, comme il n'en est pas de meilleur que le Jus de Fruits, on confectionnera donc de l'Eau citronnée ou de l'Eau mêlée avec n'importe quels Fruits ayant une réaction acide, comme l'Orange, les Cerises aigres, les Groseilles à grappe, etc.; par ce moyen, les Urates et les Ponogènes ayant été dissous dans le Sang pourront alors s'évacuer par les Reins, ce qui activera leur élimination.

Le raisonnement qui précède, tant à la Fatigue, s'applique mot pour mot au Rhumatisme; que le lecteur qui en souffre en fasse donc son profit.

228 —— *L'Eau naturelle est aussi un Toni-nerveux.* — Le système nerveux interne, que ni douches, ni frictions, ni révulsion ne peuvent atteindre directement, retrouve son « Animation » ralentie, ou son équilibre en cas de perturbation nerveuse, à l'aide seulement d'un peu d'Eau fraîche. Ainsi, pour les chanteurs et les orateurs après un effort verbal, une discussion un peu vive, une forte émotion,

---

(1) *L'Infection intestinale*, « Connais-toi d'abord », Tome I.

une digestion paresseuse, il n'est tel pour rétablir l'équilibre des Fonctions Nerveuses internes que de boire *très lentement,* par petites gorgées, un verre d'Eau assez fraîche.

Il est bon, pour tous ces usages, d'aérer l'Eau le plus possible en la faisant couler de haut dans le verre, de manière qu'elle bouillonne fortement en arrivant : cette *suroxygénation* ne pouvant être que très favorable aux effets bienfaisants de l'Eau naturelle.

Comme également d'y ajouter quelques gouttes de jus de Citron, d'Orange, ou, à défaut, de véritable Vinaigre de vin.

229 — L'EAU BOUILLIE

Un des usages les plus déplorables, avec celui de la Stérilisation, consiste à ne consommer, en boisson, que de l'Eau bouillie. Car alors l'Eau ainsi *dénaturée,* ne peut plus répondre à ses buts physiologiques, ayant, d'une part, perdu pendant son ébullition une forte partie de son *oxygène,* élément essentiel pour l'oxydation de nombreux corps renfermés dans les aliments, et, d'autre part, par la destruction causée par l'ébullition de la majeure partie de ses *principes vitaux,* il s'ensuit que l'Eau devient une « Boisson morte », donc indigeste. Ce dont on s'aperçoit aisément après sa consommation lorsque l'on est à jeun: l'Eau bouillie, contrairement à la bonne Eau ordinaire, « ne passant pas » dans l'Estomac.

Ainsi donc, par peur de Microbes, que quelques gouttes de jus de Citron ou de bon Vinaigre eussent fait périr, et qu'un estomac fonctionnant normalement eût tôt fait de détruire, aidé, en cela, par les Leucocytes, faisant partie de notre système de « Self-défense », qui pullulent dans toutes les parties de nos intestins, on préfère absorber un liquide bouilli qui, par sa nature antinaturelle, favorisera justement, du fait de sa *privation d'Oxygène* — l'un des plus puissants microbicides — le danger que l'on voulait éviter.

Au surplus, je ne cesse de le répéter, « la peur du microbe est le commencement de la maladie ».

(Voir : *Régénération des « Eaux divitalisées »* 256.)

230 — LES EAUX MINÉRALES

Quant aux Eaux minérales *alcalines,* c'est exactement la même chose : relisez ce qui précède en changeant le mot *Thé* (1) par *Alcalin* et paralysie des Nerfs par *Neutralisation des Acidités gastriques,* et nous aboutirons aux mêmes résultats désolants.

En effet, les Eaux minérales naturelles à base d'Alcalins, comme les Eaux de Vichy, Vals, etc., etc., ou reconstituées artificiellement avec des Sels de Vichy (bi-carbonate de soude) ou Lithinées (carbonate de Lithine), lorsqu'on les consomme « *pendant les repas* »,

---

(1) Par suite d'une interposition de chapitre il faut lire l'article *Thé* 232, pour comprendre le sens des deux premières lignes.

neutralisent les Sécrétions acides, indispensables à la digestion et, de ce fait, il est aisé de comprendre, sans être grand chimiste, que la *peptonisation des Albuminoïdes* n'ayant pu s'accomplir, le résultat ne peut être que déplorable, étant tout le contraire de ce qui devrait normalement se passer:

Les Acides et les Sucs gastriques ne pouvant agir *intégralement* qu'à la condition de conserver leur *concentration acide* au maximum pour pouvoir dissoudre, en les peptonisant, la totalité des Albuminoïdes apportée par les Aliments dans l'Estomac (1).

Or, avec l'emploi des Eaux alcalines pendant les repas, en supprimant la *concentration* par l'apport d'eau et l'*acidité* par les alcalins qu'elles renferment, on bouleverse totalement le rôle de la fonction stomacale.

Au reste, on commence dans la thérapeutique à se rendre compte de cette erreur, et beaucoup de Médecins défendent-ils l'usage des Eaux minérales pendant les repas en recommandant de ne les consommer qu'à jeun ou lorsque la Digestion est terminée, ce qui, dans ces conditions, devient excellent pour la Santé et la cure des Maladies, pour lesquelles ces Eaux étaient destinées (1).

Au contraire, les Eaux minérales acidulées par l'Acide carbonique ou chlorurées, comme les Eaux de Saint-Galmier, Couzan, Condillac, Chatel-Guyon, Périer, etc., qui, prises par petites gorgées à table, excitent favorablement les fonctions de l'Estomac.

231 — LES BOISSONS FERMENTÉES

Parmi les autres boissons en usage, les Boissons naturelles fermentées sont d'excellents Toniques — à la condition de n'en prendre que de faibles quantités et seulement après le repas —, parce que ce sont des Boissons essentiellement « vivantes » et Microbicides.

(Voir le chapitre 257 sur *Les Boissons fermentées*.)

232 — LE THÉ (Voir aussi 299.)

Par contre, il en est de néfastes, comme le Thé, qui, si on le consomme pendant le repas, paralyse les Nerfs animateurs de l'Estomac par les effets *anesthésiants* de l'alcaloïde qu'il renferme : *la Théïne*. Donc, considérer le Thé comme un *digestif* — ce qui est une croyance générale — est une hérésie. A la rigueur, du Thé

---

(1) Le Docteur Hepp, dans la notice concernant la « Dyspeptine », suc gastrique physiologique, à l'usage des personnes atteintes d'hyposécrétions gastriques, écrit ceci :

« REMARQUE. — Il faut éviter de prendre en même temps que la Dyspeptine, des Eaux *alcalines*, telles que *Vichy*, *Vals*, etc.. qui neutralisent ses ferments et diminuent considérablement son action thérapeutique. »

D'autre part, dans le *Nouv. Larousse Ill.*. on peut lire :

« *PEPSINE*. — ...Il faut éviter de l'associer à des *alcalins* ».

Ce qui ne fait que confirmer ce que, de mon côté, j'avais toujours prescrit

léger, *à peine infusé, très chaud, pris après le repas,* peut aider des digestions laborieuses: la chaleur du liquide intervenant comme un révulsif à l'égard des Nerfs vaso-moteurs de l'estomac.

Si le Thé était un *Digestif,* pourquoi alors recommanderait-on d'en consommer *pendant le repas pour maigrir?* Si ce n'est que, avec cet usage, les *aliments n'étant plus digérés* ne sont plus d'aucune utilité pour la Nutrition du corps.

Autant alors ne pas manger! Au moins avec cette dernière méthode on ne risquerait pas les mille maux — voire le Cancer — qu'engendrent les aliments non digérés en se putréfiant, par la suite, dans l'Estomac et les Intestins.

233 — LES EAUX FRUITÉES (Voir 235.)

Quoique, dans les mêmes conditions, mes préférences aillent toujours aux Eaux fruitées, qui, elles, agissent comme des adjuvants, vis-à-vis des Diastases sécrétées par l'Estomac pendant son travail digestif, par les *Diastases vivantes* qu'elles renferment, lesquelles collaborent à ce travail, notamment à l'égard des Amidons incomplètement salivés dans la bouche et dont elles facilitent l'action dissolvante et leur glycogénisation dans le Foie (transformation en Sucre naturel).

L'Eau citronnée, que je préconise pour ses vertus et sa facilité de préparation, est le meilleur type d'Eau fruitée.

En résumé, puisque notre corps, et surtout notre sang, est composé en majeure partie d'Eau — 90 pour cent (comme le Lait) — il nous faut donc en consommer beaucoup, que ce soit sous forme de Légumes, de Soupes copieuses préparées avec toutes sortes de Légumes, de Fruits crus en nature, mâchés longuement avec un peu de pain, ce qui facilite la mastication, en Compotes peu cuites et presque pas sucrée, en Boissons fruitées préparées avec n'importe quels Fruits aqueux pressurés, en Orangeades, Citronnades, Limonades — l'action de la Réglisse, dans ces dernières, étant excellente pour les organes digestifs —, mais en les préparant toujours *à froid,* de façon à éviter *la destruction par la chaleur des Diastases* et des principes particuliers qui sont renfermés dans les Fruits, ainsi que de leurs Vitamines (voir chap. 25, 281-284).

234 — COMMENT IL FAUT BOIRE

La manière de boire joue aussi un grand rôle dans la digestion; ainsi s'il s'agit de l'Eau ordinaire, il faut préalablement l'aérer en la versant de très haut pour qu'elle bouillonne en arrivant dans le verre. En outre, l'eau n'est potable et saine que si la Lumière solaire l'a pénétrée : il faut donc s'abstenir de l'Eau des puits, qui est indigeste et n'a pas été *vitalisée* par le Soleil, ou ne la consommer qu'après l'avoir aérée et mise à la lumière quelques instants.

Toutes les Boissons doivent être absorbées *très lentement*, par gorgées et, pour ainsi dire, après avoir été « mâchées » dans la bouche.

Consommées dans ces conditions, les Boissons à base d'eau — y compris les Boissons fruitées — sont toujours digestes et passent en moins de deux minutes de la bouche dans la Vessie, après avoir parcouru avant d'y parvenir, par l'acheminement du réseau sanguin, la totalité de tous nos organes; soit, en résumé, l'Estomac, le Duodénum, l'Intestin grêle, le Foie, le Cœur, les Poumons, la totalité du Système sanguin, les Emonctaires sudoripares, les Reins et, pour finir, la Vessie. Pendant ce parcours, l'Eau naturelle ou fruitée a répandu *partout* ses effets bienfaisants, en déterminant la *désinflammation* et la *tonification* de tous les organes où elle a passé, par le *nettoyage* et la *désintoxication* de toutes les parties du corps, sans exception, puisqu'elle les a toutes atteintes sans y laisser de dépôts morbides, comme le font la plupart des Médicaments avant de pouvoir s'éliminer, et notamment les Médicaments synthétiques, enfermés généralement dans des cachets: « La Nature n'ayant pu prévoir les produits de synthèse n'a pas pourvu notre corps de procédés pour les éliminer » (1); ils y restent donc logés dans les parties les plus inaccessibles, comme les Artérioles et Veinules, y causant, un jour ou l'autre, de graves désordres, dont l'Artério-Sclérose est un des moindres.

Une petite quantité de bonne Eau fraîche ou Fruitée, prise quelques minutes avant les repas, constitue le meilleur des Apéritifs.
Par contre « il ne faut pas boire en mangeant », pour les raisons que j'explique au n° 226: néanmoins en cas de nécessité absolue on ne le fera qu'avec des petites quantités d'Eau pure ou Citronnée.

Prises à jeun, au lever notamment et entre les repas, l'Eau pure et les Boissons fruitées sont des Détersifs puissants pour les Organes digestifs, les Reins et la Vessie, en même temps qu'elles les « lavent » et les nettoient pendant leur passage, et pour le Sang elles constituent le meilleur de tous les Dépuratifs.

Les Japonais, qui ignorent les Rhumatismes, consomment énormément d'eau entre leurs repas.

Puis, comme mot de la fin, Sarah-Bernhardt, à qui l'on demandait le secret de son activité et de son éternelle juvénilité, répondait qu'elle le devait notamment *à une grande consommation d'Eaux fruitées.*

12 Juillet 1923.

---

(1) « Connais-toi d'abord », tome II : *Pharmacopée.*

LES BOISSONS FRUITÉES

—

235 —— *Les Acides organiques « alcalinisent » le sang et le désintoxiquent.* — Dans *Connais-toi d'abord*, page 272, j'ai signalé que les « principes actifs », lorsqu'ils sont séparés des éléments renfermés dans les Plantes qui les contenaient (quinine, digitaline, etc.), produisaient sur le corps humain, des effets tout autre et souvent contraires à ceux de la plante prise intégralement.

Le Dr Henri Leclerc, dans son *Précis de Phytothérapie* (page **XII** de la Préface) a fait, comme moi, la même remarque.

Ce qui s'applique dans la thérapeutique, pour les Plantes, a la même valeur, quant aux phénomènes de la Digestion, pour les Légumes et les Fruits renfermant des « Acides organiques », *non pas à l'état d'Acides*, mais sous formes de *Sels* en combinaison avec les bases, que les Légumes ou les Fruits renferment : *Soude, Chaux, Potasse* ou *Magnésie*, notamment. Ainsi, si l'on en retire les Acides qu'ils renferment, après les avoir séparés de leurs bases par des procédés chimiques, et qu'ensuite on les prenne comme médicaments, le sang *sera acidifié*, tandis que, ainsi que des physiologistes l'ont observés, si l'on consomme le Jus des fruits renfermant les mêmes acides à l'*état naturel et organique*, c'est-à-dire *sous forme de Sels* (voir ch. 107), pour le même usage thérapeutique, le sang *sera alcalinisé ou neutralisé* lorsqu'il y existe de l'hyperacidité.

C'est ce que l'on observe, par exemple, avec la Tomate, qui, lorsqu'elle a été *cuite*, détermine chez les personnes ayant l'estomac affaibli, des Brûlures et des Renvois acides — la cuisson ayant détruit les *Ferments*, et, de ce fait, séparé l'Acide qui les reliait avec leur base —, tandis que si elle est consommée *crue*, elle est parfaitement digérée en déterminant, au contraire, un sentiment de bien-être et d'euphorée, signe de ses effets bienfaisants sur la digestion (1).

Il en est de même, comme effets, pour le *Citrate* — et non l'*Acide citrique* —, renfermés dans le Jus du citron, utilisé comme curatif du Rhumatisme, de l'Arthritisme et des maladies de *tous les viscères* : le Jus de citron, dilué avec beaucoup d'eau, — c'est ainsi que je le préconise — fait merveille, car dans le Jus du citron, il existe tant

---

(1) Note pour la réhabilitation de la Tomate : la Tomate ne renferme pas, contrairement à ce que l'on avançait, d'*acide oxalique* en excès, par contre elle renferme des *Diastases maliques et citriques* qui en font un remède diététique de choix dans les maladies de l'Estomac, de l'Intestin, du Foie, des Reins et dans le Rhumatisme. — Voir *Tomate* 118.

de principes utiles aux fonctions de la Digestion et de la Nutrition, que l'on peut le considérer comme une véritable panacée s'appliquant à tous les maux, à la condition de ne l'utiliser que *cru*, et fortement dilué dans l'eau (voir *Citron* 110).

Ainsi, chez les Rhumatisants et les Arthritiques, après avoir produit ses effets *antiseptiques* dans l'intestin et le sang, et de *dissolvant* des Aliments, en association avec les Diastases digestives, le Jus du Citron finit par *alcaliniser* leur sang, dont la réaction dans ces affections est toujours trop acide, en même temps qu'il lui donne une meilleure fluidité.

Sarah-Bernhardt, à qui l'on demandait le secret de sa puissance au travail et de son apparente juvénilité, répondait qu'elle les devait, en partie, à l'usage continuel et abondant des *Boissons fruitées*, Citronnades, Orangeades, ou préparées, après en avoir extrait le jus, avec des Fruits quelconques.

Ces *Boissons fruitées* ont, en effet, tous les avantages pour la Santé et devraient être ordonnées en toutes circonstances, et notamment chaque fois qu'il se produit des troubles physiologiques dans l'organisme avec ou sans fièvre, comme dans les Embarras gastriques, la Courbature, et *l'état de fatigue* acquis ou chronique — la fatigue étant une maladie causée par une variété d'urée (*Ponogènes*) dans le sang, qui, de ce fait, se trouve intoxiqué.

Elles devraient toujours être ordonnées pendant le temps que durent les Diètes complètes, car étant légèrement *nutritives*, elles empêcheraient l'Inanition de se produire.

En ce qui concerne les Végétaux culinaires frais, le meilleur de leurs principes étant dans leur *Eau de végétation*, on ne doit donc les consommer qu'avec l'eau ayant servi à leur cuisson, une hyperminéralisation n'étant pas à craindre lorsque, en même temps, on boit abondamment des Eaux fruitées pour dissoudre les Minéraux qui peuvent se trouver en excès dans l'eau de cuisson.

Les Fruits, ultra-riches en Sels minéraux, *tartrates* et *citrates* notamment, avec *réaction acide* prononcée, comme dans le Citron et la Groseille à grappe, peuvent être considérés, pour cette raison, comme de précieux médicaments modificateurs des *concrétions uratiques du Sang;* on peut donc les utiliser comme on le ferait pour ces derniers, c'est-à-dire avec discernement, en diluant leur jus avec plus ou moins d'eau, selon les effets que l'on veut en obtenir; mais fortement dilués, dans les proportions que j'indique dans le chapitre suivant, ils peuvent être utilisés sans crainte comme Boissons ordinaires.

(Pour complément, voir : *Les Fruits ne renferment que des Sels et non des Acides* 107.)

Pour profiter de la totalité des principes renfermés dans les Fruits, lesquels se trouvent répartis aussi bien dans leur jus, que leur peau, l'amande de leurs pépins que dans le mucilage qui enveloppe ces derniers, il faut, après les avoir nettoyés et lavés, couper les Fruits fermes en tranches minces, écraser les Fruits aqueux, et mettre le tout, peaux, pépins et noyaux compris — ces derniers, après les avoir concassés, — dans une cruche que l'on remplit avec de l'eau légèrement tiédie. Après une heure de macération, on peut commencer à consommer ce breuvage, qui ne sera bon que pendant la même journée comme boisson ordinaire, et deux ou trois jours après, selon la température, comme boissons à Ferments actifs. genre *Mycolisine*, pour le traitement des affections intestinales et les Furonculoses.

Cette recette s'applique à tous les fruits : Citron, Orange, Pomme, Poire, Abricot, Pêche, Cerise, Fraise, Groseilles diverses, Cassis, Raisin, Figue fraîche ou sèche, etc., que l'on utilisera selon le rythme saisonnier de leur parution, et dont on prendra pour l'usage la valeur d'environ 100 grammes de Fruits pour un litre d'eau.

237 — EAU CITRONNÉE

Dans une cruche, couper un Citron 110 entier en tranches minces, peau et pépins compris, compléter avec un litre d'eau légèrement tiède. Laisser macérer une heure et consommer ensuite dans la même journée.

Si l'on ne prend pas ses repas chez soi et que, par conséquent, cette formule ne soit plus applicable, on emportera avec soi des Citrons dont on exprimera le jus dans l'eau de son verre en tenant compte, pour la proportion, qu'un Citron moyen doit être utilisé pour la valeur d'un litre d'eau.

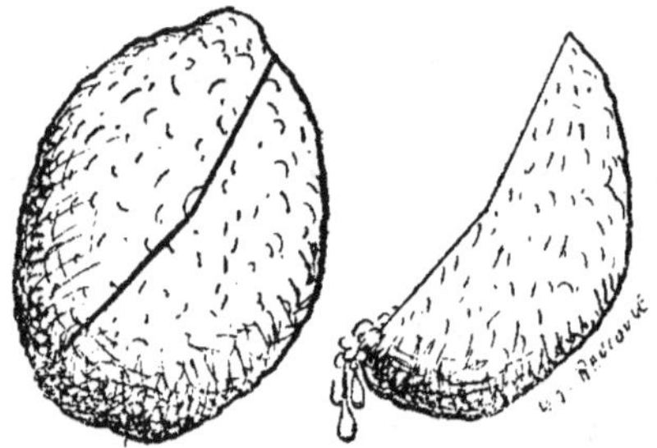

Comment couper un citron pour en exprimer convenablement le jus.

Voici un procédé pour recueillir convenablement le jus des Citrons dans les verres : coupez en deux le Citron, en suivant le sens indiqué dans la figure de gauche. Chacune des parties du Citron, en le pressant lattéralement, vous permettra de recueillir le jus, comme s'il s'écoulait d'une cuiller, ainsi que vous le voyez dans la figure de droite.

238 — LIMONADE

A la préparation de l'Eau citronnée, ajouter du bois de Réglisse fendu et coupé menu. Ici je dois insister sur ce que la Limonade doit être préparée *à froid*, sinon la *Glycyrrhisine*, le principe essentiel de la Réglisse, se trouvant détruit, même à la faible température de 42 à 45°, les bienfaits médicaux que l'on attendait de cette plante ne se produiraient pas (1).

La Limonade est la meilleure des boissons qui conviennent aux malades, car elle renferme toutes les vertus du Citron, plus celles que contiennent la Réglisse, et qui ne sont nullement négligeables : Pectorales et adoucissantes pour les bronches et légèrement laxatives pour les intestins.

239 — LAIT CITRONNÉ

Quoique le Lait ne soit pas une boisson, mais un aliment 79, voici pour les personnes à qui on le recommande comme régime exclusif un procédé hygiénique pour le rendre à la fois plus digestif et plus agréable au goût : Au moment de l'usage y incorporer du jus de Citron 110, dans la proportion de un Citron pour un litre de Lait, en tournant en même temps avec une cuiller.

Le Lait citronné convient très bien aux entériteux, il remplace avantageusement les succédanés dits *Képhir* ou *Yaghourt*.

Il ne constipe pas et ne donne pas, non plus, de diarrhée.

240 — ORANGEADES ET CITRONNADES

Dans un grand verre, faites dissoudre avec de l'eau quantité de Miel 135 à votre goût (à défaut prenez du Sucre 130 : les Diastases renfermées dans les Fruits régénèreront en partie ce dernier) et compléter par la valeur de jus d'un demi Citron 110 moyen ou d'une Orange 115 entière.

Dans les cafés ou brasseries exigez cette préparation naturelle et refusez tous Sirops que l'on peut vous offrir à la place, ces derniers, pour la plupart, étant confectionnés exclusivement avec du Sirop de Sucre, des Essences et de l'Acide citrique chimique 16.

241 — PEAUX DE CITRONS ET D'ORANGES (Utilisation des)

Lorsque l'on mange une Orange 115, de même que lorsque l'on prend une Orangeade ou une Citronnade, il est bon pour profiter des principes que renferment leurs peaux d'en manger quelques petits morceaux en même temps. Il ne faut pas, non plus, lorsque l'on consomme chez soi des Citrons et des Oranges jeter leurs peaux, car dans leur pelure il existe d'excellents produits médicamenteux qu'il est regrettable de laisser perdre. Procédez donc comme suit :

1° Comme dessert : Coupez des peaux de Citron ou d'Orange, ou les deux mêlées, en petits morceaux et les faire cuire avec quantité suffisante d'eau jusqu'à ce qu'elles soient suffisamment ramollies. A ce moment ajoutez du Miel 135 ou du Sucre et donnez encore quelques bouillons à votre Marmelade d'écorce d'Orange ou de Citron:

____

(1) « Connais-toi d'abord », tome II, page 99, voir Réglisse, et, d'autre part, chap. 268.

2° Comme Sirop : Faites comme ci-dessus en mettant un peu plus d'eau. Recueillez le liquide qui vous servira de Sirop d'écorce et consommer les écorces cuites comme dessert;

3° Comme Boisson stomachique : Mettre les écorces de Citron ou d'Orange — ou les deux — coupées menues dans une bouteille, recouvrez avec du bon Vin blanc. Laissez macérer une huitaine de jours. Filtrez ensuite sans presser les écorces et ajoutez alors Miel 135 ou Sucre 130, proportionnellement à la quantité recueillie.

Prendre de cette Liqueur pour boire avec de l'eau, comme boisson, ou pure, après le repas, comme Liqueur Stomachique et Digestive;

4° Comme Eau de toilette : Dans un pot à eau, mettre avec l'eau les écorces d'Orange ou de Citron inutilisées, et les laisser infuser toute la nuit. On obtient ainsi une Eau de toilette qui réjouit l'odorat, en même temps qu'elle agit favorablement sur la peau, elle a tous les avantages de l'Eau de Cologne, sans avoir les inconvénients de l'Alcool renfermé dans cette dernière.

Et si la nuit on éprouve le besoin de boire ce sera là, tout trouvée, une excellente Boisson hygiénique.

242 — SIROP D'ÉCORCES D'ORANGES ET DE CITRONS

1º *Préparation « à froid » :*

Couper des peaux de Citron ou d'Orange — ou les deux mélangées — en petits morceaux. Humecter le tout avec de l'Eau tiède, ajoutez à peu près un poid égal de Sucre cristallisé ou de Miel et laisser macérer le tout pendant une nuit entière dans un endroit tiède, comme celui d'une cuisine, Piler le tout dans un tamis. Recueillir le jus en le filtrant sur une étamine, dans des bouteilles bien cachetées que l'on garde au frais.

2º *Préparation « à chaud » :*

Procéder comme pour faire une Marmelade d'écorces de Citron et d'Orange (voir 241) en portant au double la quantité de Miel ou de Sucre. Au moment où les écorces sont très attendries les piler dans la casserole. Cuire encore quelque temps. Ecumez et recueillir ensuite le Sirop, au moyen d'une étamine logée dans un entonnoir placé sur un flacon.

Le Sirop d'écorces de Citron et d'Orange se boit avec de l'eau, il est Stomachique, Béchique (contre la Toux), Antiputride (Infection intestinale), Antigazeux et Antientériteux.

243 — SIROPS DE FRUITS PRÉPARÉS A FROID

Tous les Sirops de Fruits peuvent se préparer « à froid » 216 et à « chaud ». La première méthode étant préférable à tous les points de vue je la recommande tout particulièrement. C'est, en effet, la seule qui puisse conserver aux Fruits la totalité de leurs Diastases 26 et de leurs Vitamines 31, et, ce qui est aussi très précieux, sans rien changer aux propriétés de leurs Sels organiques 109 : la chaleur n'étant pas intervenue pour modifier ces derniers en *Corps chimiques*, c'est-à-dire, *séparer les Acides de leurs bases, les Alcalins*, pour en faire des Produits chimiques nocifs, donc dangereux pour notre organisme.

Voir quelques recettes, chapitres 216 et 217.

Au point de vue hygiénique il est préférable de ne faire que de l'Hydromel de moyenne force, quitte à ne pas en préparer une trop grande quantité, sa conservation étant en rapport avec son degré de force.

Comme l'Hydromel normal est constitué avec dix fois son poids d'eau on ne prendra que, par exemple, 5oo grammes de Miel, au lieu d'un kilogramme, pour 10 litres d'eau. On mettra le tout dans un petit baril et on laissera fermenter de cinq à quinze jours suivant la température. On met alors en bouteilles qu'on laisse debout. (« *Connaistoi d'abord* », tome II, page 266.)

245 BOISSONS NUTRITIVES & DIASTASÉES

Comme c'est dans les Céréales 77 que se trouvent le mieux quintessenciés tous les éléments nutritifs, les Diastases 26 et les Vitamines 31, nécessaires à la nutrition totale du corps humain, considérées à tous ces points de vue, les Boissons confectionnées avec des Céréales seront donc celles qui favoriseront le mieux chez les malades la reconstitution de leur corps affaibli. De même que pour les Mamans-nourrices elles accroîteront leur Lactation, en même temps que leur lait sera bien meilleur comme qualité.

Par leur richesse en Sels minéraux *assimilables* (1), elles conviennent aussi bien aux Tuberculeux qu'aux Cancéreux qui souffrent d'une carence de *Chaux*, en même temps que par la *Magnésie* et le *Phosphore* elles régénèrent le Système nerveux, donc l'action prépondérante, au point de vue de *l'animation générale*, doit nous préoccuper avant tout (2).

Les boissons confectionnées avec des Céréales sont donc d s préparations précieuses pour les maladies que la Consomption a atteint, ainsi que pour ceux qui souffrent d'affection Scorbutique, par suite d'une alimentation défectueuse.

Pour les premiers on prendra les décoctions d'Orge, d'Avoine, de Châtaigne, de Farine de céréales, et pour les derniers, la décoction de Son frais, ou de Céréales entières.

---

(1) Notamment la *Chaux*, la *Magnésie* et le *Phosphore* : Corps essentiels à la Nutrition minérale.

(2) «... La *Chaux* et la *Magnésie* sont éliminées en plus grande abondance par les Tuberculeux (pendant la période active de la maladie), sauf à la fin de la maladie, où l'élimination de ces substances tombe au-dessous de la normale. Elle peut s'effectuer *aux dépens du tissu pulmonaire* qui, dans ses parties malades, perd 34 % de ces matières minérales, tandis que dans les parties saines elles se surminéralisent au contraire. Chez les Tuberculeux des os, la proportion de Chaux tombe à 18 % au lieu de 24. La déminéralisation résulte : 1° d'une déviation du travail de la digestion créant une formation d'acides qui, pour s'éliminer de l'organisme, empruntent aux tissus des bases minérales. »

(Le 2° et les suivants — s'il y avait lieu — n'existent pas dans le *Larousse médical*, page 1191, d'où est extrait cette note.)

D'autre part, d'après un rapport de M. E. Manoussakis, fait à l'Académie de Médecine, le 8-4-24, il résulte que :

« L'organisme à l'état de jeûne calcique ne peut équilibrer ses échanges avec du *Calcium* (chaux) médicamenteux. »

Il ne faut donc au corps humain, en cas de manque de *Chaux*, que compter sur de la *chaux assimilable*, comme on la trouve dans les Céréales en quantité très appréciable et plus que dans tous les autres aliments.

246 — DÉCOCTION D'ORGE

La décoction d'Orge utilisée comme boisson ordinaire, pendant et entre les repas, est excessivement fortifiante et régénératrice des Cellules organiques. Elle convient à tous les malades. Aux Mamans-nourrices 271, elle active fortement la sécrétion lactée; et, mêlée au lait des enfants nourris artificiellement au biberon, elle leur assure une nourriture plus naturelle.

Méthode classique de préparation : Prendre 20 grammes d'Orge de bonne qualité, la laver à l'eau froide.

Faire bouillir l'Orge dans quantité suffisante d'eau, retirer du feu et laisser gonfler les grains pendant au moins toute la nuit. Jeter la première eau et remplacer par quantité suffisante pour faire un litre de liquide, faire bouillir à nouveau pendant quelques minutes. Ecraser les grains au pilon et passer à l'étamine pour en extraire le jus.

Se prend telle ou mêlée par moitié avec de l'Eau citronnée 237, dans la même journée.

Méthode perfectionnée (Dixi) : Dans un moulin à céréales 159, moudre 20 gr. d'Orge, préalablement bien nettoyée. Faire bouillir avec quantité suffisante d'eau pour faire un litre (quelques minutes seulement). Laisser reposer toute la nuit et le matin redonner un bouillon, puis passer à l'étamine pour en extraire le jus.

Pour l'usage : comme pour la méthode précédente.

247 — DÉCOCTION D'AVOINE

Se prépare comme ci-dessus :

Première méthode, avec des flocons d'Avoine (Poridge des Ecossais);
Deuxième méthode, en moulant de l'Avoine gruée.

248 — DÉCOCTION DE CHATAIGNE

(Voir Châtaignes 124).

249 — DÉCOCTION DE SON

Si l'on peut se procurer du *Son frais* de récente mouture on procèdera comme pour la décoction d'Orge. Sinon on prendra du beau Blé *entier*, que l'on moudra soi-même, avec le moulin à céréales 159. Dans cette dernière condition la décoction sera préparée selon la deuxième méthode indiquée ci-dessus pour la décoction d'Orge 246.

250 — DÉCOCTION DE FARINE DE CÉRÉALES *(Dixi)*

Au lieu de n'employer qu'une seule Céréale on pourra, avantageusement, en utiliser plusieurs en les mélant. Par exemple en choisissant les sortes suivantes complètes avec *leur Son* : Blé, Orge, Maïs, Avoine et Seigle. Il n'est pas indispensable que ces cinq espèces soient toutes, on peut se passer de l'une ou de l'autre, mais l'essentiel est que l'Orge y figure.

Après les avoir bien nettoyé on les moudra avec le moulin à céréales 159 et l'on fera la décoction ainsi qu'il a été expliqué dans la formule de la deuxième méthode de la décoction d'Orge 246.

En cas de Constipation, on pourra ajouter *à froid* à toutes ces Décoctions, 5 gr. de poudre de Réglisse 268. Agiter pour mélanger.

252

BOISSONS MÉDICAMENTEUSES, RÉMINÉRALISANTES et ASSIMILABLES

Nous venons de voir l'importance de la *Chaux* et de la *Magnésie* pour lutter contre certaines maladies. Notamment pour les Rachitiques, les Affaiblis, les Tuberculeux, les Cancéreux et tous ceux dont le système Nerveux a besoin de reconstituant pour sa structure. Malheureusement, utilisés à l'état de corps chimiques, ces éléments sont à peine assimilables par le corps, parce qu'ils sont *inertes* et, par conséquent, inaptes à se *modifier* et à se *dyaliser* (incorporer) dans les parties de notre organisme, là où ils seraient utiles.

Voici un procédé que je recommande pour rendre mieux assimilables les *Sels de Chaux et de Magnésie*. Il consiste à les mêler aux Diastases 26 des Fruits, et à les transformer en *Citrates, Tartrates* ou *Malates organiques*, toujours au moyen de sucs de Fruits, riches en ces *Acides*, pour en faire de nouveaux corps plus *solubles* et mieux *dyalisables* que ne l'étaient, par exemple du *Carbonate de Chaux* et du *Phosphate de Magnésie*, utilisés généralement dans la thérapeutique des maladies précitées. Avec le *Phosphore mêlé au Magnésium* (Phosphate de Magnésie) nous obtiendrons une composition répondant dans les meilleures conditions aux buts recherchés, car le Phosphore, ainsi que personne ne l'ignore, est un des meilleurs agents pour redonner l'activité au système Nerveux lorsqu'il devient paresseux par suite d'Affaiblissement ou de Surmenage.

Voici quelques formules.

253 — EAU CALCI-MAGNÉSIENNE

(Pour les Apathiques, les Rachitiques, les Asthéniques Affaiblis), les Tuberculeux, les Cancéreux :

Dans un verre d'Eau citronnée 237 ajouter une pincée de chacun des Sels suivants :

Carbonate de Chaux.

Phosphate de Magnésie.

On obtient ainsi dans une forme aisément *assimilable* et à l'état *organique*, grâce aux Diastases 26 et aux Citrates 109 renfermés dans le jus des Citrons 110 — des *Citrates organiques de Chaux et de Magnésie* —, ainsi que du *Phosphore* libéré du *Magnésium*, grâce aux nouvelles combinaisons qui se sont formées.

L'Eau Calci-Magnésienne se prendra par petites gorgées, à la dose d'un verre, pendant le repas.

254 — EAU CALCI-CITRIQUE

(Pour les Rhumatisants, Goutteux, Arthritiques, Hépathiques (Foie), Néphrétiques (Reins) et Gravelleux.)

Dans un litre l'Eau citronnée 237, ajouter cinq grammes de *Bicarbonate de Soude* (Sel de Vichy) ou de *Carbonate de Lithine* (Sel de Lithine).

On obtient ainsi dans sa forme la plus *assimilable* et à l'état *organiques* du *Citrate de Soude* ou de *Lithine* solubilisés.

A prendre à la dose d'un verre par petites gorgées pendant la durée du repas, le matin à jeun, entre les repas et le soir en se couchant.

255 — EAU MAGNÉSIENNE

(Pour les maladies nerveuses : Asthénie, Neurasthénie, les Paralysies diverses y compris la Paralysie agitante, dite maladie de Parkinson, la danse de Saint-Guy, voire le Tétanos, et à tous les Infectés du système nerveux.)

Dans un verre d'Eau citronnée 237 ajouter une pincée de chacun des produits suivants :

Hydrate de Magnésie.
Phosphate de Magnésie.

On obtient ainsi du *Magnésium assimilable* et du *Phospore libéré*, corps essentiels pour la Régénération et l'Activité physique du système nerveux.

Se prend à la dose d'un verre par petites gorgées, pendant les repas.

256 — RÉGÉNÉRATION DES « EAUX DÉVITALISÉES »

« Partout où l'Eau est desservie par des canalisations tubulaires elle se « dévitalise » par manque de radiations solaires, et ceci d'autant plus que les canalisations auront de longueur. C'est ce qui se produit pour toutes les grandes villes où les Eaux sont captées à des distances parfois considérables. En outre, pendant leur parcours elles se *décantent* et perdent, de ce fait, la majeure partie des « Sels minéraux » qu'elles renfermaient, lesquels, étant donnée leur nature solubilisée à l'extrême, sont si précieux pour l'Assimilation au corps humain de ces mêmes Sels minéraux. » (1)

Il convient donc de la « Régénérer » pour rendre à cette Eau devenue impropre à ses buts bio-physiologiques et en faire de l'Eau véritablement *potable, saine, digestive* et *assimilable*, de lui faire subir avant de la consommer les opérations suivantes, en n'utilisant que des bouteilles très claires en verre blanc, ou des carafes de préférence.

1º *Aération :* Aérer l'Eau, afin de lui restituer une partie de l'*Oxygène* qu'elle a perdue, ce que l'on obtient en la faisant couler avec force — en bouillonnant — dans les flacons récepteurs.

2º *Radiation :* Exposer pendant quelques instants les flacons pleins d'Eau à une *Lumière très vive* (inutile de les mettre au Soleil), pour que les « Radiations » enfermées dans la Lumière et qui émanent du Soleil s'y incorporent et la « Revitalisent » (2).

3º *Reminéralisation :* Restituer les principaux « Sels minéraux » perdus

---

(1) *Connais-toi d'abord.* Tome II. *Chaux* 124.
(2) *Le Secret de la Vie.* Tome IV de *Connais-toi d'abord*, en manuscrit.

par décantation dans les canalisations, Chaux, Magnésie, Phosphore et Fer, en y ajoutant pour chaque litre d'eau la valeur d'une cuillerée à moutarde du mélange suivant que l'on mêlera intimement à l'Eau en agitant le flacon :

Formule de « Poudre reminéralisante » :

Chaux (Carbonate de)	40 gr.
Magnésie (Phosphate de)	40 —
Fer (Pyrophosphate de)	10 —

4º *Dialysation* : Afin de rendre cette « Poudre reminéralisante » aussi *incorporable* (dialyser) que possible avec l'Eau et dans toutes les parties du Corps humain, où ces Sels seront utiles, on ajoutera, pour finir, une faible quantité de Jus de Citron 110 : la valeur d'une petite cuiller à café par litre d'Eau.

Si cette méthode de « Régénération de l'Eau » convient lorsque l'on possède un intérieur, il n'en est pas de même lorsque l'on est obligé de prendre ses repas au dehors ou que l'on voyage. Voici comment on pourra y remédier en partie :

Emporter avec soi de la « Poudre reminéralisante » et pour un verre d'eau en mettre une petite pincée, plus quelques gouttes de Jus de Citron 110, ou, à défaut, quelque peu de Vin ou de Cidre, ces derniers renfermant des Ferments-diastases 25 ainsi que des Sels minéraux qui, les uns et les autres, favoriseront la « Régénération et la « Reminéralisation » des Eaux devenues impropres à la consommation.

Boissons revitalisantes (Voir 216.)

256 B — *Addenda.* — *LE VIN EST UN « LIQUIDE VIVANT ».*

« Tel Vin que nous dégustons aujourd'hui n'est déjà plus ce qu'il était hier, n'est pas ce qu'il sera demain. Le vin est, en effet, un *milieu vivant*, le siège par conséquent de transformations continues, démolitions et édifications dont les éléments constituants font les frais; mais dont il n'est pas possible de prévoir le terme en raison des multiples influences ambiantes dont nous méconnaissons généralement la nature et l'importance, ou que nous savons mal asservir. Par leur travail lent et invisible, les micro-organismes qui peuplent le vin déjouent nos prévisions et déroutent nos recherches. (*Questions modernes.*) »

(Cet articulet reproduit d'après *Questions modernes*, a été reproduit le 29 février 1912, dans une petite revue, *Pages utiles*, que je publiais à cette époque et qui n'eût qu'une durée éphémère : le succès n'allant qu'aux choses frivoles ou pornographiques.) ·

— 165 —

LES " BOISSONS FERMENTÉES " ET " L'ALCOOL CHIMIQUE "

Les « Boissons fermentées » sont des produits constitués par un tout intangible *qui s'est formé naturellement* et qu'il ne faut pas séparer si l'on veut que, après leur ingestion, elles puissent accomplir leurs ultimes évolutions, se traduisant par leur *Digestion* et *Assimilation* dans nos organes digestifs. *Ces évolutions ne peuvent s'effectuer que grâce au travail mystérieux des « Ferments-diastases »* 25 *qu'elles contiennent et dont les rôles sont indispensables pour que ces phénomènes bio-physiologiques puissent normalement s'accomplir.*

Or, si les « Boissons fermentées » renfermaient de l' « Alcool » de même nature *que celui obtenu chimiquement par la distillation*, rien de tout ce qui précède ne pourrait plus s'accomplir : l' « *Alcool de distillation* » **par sa** toxicité *détruisant* **sans exception** *tous les « Ferments-diastases »*, ce qui démontre que **dans les Boissons fermentées il n'existe pas d'Alcool semblable. — Tout au moins sous la forme artificielle que nous lui connaissons.**

257 Il n'existe pas d' « Alcool » dans les « Boissons fermentées »

Dans un chapitre précédent nous avons fait ressortir l' « influence dévitalisante », et par conséquent antibiologique et antidigestive, de la Chaleur sur les aliments, lorsque la température atteint un ultime degré d'élévation.

Eh bien, il en est exactement de même pour toutes les boissons, y compris l'Eau potable, laquelle, *bouillie* ou *stérilisée*, perd ses propriétés digestives et utilitaires. Quant aux Boissons fermentées naturelles : Vin, Cidre, Hydromel, etc., qui sont aussi des produits originaires de la Nature, puisqu'elles dérivent de Fermentations subséquentes à leur propre nature, elles subiront également sous l'influence d'un certain point de température les mêmes modifications, aussi bien dans leur nature originelle que, *a fortiori*, dans l' « Alcool organique » qu'elles avaient engendré ; lequel corps, n'étant que l'une des modifications que le Sucre inverti peut subir sous l'action de certains ferments, se trouve *dénaturé et stérilisé si l'on détruit ces Ferments générateurs et modificateurs par la chaleur.*

Dans les Boissons fermentées, le Vin par exemple, l'Alcool organique qu'elles renferment, ou — ce qu'il vaudrait mieux dire —
l' « Esprit de Sucre » (1), qui constitue leur « degré de force », improprement appelé « degré alcoolique » (2), est en dépendance de la quantité d'Hydrate de Carbone (Glycose ou Sucre) qu'elles renfermaient à
l'origine de leur formation. Cet « Esprit » est, en effet, constitué par la
substance sucrée, que renferment tous les Fruits et le Miel, et qui se
modifie, pour devenir le « Sucre inverti » des Boissons fermentées
sous l'action des Ferments (*Diastases, Sucrases* et de *Lévuloses*) — qui
font partie intégrante de tous les Fruits et du Miel, — pour devenir,
par suite de ces diverses influences, un nouveau corps, l' « Alcool
organique », qui, lui aussi, est *un corps instable* et susceptible de se
transformer à nouveau. C'est ainsi que sous l'influence du Ferment
acéti, que l'air transporte avec lui, l'Alcool naturel deviendra de
l'Acide Acétique organique, c'est-à-dire, du Vinaigre.

Car, sans que la vie ait cessé dans l'Acide Acétique naturel, si on
le laisse en contact avec l'air, un nouveau cycle se produira : sur la
surface du Vin aigri (Vinaigre) une légère pellicule se formera, et sur
cette couche agglutinée des spores de champignons microscopiques,
des *Aspergillées* et des *Muconnées*, viendront s'ensemencer en y engendrant des moisissures : premier échelon de la flore; puis, lorsque ces
cryptogames auront cessé de vivre, ils formeront en se décomposant
un léger humus sur lequel d'autres champignons d'une espèce supérieure pourront croître à leur tour; et ainsi de suite jusqu'à ce qu'il
se soit formé un humus assez riche, composé des débris morts de ces
champignons avec les substances renfermées dans le liquide, où
pourront alors croître toutes les espèces végétales, en passant par les
Lychennées ; voire, enfin, de la vigne, laquelle, pour clore ce cycle,
produira des raisins, dont le jus en fermentant nous ramènera au
point de départ que nous avions pris comme exemple : le Vin.

C'est là, pour la Flore, le cycle complet que lui assigne la loi des
évolutions. Car chaque plante renferme en elle-même des Diastases
qui, avec ses propres éléments consécutifs et des Ferments que l'air ou
d'autres agents fourniront, engendreront, en collaborant les uns avec
les autres, ces évolutions successives que l'on trouve toujours à la
source de la Vie continue, lorsque les « Éléments vivants », que chaque
plante renferme en elle — voire un seul de ses éléments — n'ont pas
été détruits par la chaleur.

C'est aussi grâce à ces éléments mystérieux et impondérables que

---

(1) Esprit : Du latin, *Spiritus*, souffle, servait dans le vieux langage à désigner ce
qui constituait le « degré de force » des Boissons fermentées. Tandis quele mot :
Alcool, de l'arabe, *al*, le, et *Cohol*, chose subtile, s'appliquait aux produits obtenus
par la distillation, que les Arabes ont connue avant nous. C'est là une nuance qui
a sa valeur et que j'aimerais à voir renaître.

(2) Faute d'y avoir donné une dénomination plus exacte.

pour les Aliments s'opère dans le corps humain cette merveilleuse opération de la transmutation des corps, en partant des éléments qui les composaient primitivement, pour les adapter, après les avoir modifiés, aux besoins de notre organisme. Et cela, jusqu'au jour où, nous-mêmes, lorsque notre fin sera venue, notre substance, en se désagrégeant, servira à créer de la vie pour les Plantes qui nous sustentaient ainsi que pour les animaux dont nous nous repaissions.

Or, ces phénomènes ne peuvent s'accomplir *qu'à la condition essentielle* que toutes les *Diastases*, propres à chaque espèce, ainsi que tous les Ferments complémentaires, *sans exception*, existent, aussi bien dans les Aliments que dans les Boissons. Sinon, comme certains de ces Ferments périssent à une température voisine de $+40°$ cent., le Ferment acéti, par exemple, d'autres vers $+65° - 75°$, les Diastases des Fruits et des Aliments, ainsi que les Lévuloses, et que, enfin, aucune *Diastase* ni *Ferment* ne résistent à une température de plus de $+105°$ $-115°$, il s'ensuivra irrémédiablement que la chaleur, même si elle ne dépasse que $40°$, en y détruisant un ou plusieurs de ces chaînons évolutifs, y supprime, de ce fait, l'harmonie indispensable, pour conserver le cycle de l' « Equilibre vital » de ces diverses évolutions organiques.

258. L'ALCOOL DE DISTILLATION

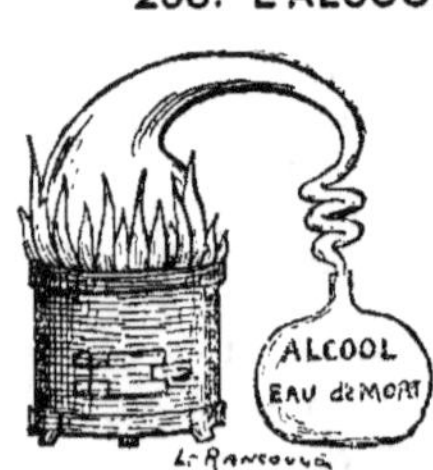

Que constaterons-nous, en effet, si nous essayons avec de l'Alcool produit par la distillation de reproduire ces phénomènes ?

C'est que dans l'Alcool industriel toutes les Diastases y ayant été détruites par la haute température, *nécessaire pour dégager* l'Alcool du liquide qui le contenait à l'état organique, toute vie aura si bien cessé d'exister dans ce corps artificiel que, si on le laisse à l'air libre, malgré l'intervention des Lévuloses que ce dernier renferme, aucun ensemencement ne pouvant s'effectuer, il ne se produira aucune modification dans sa nature, si ce n'est son évaporation; ce sera donc toujours le même Alcool, *immuablement inerte*, parce qu'il est, aux yeux de la Nature, comme tous les produits chimiques, une chose artificielle sans vie : un Produit mort.

Ce qui le démontre encore, c'est que pour obtenir du Vinaigre avec de l'alcool, *on est obligé de le « revitaliser » au préalable*, c'est-à-dire d'en refaire de l' « Alcool organique », en y incorporant du malt

---

(1) Il en est exactement de même avec le Sucre chimique désorganisé (Sucre d'épicerie), qui, ainsi que l'Alcool distillé, est *dévitallisé* et ne pourra se *transformer*, pour devenir de l'Alcool, qu'après avoir été *régénéré* dans un milieu renfermant des Ferments, comme lorsqu'on le mêle au Vin *pendant qu'il fermente encore*, ou bien que, dans une solution sirupeuse, on y ajoute des Graines d'orge, ou toute autre, dans leur période de *fermentation* la plus active.

d'orge, donc de la semence d'orge *dans sa période de fermentation la plus intense.*

Et, pour que cette opération réussisse, est-il encore nécessaire d'y ajouter une certaine quantité d'eau afin de ramener son titre à 8 ou 9°, sinon l'action nocive de l'*Alcool détruirait les Diastases* de l'orge.

Ainsi c'est donc grâce à l'aide *d'éléments vivants qui lui faisaient défaut :* des Diastases et des Ferments (et aussi des Vitamines), renfermés en abondance dans les graines de l'orge, que l'Alcool industriel, ainsi régénéré en « Alcool organique », est devenu susceptible *de pouvoir se transformer* en Vinaigre, ce que toutes les Boissons fermentées sont capables de faire sans aucune intervention humaine, puisqu'elles le font *naturellement* avec les Ferments qu'elles contiennent incorporés à leur propre substance.

Donc, il est de toute évidence que l'Alcool, produit par la distillation à l'Alambic, *ne peut être comparé biologiquement* avec celui renfermé dans les Boissons fermentées, quoique ayant tiré son origine de ces dernières — comme le Sucre d'épicerie est tiré des plantes qui en renferment à l'état naturel. Parce que dans les Boissons fermentées il n'existe, ainsi que je le disais, qu'une essence, un « Esprit », de l' « Alcool organique », dont la base chimique, si elle est la même que pour l'Alcool distillé, est mêlée à des corps si complexes — les éléments vivants, les *Diastases* et les *Vitamines* qui vivent en symbiose avec elle — que cet « Esprit » des Boissons fermentées reste toujours un « Produit vivant » — dont les effets, après l'absorption de ces boissons dans le corps humain, s'apparentent avec ceux des « aliments *crus* » — qui ne peut, pour ces raisons, être comparé avec ceux que déterminera l'ingestion de l'Alcool de Distillation, qui est de l' « Alcool chimique stérilisé », donc un « produit mort » — aussi néfaste que tous les Aliments stérilisés, — car il est incapable d'évoluer dans le corps et de s'y assimiler, faute de renfermer les *Diastases indispensables à sa transformation et à son assimilation.*

Et cela, je le répète, afin que l'on saisisse bien cette différence d'effets bio-physiologiques — il est toujours nécessaire d'insister chaque fois que l'ont veut démontrer une proposition nouvelle, — parce qu'il n'existe dans la Nature, ni autoclave, ni alambic, ni la chaleur naturelle nécessaire pour utiliser ces appareils, donc rien pour obtenir la *distillation* et la *stérilisation* aboutissant à la destruction des Diastases-ferments renfermées dans l' « Alcool organique ».

La fée Nature, qui nous fournit nos aliments et nos boissons, n'a donc jamais pu nous donner un produit que l'homme était seul capable de créer pour son mal !

259. EFFETS DE L'IVRESSE CAUSÉE PAR LES BOISSONS FERMENTÉES, COMPARÉS A CELUI DE L'ALCOOL

Au reste, les effets symptomatiques de l'ivresse produite par les

Boissons fermentées — ivresse causée par un *commencement de distillation* engendrée par la chaleur modérée du corps, — comparés avec ceux que détermine l'Alcool distillé à haute température, sont tellement dissemblables physiquement, psychologiquement, voire physiologiquement, qu'ils démontrent les différences profondes existant entre ces deux produits.

C'est pourquoi les Boissons fermentées, prises à doses raisonnables *et après les repas*, si elles ne constituent pas une véritable Boisson naturelle — l'Eau l'étant seule, — peuvent être considérées comme des Boissons toniques, excitantes et légèrement nourrissantes, par les éléments nutritifs et vivants qu'elles renferment et tiennent de leur origine ; elles peuvent donc être utilisées, dans certains cas, avec profit, comme « Boissons revitalisantes », non seulement par leurs *Diastases solubilisantes et modificatrices*, mais aussi par les *Vitamines* qu'elles contiennent.

Quant au danger dont on les accusait, en raison de la quantité d'Alcool naturel qu'elles renferment, si on le compare avec celui que cause effectivement l'Alcool de distillation, IL NE PEUT EXISTER, pour la raison péremptoire que la faible température du corps n'en distille *qu'une très faible partie* et que, en outre, les Ferments qui vivent en symbiose avec l'« alcool organique » continuant à subsister, il en résulte que dans le corps l'Alcool qui se sera dégagé, s'il peut déterminer de l'ivresse lorsque leur consommation est exagérée, continuera, contrairement à l'Alcool de distillation, à subir *toutes les modifications* propres à tous les corps alimentaires non altérés par une haute température, donc *qu'il s'assimilera* conformément aux lois intangibles qui président aux phénomènes de la digestion des Aliments et Boissons naturels *consommés crus*.

Ce qui le démontre, c'est que le Buveur d'Alcool de distillation *élimine en nature* par les Poumons, les Urines et la Sueur, l'Alcool qu'il consomme, sans que ce dernier ait subi dans le corps *la moindre modification*. Tandis que les Buveurs de Vin ou d'autres Boissons fermentées *n'éliminent pas la moindre trace d'Alcool en nature :* leur digestion s'étant accomplie normalement. (Comme, au reste, cela se passe *également* pour le Sucre naturel, renfermé dans les plantes, comparé au Sucre d'épicerie.)

Ce dernier argument, auquel j'ajouterai plus loin les différences d'effets pathologiques bien connus, que l'on observe à la suite de la consommation, jusqu'à effets morbides, ou de l'Alcool naturel, ou de l'Alcool de distillation, est, je crois, assez péremptoire pour démontrer la valeur de la thèse que je soumets ici.

Je peux donc, après les explications qui précèdent, avancer la proposition suivante qui résume ma thèse. Elle fera sans doute sourire les uns, pour, en revanche, réjouir les autres, comme c'est le sort de toutes les novations.

Toutes les Boissons fermentées sont, comme les Aliments crus, des « Boissons vivantes », se modifiant sans cesse, aussi bien quand elles sont livrées à elles-mêmes qu'ingérées dans le corps, « parce qu'elles ne renferment pas d'Alcool artificiel », dans le sens que nous avons appris et que nous confondons avec l'Alcool naturel, mais seulement un « Esprit subtil », autrement dit, de l'« Alcool organique », formé par la combinaison de trois corps, Carbone, Hydrogène et Oxygène en association avec des Diastases et des Ferments. ($C^4 H^6 O^2$ + Diastases et Ferments), le tout toujours « mêlé intimement — Synthèse vivante de ses éléments constitutifs —, « **l'Alcool organique** » **reste donc, pour cette raison essentielle, un corps éminemment** « **instable et perpétuellement modifiable** ».*

Quant à l' « Alcool de distillation », ainsi qu'il existe dans les Flacons de spiritueux sous des dénominations innombrables, selon leur origine, que ce soit en nature, ou mêlé à des Essences aromatiques ou à du Sucre, « **l'intervention de la chaleur et de l'Alambic** » **ayant détruit la totalité des** « **Éléments vivants** » *(les Ferments)* **qui vivaient en symbiose avec lui, il ne peut donc en résulter** « **qu'un nouveau corps antinaturel, inerte et sans vie** » : **de l'** « **Alcool mort** », *ne représentant physiologiquement que la synthèse de ses éléments purement chimiques, le Carbone, l'Hydrogène et l'Oxygène, privés de ses Diastases et de ses Ferments constitutifs, c'est-à-dire (*$C^4 H^6 O^2$ — **Diastases et Ferments**). *donc un corps* « **inassimilable pour le corps humain** » **et incapable de se modifier par la suite** *comme l' « Alcool vivant » que renferment toutes les Boissons fermentées* (1).

Mars 1923.

L.-G. RANCOULE.

Nota. — *Sur la demande des Syndicats vinicoles, de personnes ou de tous groupements désireux de défendre nos excellents produits nationaux réputés, comme le Vin et le Cidre, contre les Ligues antialcooliques qui mêlent en les confondant à tort l'Alcool de distillation et les Boissons fermentées, je ferai tirer à leur intention des tracts reproduisant ce chapitre et les suivants, et dont les prix seront calculés selon l'importance des quantités commandées.*

Envoi d'un exemplaire, comprenant les chapitres suivants, formant une brochure de 16 pages, contre 1 fr. 25 en timbres-postes.

---

(1) Pour la reproduction de ce chapitre, s'adresser, pour entente, à l'Auteur, L.-G. RANCOULE, à DINARD (I.-et-V.).

Les effets pathologiques que l'on observe à la suite de la consommation habituelle des Boissons fermentées et de l'Alcool de distillation sont tellement dissemblables qu'ils confirment *expérimentalement* la différence de la nature de l'Alcool existant entre ces deux produits.

Voyons d'abord ceux que produisent les Boissons fermentées, consommées hors de propos, et qui seront du même ordre que ceux produits par tous les Aliments *lorsqu'il n'ont pas été entièrement digérés* dans nos organes digestifs. Car il ne faut pas oublier que les Boissons fermentées, en raison de leur origine, *sont des aliments* renfermant avec elles tous les principes qui existaient dans les Fruits ou Grains maltés avec lesquels elles ont été confectionnées, et que, par conséquent, *elles peuvent être digérées.*

Mais les diverses *fermentations* qu'ont subi les corps alimentaires pendant toute la période nécessaire à la production du Vin, du Cidre, de la Bière, etc., ont apporté dans leur constitution de telles modifications que nos organes digestifs sont parfois incapables de les utiliser comme aliments.

En effet, chez de nombreuses personnes, ni l'Estomac ni le Foie, ne peuvent digérer les substances alimentaires modifiées renfermées dans les Boissons fermentées, même si elles sont prises en faibles quantités. Il se produira donc chez ces personnes des troubles graves apportant des perturbations sensibles lesquelles entraveront la digestion normale des aliments consommés. Il en résulte des Aigreurs, Renvois acides (Pyrosis) et des crises Dyspepsiques, lesquelles cesseront dès que l'on supprimera de ses repas l'usage des Boissons fermentées.

Chez ces mêmes personnes il y aura aggravation lorsqu'elles consommeront des Boissons fermentées *à jeun*, car du fait *qu'elles n'auront pas été digérées* dans la bouche, l'estomac et le duodénum, c'est-à-dire, appropriées selon les nécessités de l'Assimilation, elles circuleront *sans avoir été modifiées* dans tous nos organes en causant, suivant les tempéraments :

1° Ou, de l'Entérite, par irritation et inflammation des Tubes chylifères;

2° Ou, de la Cyrrhose du Foie, par inaptitude de la Glande hépatique à transvaser de la Veine porte dans le Cœur droit un produit *non digéré*, et qui, de ce fait, *conservant* dans ses cellules des produits non appropriés à l'assimilation, finit en s'engorgeant par s'atrophier en se sclérosant;

3° Ou, de la Gravelle et des Calculs dans les Reins ou la Vessie — en outre de l'Inflammation de ces organes — : les Boissons fermentées circulant *en nature* dans le Sang, laissant déposer à leur passage dans ces organes les Sels minéraux qu'elles renferment et qui s'y concrètent, faute d'avoir été solubilisées et appropriées selon les besoins de l'assimilation;

4° Ou, du Rhumatisme lorsque ces sels minéraux non dyalisés, se mêlant aux Urates du sang, vont se loger dans les articulations des membres ou dans certains muscles.

Dans les cas précités il ne s'agit là que d'affections causées par *insuffisance digestive* et qui auraient tout aussi bien pu se produire avec tous autres aliments *incomplètement digérés*, notamment lorsqu'ils sont consommés en excès.

Or, pour l'Alcool distillé, en nature ou mêlé à des Boissons (Apéritifs et Liqueurs spiritueuses) les phénomènes qui se passent après son ingestion sont tout à fait dissemblables, en tant qu'effets sur notre organisme.

Parce que :

1° L'Alcool distillé ne peut *ni se modifier, ni se digérer*, ne possédant pas pour cela les Diastases 26 indispensables pour accomplir cet acte physiologique; et que, en plus, nos organes digestifs n'ayant pas été organisés pour accomplir leurs rôles avec des produits *inconnus* dans la Nature, il s'ensuit que l'Alcool distillé circulera dans tout notre organisme *tel qu'il a été absorbé;*

2° En *coagulant* le Sérum albümineux du Sang : l'Alcool étant, avec la chaleur le coagulant par excellence de l'Albumine. Il en résultera pour le Sang, au point de vue de sa fluidité, des conséquences excessivement graves pouvant aller jusqu'à son « floconnement »; lequel, ainsi que je le démontrerai dans « *Self-défense du Corps humain* », est la cause déterminante de la plupart des Maladies du sang, y compris certains effets de la Syphilis et dans tous les cas, de leur aggravation.

3° L'Alcool distillé en passant dans les Viscères *irrite* leurs muqueuses et leurs cellules par sa toxicité, en même temps qu'il *détruit* les Fibrilles nerveuses superficielles chargées de l'animation de ces organes; il en résulte que du fait de cette *irritation cellulaire* et de la destruction simultanée des Fibrilles nerveuses, qui animaient ces cellules se trouvent résolues les deux conditions essentielles pour créer le Cancer, ou tout au moins, des Tumeurs;

4° L'Alcool distillé en passant dans l'Intestin grêle voit, pour les mêmes causes, ses Tubes chylifères progressivement détruits — pour le moins atrophiés — d'où les Entérites des formes diverses, par destruction de la muqueuse intestinale, et des Cachexies, par insuffisance du système chylifère, plus ou moins détruit ou paralysé; devenu inapte à renouveler le sang;

5° L'Alcool distillé en pénétrant dans le Foie, qui n'a pas été organisé pour adapter et modifier ce produit antinaturel non modifié, le traversera sans s'y arrêter; contrairement à ce qu'auraient fait les Hydrates de carbone naturels qui, après avoir été dans le Pancréas, transformés en Glycose, se seraient accumulés, en réserve, dans les Glandes glycogènes. Il résultera de cette anomalie physiologique du passage d'un corps toxique dans le Foie des *irritations*, allant en s'aggravant avec leurs répétitions plus ou moins continues, qui nuiront à son bon fonctionnement et pourront aller jusqu'à sa Sclérose (Cyrrhose) ou, pour le moins, son inflammation chronique avec toutes ses conséquences, y compris le trouble de ses sécrétions biliaires;

6° L'Alcool distillé en passant, toujours sans avoir été *modifié*, dans le Cœur droit y cause son inflammation : Endocardite, Aortite, etc.

7° L'Alcool distillé, après avoir quitté le Cœur droit, pénètre. toujours intact, dans le Poumon et là. s'il n'y est pas brûlé *intégralement* pendant la respiration — ce qui ne peut avoir lieu que par d'excellents poumons fonctionnant intégralement — y crée, par sa toxicité, l'*Inflammation* de ses Lobules et l'*Inhibition* des Fibrilles nerveuses qui les animent; et par son pouvoir *coagulateur* oblitère les Vaisseaux capillaires, — chargés d'accomplir dans les Lobules l'Hématose du sang, — par les flocons de sérum sanguin, *coagulés* par l'Alcool distillé, qui s'y accumulent, faute de pouvoir les traverser par manque de fluidité. Cette *coagulation* sous forme de « floconnement », qu'elle provienne de l'Alcool ou d'autres causes, est, le plus souvent, à l'origine de l'Asthme pulmonaire, des Catarrhes, des Bronchites chroniques et de la Tuberculose;

8° Enfin, l'Alcool distillé, s'il n'a pas été complètement brûlé dans les Poumons, passe dans le Sang artériel, apportant dans tous les endroits du corps — notamment dans le cerveau et les centres nerveux pour qui il a une prédilection particulière — ses effets *toxiques, coagulateurs et inhibiteurs* des Fibrilles nerveuses; puis, toujours, sans avoir été *modifié* dans le corps, il s'évacue progressivement, plus ou moins bien, selon les constitutions, par le système émonctoire du corps humain, au grand dommage des appareils excrétoires : Reins, Vessie, Prostate et Glandes Sudoripares, qui sont les dernières victimes de l'Alcool industriel *produit par la distillation au moyen de la chaleur et de l'alambic.*

Il reste bien entendu que ce cycle raccourci d'effets pathologiques ne se constate que lors de la consommation à l'état d'habitude journalière de l'Alcool distillé ou des Apéritifs et Liqueurs spiritueuses qui en contiennent.

Et, pour conclure : s'il est impossible de trouver la moindre trace d'Alcool dans les émonctoires du corps humain après l'ingestion de Boissons fermentées, on retrouvera toujours l'Alcool distillé *en nature* lors de son élimination, que ce soit par les Poumons, l'Urine ou la Transpiration. Donc partout où ce dernier a passé dans le corps, *c'est toujours à l'état d'Alcool distillé*, tandis que le même élément renfermé dans les *Boissons fermentées ayant été modifié dès son introduction dans l'appareil digestif ne peut se montrer ensuite à aucun moment sous forme d'Alcool, tel que nous le connaissons.*

261 —— *P. S.* — Ce chapitre était composé lorsque m'entretenant sur ce sujet avec M. F. Vénard, docteur ès-pharmacie, il me relata que le professeur Milne-Edwards, pour démontrer la différence d'action physiologique entre le Vin, produit naturel, et l'Alcool, produit artificiel, fit l'expérience suivante :

Il prit un demi-litre de vin titrant 10°, dont la moitié fut distillée et produisit 5 centilitres d'alcool à 5o°.

On fit alors consommer à un lapin le quart de litre de vin restant *qui renfermait 5 centilitres d'« Alcool naturel »* à 5o°. Après cette ingestion le lapin manifesta tous les symptômes de l'ivresse : tournant en zigzaguant en tous sens, puis s'étendit et s'endormit profondément.

A un autre lapin, on fit consommer les 5 centilitres d'Alcool distillée. Les effets furent foudroyants, car il tomba mort aussitôt, comme foudroyé.

A l'autopsie, on ne trouva dans le premier, qui avait bu le *vin*, aucune *trace d'Alcool*, tandis que dans le second, qui avait bu l'*Alcool, on trouva 3.5 centilitres d'Alcool à 5o° dans la tête du lapin.* Ce qui démontre que l'Alcool de distillation se loge surtout dans le cerveau.

SEPTIÈME PARTIE

Quelques chapitres et notations
complétant le thème de mes ouvrages

VÉGÉTARIENS ou CARNIVORES ?

265 Sommes-nous Végétariens ou Carnivores ?

Cette question n'aurait jamais dû être posée, car, notre Dentition, adaptée pour tous les aliments, notre système digestif, particulièrement abondant en Diastases peptiques 30, c'est-à-dire, dissolvantes des Albumines, voire, nos appétences, démontrent que nous sommes nés *Omnivores*, donc que nous devons manger de tout. En un mot, nous résumons comme Alimentation la nourriture de tout le règne animal : Carnivores, Ichtyophages, Frugivores et Légumivores (pour ne pas dire Herbivores).

Nous devons, par conséquent, manger de la Viande et des Végétaux. Mais encore, au point de vue de la prédominance de l'une ou des autres, cela dépendra-t-il des constitutions personnelles et des races. En effet, aux uns il faudra plus de Viande que de Végétaux, tandis qu'aux autres ce sera le contraire.

En ce qui nous concerne, nous autres Français, notre goût est porté d'avantage vers les végétaux que vers la viande : ce mode d'alimentation étant plus conforme à nos mœurs et s'adaptant mieux biologiquement à notre tempérament et à notre mentalité.

Il faut aussi bien se pénétrer de ceci, c'est que si la Viande « refait la Viande », *elle ne refait que cela* ; tandis que les Végétaux, notamment les Céréales 69 et les Fruits 106, s'ils reconstituent également la chair, avec moins de rapidité, il est vrai, *refont et maintiennent sa Substance nerveuse*, *c'est-à-dire sa* Spiritualité. Et pour tout être qui raisonne, qui entend profiter de ce que le Créateur nous a donné de supérieur sur les animaux, l'Intelligence, c'est, je crois, l'essentiel.

Dans les Aliments il ne faut donc pas seulement voir que leur composition matérielle, susceptible de s'assimiler aux diverses parties de la structure du corps humain, mais aussi les éléments mystérieux inanalysables qui sont à la base de la Vie et qu'on ne peut trouver que dans les Graines et les Fruits, ceux-ci possédant la quintescence de tout ce qui est nécessaire à la création d'autres existences : le règne végétal ne différant que par des impondérables que le corps humain saura bien adapter en l'humanisant à son profit.

Dans les Graines et les Fruits ne voit-on pas, en effet, réunis, à la fois, *l'embryon vivant* d'une autre plante et, en même temps, tout ce qui est indispensable à son évolution depuis les débuts de sa germination jusqu'au moment de sa croissance primaire aérienne, c'est-à-dire, la *totalité des éléments* qui sont indispensables à cette plante pour entrer dans la vie.

— 175 —

Puisque dans les Graines et les Fruits on trouve tout ce qui est indispensable à la Nutrition, ce sont donc dans leur meilleure forme, les Aliments complets qui conviennent le mieux pour les Jeunes enfants et plus tard pour leur Croissance, pour les Convalescents et les Malades affaiblis, ainsi que pour les gens Bien portants, à qui ils permettent de continuer une heureuse existence, bien équilibrée, parce qu'elle est parfaite au point de vue Vitalisme.

En ce qui concerne les effets des Graines et des Fruits, si nous ne retenons que la partie matérielle de nos deux cerveaux, le Cerveau mental et le Cervelet (1) — renonçant à expliquer le côté métaphysique, — nous trouverons encore que c'est toujours dans les Graines et les Fruits qu'il existe le plus de *Phosphore* et de *Magnésium* — dans leurs meilleures formes biologiques pour pouvoir s'incorporer dans notre substance cérébrale — qui sont, comme chacun sait, les éléments essentiels de la structure cérébro-nerveuse ; sans oublier que les innombrables Cellules protoplasmiques, que ces corps végétaux renferment, se transmuttront — comme tous les autres éléments — pour régénérer nos propres Cellules animées et, par surcroit, les Cellules nerveuses.

Tous ces heureux résultats ne seront obtenus qu'à la condition que les Graines soient consommées *le plus fraîches possible* — en pleine vitalité — et *pas trop cuites*, pour ne pas détruire leurs éléments vivants; et pour les Fruits *de les consommer Crus* et non pas en Confitures, ou — ce qui devient tout à fait désastreux — *Stérilisés* 12 dans des boîtes ou des bouteilles.

266 Comment et dans quels cas le « Végétarisme intégral »

peut devenir la cause d'une Dénutrition progressive.

Pour satisfaire les goûts habituels du monde, les cultivateurs s'évertuent à transplanter, quelque soit le pays ou la région où ils se trouvent, des Légumes et des Fruits qui n'avaient jamais poussés sur leur sol. Il en résulte que, même en cas d'acclimatation, le Terroir, la qualité de la Lumière et la Température n'étant plus les mêmes, ces Légumes et ces Fruits ont perdu de notables quantités de leurs propriétés primitives. Au reste, il en est de même pour les Primeurs poussées dans des Serres ou dans des Châssis.

A propos des Légumes acclimatés, il m'est arrivé d'observer, lors de mon dernier séjour à Nice, un cas clinique des plus intéressants. Un de mes amis qui s'était soumis au Régime végétarien le plus absolu, en appliquant intégralement la méthode Mono, dépérissait physiologiquement et psychologiquement un peu plus chaque jour. Je m'évertuais à en trouver la raison, car cette méthode est bonne et répond aux lois de la Vie Saine. C'est, un jour, en mangeant des Poireaux que j'en trouvais la solution : ce délicieux légume, chaque fois qu'il m'arrivait d'en avoir à table, n'ayant ni goût ni saveur, *j'estimai qu'il n'avait plus de qualité nutritive*. Or, comme il en était de même pour bien d'autres *Légumes importés*, mon pauvre ami, en se sustentant avec des Aliments anormaux, privés de l'essentiel de ce qu'il leur fallait pour se nourrir, dépérissait de plus en plus.

Comme, en revanche, les Légumes autochtones, le Fenouil bulbeux, le Céleri en branches, les Courges, etc., et les Pommes qui viennent d'Italie, sont exquis et nutritifs à souhait, un changement de régime, avec l'adjonc-

---

(1) Voir « Connais-toi d'abord », tome Ier : *Les deux Cerveaux.*

tion d'Œufs crus complets 177 et de délicieuses Pâtes 78 de Nice, eût tôt fait de remettre debout mon ami.

A ces causes de dépréciation de la valeur nutritive des Légumes, il faut en ajouter une autre très grave : l'Infusion de leurs principes nutritifs par leur séjour prolongé dans l'eau. Or, comme il est d'usage chez beaucoup de cuisinières de laisser immerger un temps parfois très long les Légumes dans des bassines d'eau, que par mesure d'hygiène — oh ! hygiène que de mal on peut faire en son nom — on renouvelle plusieurs fois il en résulte que les principes les plus solubles, les meilleurs pour favoriser la digestion notamment les Aromes, se dissolvent et n'existent plus lorsque ensuite on les consomme.

Comme il arrive aussi que sur les marchés, particulièrement à Nice, les marchands, pour donner à leurs Légumes un meilleur aspect de fraîcheur, les arrosent constamment, et, par aggravation, que pour ne pas perdre leur marchandise invendue, celle-ci est emportée toute mouillée, il se produit qu'après plusieurs journées de ce traitement il ne reste plus dans ces Légumes que de la fibre, l'essentiel étant disparu, ayant été entraîné dans les eaux de lavage.

Donc, le Régime de Végétarisme intégral ne vaudra que tant que les Légumes ou les Fruits consommés seront des produits autochtones, ayant toujours vécu sur le pays où l'on habite, qu'ils seront de saison, qu'ils n'auront été que lavés rapidement et non pas *infusés* en les laissant macérer dans l'eau plus ou moins longtemps, et qu'ils seront consommés frais cueillis.

Ce qui précède est une des causes qui explique les insuccès du Végétarisme absolu chez certaines personnes. Il faut aussi dire que la question de l'Alimentation est tellement complexe qu'elle dépend aussi des Tempéraments de chacun, les uns ayant des dispositions instinctives pour la Viande et d'autres plutôt pour les Légumes et les Fruits, mais en réalité, et selon mon faible avis, comme nous sommes Omnivores, nous devons manger de tout avec, toutefois, une prédominance pour les Végétaux.

C'est ainsi que, personnellement, je pratique mon alimentation et je m'en trouve fort bien.

67 Pourquoi la Résistance vitale et l'Energie constante sont-elles plus grandes chez les Végétariens que chez les Carnivores.

Dans une réunion scientifique où l'on discutait sur le temps maximum de résistance vitale au *jeûne*, selon que les expérimentés étaient Végétariens ou Carnivores, nous tombâmes d'accord, quant à la durée, sur la suprématie des Végétariens sur les Carnivores. Et cela pour la raison que les premiers trouvent dans leurs Aliments de l'Amidon et du Sucre, susceptibles lorsqu'ils sont transformés en Glycose de s'emmagasiner *comme réserves énergétiques* dans le Foie, qui les répartit ensuite, selon les besoins de l'organisme. Ce qui, en supposant chez les personnes qui jeûnent une immobilité qu'ils n'ont pas dans la vie courante, réduit à son minimum la distribution dans l'organisme des Glycoses en réserves, qui, autrement, auraient été assez rapidement épuisées, sous forme d'Energie, par les dépenses causées par le travail, la marche ou les plaisirs.

D'autre part, les jeûneurs se sustentent sur leur propre constitution (Autophagie) en puisant dans leurs réserves, de la Graisse pour entretenir la chaleur du corps et de l'Albumine sur leur propre chair, pour pouvoir continuer à vivre.

Dans ces conditions, avec seulement de l'Eau consommée en quantité suffisante pour assurer l'Urination et l'évaporation continue du corps par les Poumons et les Glandes sudoripares, la vie peut se prolonger chez les Végétariens et les Ommivores un temps, plus ou moins long, qui variera selon les réserves de Glycose accumulées dans le Foie, de Graisse répartie dans le corps et d'Albumine résorbée, proportionnellement à la corpulence du sujet.

Et lorsque le Système nerveux cérébelleux (dépendant du Cervelet) vient à se paralyser, pour des causes remontant à l'inhibition du Bulbe encéphalo-rachidien comme dans la Catalepsie, les personnes qui en sont frappées pourront alors continuer à vivre un temps très long, pouvant aller *jusqu'à plusieurs années*, du fait que leurs organes intestinaux *ne fonctionnant plus*, ils n'ont besoin ni de récupérer de l'eau, qu'ils ne perdent pas, ni besoin de vivre sur eux-mêmes, c'est-à-dire de faire de l'*Autophagie*, puisque étant tout à fait immobiles ils ne dépensent rien comme Energie.

Et nous citions de nombreux exemples connus, pris chez les humains (Ommivores) allant jusqu'à 73 jours pour M. Mac Swyney, le maire de Corck, en 1920 ; et chez les animaux végétariens qui, si on continue à les abreuver, peuvent vivre encore longtemps, tandis que nous opposions, comme argument-type, le peu de résistance qu'offrent au jeûne des Carnivores, le lion et le tigre, par exemple, lesquels ne peuvent vivre plus de trois jours sans manger.

C'est à ce moment que l'un des assistants, reprenant un argument de M. T. Obalsk, nous opposa que, d'après les expériences de ce dernier, le serpent crotale *pouvait vivre sans boire ni manger 26 mois*, la vipère trois mois et le porc seulement 6 à 7 semaines.

Or, comme les serpents sont des Carnivores et les porcs des Ommivores, notre théorie ne signifiait plus rien du tout et s'effondrait...

Ce jour-là la réunion prit fin sur cette argumentation et, ne pouvant rien conclure, chacun de nous se demanda s'il était bien utile de se donner tant de peine à vouloir démontrer des vérités, qui nous semblaient sans réplique, tandis que d'autres exemples nous prouvaient le contraire de ce que nous avancions.

Or, récemment, en compulsant un tas de notes relatives à l'alimentation je retrouvai celle relatant cette réunion. Et, j'avoue, qu'elles me gênaient sérieusement pour appuyer certaines opinions relatives au Végétarisme, et qui m'étaient chères au point de vue de la résistance qu'ont toujours opposée les Végétariens sur les Carnivores.

Témoins par exemple, le rhinocéros, l'éléphant, l'hippopotame, le taureau, etc., sur le lion ou le tigre, dont *l'effort chez les premiers* se maintient avec la même puissance pendant un temps beaucoup plus long que chez les derniers qui, si leur énergie au début est beaucoup plus puissante, ne *peuvent la maintenir* que très peu de temps.

Il y avait là un mystère qui me faisait penser à mes *ophidiens* et à leur jeûne prolongé.

A force de toujours y penser je trouvais un jour la solution. Bien entendu qu'elle était tout ce qu'il y a de plus simple, mais comme l'esprit, quand il cherche une solution, aime à s'embrouiller dans la complexité, plutôt que de chercher la raison des phénomènes en les traitant suivant des procédés élémentaires, il s'ensuit que le plus souvent nos conceptions s'embrument de plus en plus pour aboutir, enfin, à des explications inextricables qui, si elles satisfont certains esprits qui se contentent de mots, d'expressions nébuleuses et incompréhensibles, ne donnent aucune satisfaction aux gens, dont je suis, qui leur préfèrent la clarté et la logique.

Donc voici l'explication de cette *apparente anomalie :*

Les *carnivores*, lions et tigres, qui ne peuvent résister à plus de trois jours de jeûne, sont des animaux à *sang chaud* à **température constante** et dont l'invariabilité est une règle : une différence de *quelques degrés*, en plus ou en moins, suffisent *pour amener la mort*.

Tandis que les serpents sont des animaux à *sang froid* et dont la température du corps peut *varier* selon celle du milieu où ils se trouvent, sans que des *écarts très sensibles*, en plus ou en moins, *puissent offrir de danger pour leur existence*.

En outre les premiers évaporent leur eau de constitution par les poumons et la vessie, tandis que les seconds *n'urinent ni n'évaporent*.

Voilà donc trouvée l'explication — en ne tenant compte que de la première raison : température du corps — pourquoi les premiers, ne trouvant pas dans leur organisne des réserves suffisantes de calories pour tenir plus d'un certain temps leur corps à *la température constante qui leur est indispensable pour vivre*, meurent très rapidement; tandis que les seconds, *n'ayant pas besoin de calories* pour élever la température de leur corps, peuvent continuer à vivre un temps très long. Et aussi parce que les serpents, lorsqu'ils digèrent *vivent dans un état de quasi-catalepsie* qui ménage au maximum leur constitution anatomique du fait qu'il ne font pas d'autophagie.

Et si l'on ajoute à cette explication, la deuxième raison : différence d'évaporation et d'urination, indispensables chez les uns et inexistantes chez les autres, nous nous expliquons alors aisément cette *apparente* anomalie.

Nous pouvons donc continuer à persister dans notre théorie et dire que la *résistance vitale et énergétique est plus grande chez les Végétariens que chez les Carnivores*.

268 La Chaleur modifie ou détruit la plupart des Principes guérisseurs des Plantes. Comment y remédier?

Dans les Plantes médicinales, comme dans les Plantes culinaires, la plupart des principes utiles sont atténués ou modifiés par la chaleur, lorsque cette dernière dépasse 100° cent., ce qui est le cas pour les Infusions et les Décoctions, dont la température varie autour de 100°.

Il existe même de nombreuses plantes dont les principes actifs sont détruits à des températures beaucoup plus basses, comme la *Glycyrrhisine*, renfermée dans la Réglisse, laquelle perd son action curative dès que la température dépasse 40 à 45° cent.;

La Sinapine et la Myrosine, ces principes si précieux contenus dans la Moutarde et qui sont détruits à la température de 70° cent. environ;

Le Citrate organique, du Citron 110 qui perd toutes ses propriétés bienfaisantes, dès que par la Chaleur on le sépare des Diastases 26 avec lesquelles il vivait en Symbiose, pour devenir, du fait de cette modification, un *produit Antinaturel :* de l'*Acide citrique chimique, corrosif* pour nos organes et *acidifiant* pour le Sang.

Je pourrais continuer cette liste presque à l'infini et écrire tout un volume sur ce thème, qui au fond, est toujours le même et peut se résumer comme suit :

« Un produit organique *tant qu'il est cru* est toujours *naturel*, mais dès que l'on commence *à le faire chauffer*, comme il se modifie de plus en plus avec l'élévation de la température, il perd cette qualité et devient alors un *produit Antinaturel.* »

En partant d'une autre théorie : *le vieillissement et la mort des Plantes séchées*, qui finissent par ne plus avoir aucune action après un certain temps, variable selon les espèces, des savants se sont efforcés à *stabiliser* les principes des Plantes en opérant au moment de leur cueillette, c'est-à-dire *lorsqu'elles sont dans toute leur Vitalité.*

C'était là un problème difficile à résoudre, car pour répondre à son but il fallait que, non seulement les Principes actifs subsistent en totalité, mais encore que les Diastases 26 et les Vitamines 31 qui y existaient conjointement avec ces plantes, y figurassent également. Or, par les procédés employés, éthérisation ou éthylisation, il est certain que nombre de ces impondérables, n'avaient pu résister à l'influence, plutôt brutale, de ce traitement supra-alcoolique.

Je pense, de mon côté, y être parvenu en procédant d'une toute autre manière : *par l'enrobage des produits à conserver dans un Colloïde inaltérable et Imputrescible.* Ce produit merveilleux existe, il n'a rien de chimique, c'est un corps naturel organique, utilisé en Extrême-Orient pour faire des desserts délicieux 199, préparer des plats de Riz et de Poisson, et, ici, chez les fabricants de Produits alimentaires *simplifiés*, des « Crèmes instantanées », des « Gelées de Fruits » — où les Fruits, remplacés par des Essences et des colorants, ne figurent que sur les étiquettes —, etc.; il n'est extrait ni de la Gélatine Animale, ni de celle des poissons, il provient d'Algues marines, principalement les *Gélidium* (*Gélidium corneum et Gracilis lychenoïde*) qui sont très riches en *Gélose*, corps *exempt d'Albuminoïdes*, ce corps merveilleux, je le répète, c'est l'*Agar-agar*.

En effet, l'*Agar-agar*, lorsqu'il est sec, n'est pas hygrométrique, donc non-influençable à l'humidité, qui avec la chaleur, est la cause de toutes les Fermentations; et *comme il ne renferme pas d'Albumine*, contrairement à tous les *Colloïdes*, il demeure *imputrescible* (1), par conséquent l'*Agar-agar* étant inapte ni à se décomposer, ni à se putréfier, ne peut être la cause de l'altération des corps avec lesquels on vient à le mêler.

Dans mon procédé, objet d'un brevet, les Plantes fraîches que l'on désire conserver, ou tous autres produits organiques, sont triturés après un premier séchage, débarrassés au tamis fin de leurs fibres, puis *enrobés dans une solution d'Agar-agar véritable, dont la température, à ce moment, ne dépasse pas 60° cent. au-dessus de 0, c'est-à-dire, au degré ultime où les Ferments-diastases et les Vitamines renfermés dans les Plantes conservent encore leur vitalité.*

Après dessication complète, les Plantes pulvérisées *se trouvant enrobées de toutes parts*, comme par un vernis, de ce produit imputrescible, *peuvent donc se conserver sans altération quasi indéfiniment.*

Les produits ainsi obtenus peuvent, par des modes de préparation appropriés, être confectionnés, soit sous forme de tablettes, pastilles, dragées, granulés, semoules ; soit en suppositoires ou de toutes autres manières, selon les buts auxquels on veut les destiner.

Je ne sais si jamais je trouverai les concours nécessaires pour l'exploitation de cette découverte, qui mériterait tout au moins d'être expérimentée

---

(1) L'Albumine en se décomposant sous l'influence de l'humidité et d'un certain degré de température, variant autour de + 37° cent., est à la base de toutes les *Putréfactions*, source d'existence pour les Micro-bactéries.

dans tous ses détails, j'avertis, en conséquence, les lecteurs que, pour le moment, il ne m'est pas possible de fournir de produits stabilisés par ce procédé, pour la raison que je n'ai pas le temps nécessaire à y consacrer, et aussi... faute d'argent pour le faire.

En attendant que ce projet se réalise un jour — comme la parution de mes autres ouvrages terminés — j'ai utilisé un autre procédé pour une recette dont j'ai donné la formule à un excellent pharmacien de Paris, M. le Dr F. Vénard, pour confectionner, sous forme de poudre, ma méthode de « **Cure A B C** », qui, ainsi, se trouve simplifiée.

Pour la préparation de cette poudre, que j'ai appelée la « Poudre A. B. C. », j'ai utilisé, pour les Plantes qu'elle renferme, des *Intraits*, c'est-à-dire des Plantes fraîches pulvérisées et débarrassées de leurs fibres inutiles ; et pour être sûr d'une bonne *conservation vitale* j'ai ajouté à ma formule de la Fluoréine, corps radio-actif, dont les propriétés, du fait de cette radio-activité, ont justement pour but d'empêcher les Diastases et les Vitamines de périr. De plus, cette poudre étant absorbée *à froid*, sans avoir besoin d'être infusée à l'*Eau bouillante*, offre donc, avec une quantité réduite de produits, le maximum d'efficacité pour la cure des Maladies pour lesquelles je l'ai destinée. Ce que, du reste — après constatation personnelle — m'ont confirmé de nombreuses personnes qui l'ont utilisée avec le plus grand succès et qui se sont trouvées ravies de la rapidité de son efficacité, ainsi qu'elles ont bien voulu me l'exprimer de vive voix ou par lettres. (*Voir plus loin 302.*)

9 Réflexions sur l'Alimentation et la Cuisine (1).

Toutes les Albuminoïdes n'ont pas la même composition, partant la même valeur alimentaire — d'autre part la composition de l'Albumine de chaque espèce animale est spécifique et elle est inabsorbable en nature par une autre espèce ; pour être absorbée il faut que la molécule albuminoïde alimentaire *subisse uen transformation et une désintégration* en ses éléments constituants. Ce travail sera effectué en partie dans l'estomac, en partie dans l'intestin ; le dernier stade de ce travail de décomposition est la formation des *acides aminés* qui seront directement absorbés. Or si toutes les Albuminoïdes sont absorbées sous forme d'*acides aminés* il en est certains (*on en connaît environ vingt qui par des combinaisons entre eux donnent une multitude de molécules différentes d'Albuminoïdes*) dont notre organisme ne saurait se passer sans de graves désordres (tryptophane, lysine, arginine, par exemple) ; cette notion conduit donc à celle du choix qualificatif des Albuminoïdes.

Il reste cependant une dernière catégorie d'éléments indispensables, ceux que l'on pourrait appeler les *impondérables* de l'alimentation. Leur étude complète est un sujet fort vaste, aussi vaste à lui seul que l'étude des aliments proprement dits et encore mal connu, car la notion de leur existence est bien nouvelle encore.

Depuis longtemps on savait empiriquement que le remède au scorbut était *la consommation d'aliments frais ;* c'est de là qu'est née la théorie des Vitamines, corps encore mystérieux, mal définis, sur qui on est encore mal renseigné. De quelque nom qu'on les nomme, il y a dans les *aliments frais et crus*, animaux et végétaux, des corps qui sont indispensables à la vie et l'ère des stérilisations à outrance a vécu.

A côté des Vitamines et tout proches parents, signalons aussi *le rôle des catalyseurs* minéraux. Depuis longtemps on connaissait en biologie végétale l'action de certains métaux en quantité infinitésimale (travaux de G. Bertrand sur le manganèse, action des sels d'argent, etc...) ; on rapporte maintenant aux mêmes ordres de faits l'action dans notre organisme de certains métaux (P. La. K. S.) et la notion de leur déficience éclaire d'un jour nouveau la pathogénie de certaines affections telles que le rachitisme (J. LIACRE).

---

(1) D'après *Savoir (Passim)*.

 L'Alimentation « exclusivement cuite » conduit à la Caducité.

« Dans 1.080 ans, si les prophéties des savants s'accomplissent, la race humaine sera dans un état de dégénérescence complète !

« On a constaté, en effet, que depuis près de mille ans, le cheveu se faisait de plus en plus rare : aujourd'hui, chez les hommes, la calvitie est la règle. Les dents tombent rapidement ; le nombre des râteliers augmente, et quant aux dents de sagesse, ou elles n'apparaissent plus, ou elles ne viennent que fort tard. Les mâchoires sont de plus en plus petites. Les yeux s'en vont... soixante-dix pour cent de la population porte des verres ! Nos oreilles, il est vrai, restent bonnes, mais le sens de l'ouïe est celui qui est le mieux développé chez les animaux ! La taille diminue... C'est donc la fin de la race humaine, à moins que, suivant les conseils des savants, les hommes s'abstiennent de toute nourriture cuite ». (D'après *L'Avenir*.)

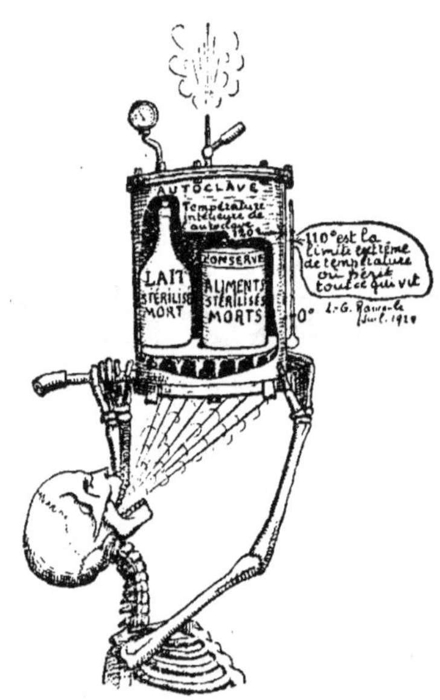

Conseils Alimentaires et Hygiéniques aux Mamans qui allaitent leur bébé

> *Tout ce qui existe dans les Aliments et les Remèdes absorbés se retrouvant dans le Lait des Mamans, il s'ensuit, inexorablement, que les enfants nourris au sein subissent les conséquences, bonnes ou mauvaises, de ces Aliments ou de ces Remèdes, selon qu'ils auront été bien ou mal choisis.*

272 —— LES ENFANTS NE PEUVENT S'ELEVER QU'AVEC DU LAIT MATERNEL. — L'enfant qui vient au monde étant constitué exclusivement de la chair de sa mère, il lui faut pour continuer à croître *normalement*, pendant la première période de sa vie, s'alimenter sur la même substance; c'est-à-dire, avec le Sang maternel, que, pour la circonstance, le Créateur, ô prodige! aura fait transformer en Lait dans les Glandes mamellaires.

L'Allaitement par une Nourrice ne peut être admis que s'il existe pour la mère une *réelle impossibilité* d'accomplir ce devoir. Car le Lait — comme le Sang — de deux femmes, voire de deux sœurs, est toujours dissemblable dans l'ensemble de sa composition bio-physiologique, notamment dans son Albumine qui présentera des particularités très variables la rendant, ou, plus sensible à sa *Coagulation*, ou, au contraire, lui donnant trop de *Fluidité*. Ce qui, dans les deux cas, est extrêmement dangereux pour l'enfant lorsque l'*Albumine* ingérée ne concorde pas avec la nature de l'Albumine, *Coagulable* ou *Fluide*, de son Sérum sanguin.

En outre que, par surcroît, le Foie de Bébé, pour des raisons idiosynchrasiques (propres à chaque tempérament) ou d'Insuffisance hépatique, aura quelquefois des difficultés à « humaniser » cette Albumine étrangère pour la rendre adéquat à sa petite personnalité et à sa constitution cellulaire qui, l'une et l'autre, varient d'autant plus pour chaque individu que les races seront éloignées ou auront été mélangées (1).

Dans ces dernières conditions d'inaptitude à l' « Humanisation des Albumines le Lait d'une Nourrice, même très saine, peut donc devenir un *Poison* pour l'enfant qui s'en nourrit.

Quant à l'Allaitement artificiel, c'est une monstruosité sans nom : tous les Laits d'animaux ayant été créés, non pour nourrir les enfants des humains, mais seulement, pour la progéniture des animaux de l'espèce qui l'a secrétée (1).

Comme, pourtant, il faut vivre avec les tristes inconvénients que la Société moderne nous impose j'indiquerai plus loin quelques procédés permettant de *pallier en partie*, à ces anomalies contraires aux lois naturelles.

---

(1) Dans les pays où les races sont à peu près pures, comme chez les Annamites, les Japonais, les Israélites, ce danger n'existe pour ainsi dire pas; dès lors, l'Allaitement inter-maternel ne causera pas de « choc » albumineux : les laits de toutes les mères de la même race ayant à peu près le même degré de fluidité.

(2) Voir *Lait*, chap. 79, pour sa destination aux adultes.

D'une Alimentation saine et naturelle de la maman dépendra une Lactation normale dont les effets sur l'enfant se feront sentir non seulement pendant tout le temps de son Allaitement mais encore pendant le **reste de** son existence.

Si, au contraire, l'Alimentation est viciée et *Antinaturelle* — idem pour les Boissons — l'enfant en souffrira, autant pendant la période de son Allaitement que plus tard.

Ainsi si la Maman-nourrice fait une consommation habituelle de Conserves en boîtes (Aliments stérilisés), ou qu'elle se sustente avec une Alimentation *exclusivement cuite*, l'enfant contractera du *Scorbut*, lequel engendrera, s'il y survit, du *Lymphathisme*, du *Rachistisme* et des *Tuberculoses osseuses* ou *Méningiques*. Cela en raison de l'absence plus ou moins totale de *Diastases* 26 et de *Vitamines* 31 dans le Lait consommé par l'Enfant, lesquelles étant supprimées ou raréfiées dans l'Alimentation de la mère ne pouvaient donc se transporter dans le Lait.

274 ——— LES MAUVAIS MEDICAMENTS. — *Les effets* nuisibles des médicaments que l'on fera prendre à la maman-nourrice retentiront aussi bien sur celle-ci que sur l'enfant, car le Lait qu'elle sécrète — comme le Sang d'où il provient — transporte avec lui tous les principes des médicaments absorbés par la mère. C'est ainsi que les *mauvais médicaments*, d'origine chimique ou synthétique, nuiront aussi bien à l'enfant qu'à la mère tandis que les *Bons médicaments* ayant une *origine naturelle*, telles que certaines Plantes judicieusement choisies, agiront favorablement autant sur la mère que sur l'enfant, sans jamais nuire ni à l'un ni à l'autre.

Pour mieux comprendre l'explication de ces phénomènes il ne faut jamais oublier que tant que la mère allaite son enfant *celui-ci ne fait toujours qu'un avec sa mère*, aussi exactement que lorsqu'il vivait dans son sein : l'enfant se sustentant de son Sang lactifié par les mamelles, au lieu de le faire comme avant sa naissance par la Veine ombilicale.

Donc, par extension antérieure, les conseils qui vont suivre doivent également s'appliquer pendant la Grossesse, puisque tous les phénomènes se rapportant à la Nutrition du Fœtus pendant la période de la Gestation sont identiques à ceux qui se passent après l'Accouchement pendant tout le temps où l'enfant ne vit que par l'Allaitement maternel.

275 ——— ALIMENTATION RATIONNELLE DES MAMANS-NOURRICES. — Les principes alimentaires ainsi que médicaux que je vais résumer sommairement s'adressent, bien entendu, autant aux mamans qui nourrissent elles-mêmes leurs bébés qu'aux Nourrices mercenaires.

Ainsi que pour les Régimes il faudra toujours pour les règles alimentaires s'inspirer des aptitudes en rapport avec les Tempéraments et qui varient, comme on sait, d'un individu à l'autre. En effet, tel Tempérament est organisé pour *bien digérer et assimiler* les Albumines, même si elles sont consommées en excès, tandis que tel autre, au contraire, ne le sera que *faiblement*.

Il faudra aussi tenir compte de la *Constipation* — affection si fréquente chez les femmes — laquelle, par la *stase prolongée* des Résidus excrémenticls qu'elle provoque dans la fosse Iléo-Cæcale, est la cause initiale de l' « Infection intestinale », qui, ainsi que je l'ai démontré dans ma thèse développée dans « *Connais-toi... d'abord* », est la cause primordiale de toutes les Maladies.

Je rappelle que l' « Infection intestinale » ne peut exister que s'il existe dans les Intestins des *Eléments albuminés en putréfaction*, comme ceux de la Viande, du Poisson, des Œufs, du Lait ou des Farineux (Pois et Haricots secs 98 notamment); il conviendra donc aux Nourrices qui *sont Constipées habituellement* de réduire la consommation de ces Aliments, trop riches en Albumine, à sa plus stricte limite, sinon l' « Infection intestinale », qui en résultera, se portera irrémédiablement sur l'enfant par la voie du Sang-lactifié : celui-ci trouvant son origine dans un Chyle infecté par les « **Gaz putrides** », aux effets morbides, produits par la décomposition des *Albumines en putréfaction* qui ont séjournées dans le Bas-intestin des Nourrices constipées.

La base alimentaire des mamans-nourrices devra donc se rapprocher le plus possible de celle représentant la composition du Lait, aussi bien pour ses parties essentiellement nutritives que pour sa teneur en eau, c'est-à-dire par une Alimentation *peu concentrée*, tout en étant, par son choix, très substantielle : le Lait renfermant 90 pour cent d'eau pour seulement 10 d'éléments solides nutritifs. (Voir Lait 79.)

Cette prescription est de la plus haute importance, car pour la mère elle évitera la cause primordiale de la Constipation (Alimentation trop concentrée), et, par suite, l'enfant ne s'en portera que mieux, sans crainte de devenir lui-même Constipé ni, par corrélation, Infecté.

En outre, une Alimentation fortement chargée en eau, comme tous les Légumes et les Fruits, assure aux Reins un meilleur fonctionnement ce qui fait éviter les Maladies de la Peau, les Rhumatismes et les Néphrites.

Les Mamans-nourrices devront donc consommer, en outre des Légumes de saison, préparés suivant les indications données dans les chapitres 97 et 172, des Soupes composées avec toutes sortes de Légumes, sans oublier les sortes Aromatiques, comme le Céleri, le Fenouil, le Cerfeuil, etc., des Bouillons de Légumes 162, des Purées *très diluées* de Farine reconstituante 159 ou de Châtaignes 124. Les Lentilles 100 sont aussi très bonnes, à la condition de se procurer des produits de l'année. Le Riz, que l'on choisira parmi les sortes d'aspect *gris* et non *blanc glacé*, et que l'on consommera *peu cuit* et non à l'état de « Colle de pâte » indigeste, convient également. Prendre aussi des Pâtes alimentaires 78.

Comme Aliments renfermant des *Albumines animales*, qu'il ne faut pas négliger tout en tenant compte des observations précitées au point de vue de la Constipation et des Tempéraments, les voici classés dans l'ordre où je les prescrit de préférence :

Œufs *très frais* consommés *crus* en les mêlant après les avoir battus à des Soupes, Potages, Bouillies ou Purées; ou bien à la coque, selon la formule indiquée n° 179.

Volaille à chair blanche;

Poissons frais cuits à l'Eau 182;

Viandes blanches, Veau, Agneau, Lapin, cuites de préférence à l'eau, en s'inspirant de la formule du Ragoût irlandais 181;

Viandes rouges pochées 180 ou en Ragoût, selon la formule du Ragoût irlandais.

A ces aliments, qui feront le fond de la nourriture, il faut ajouter *obligatoirement* des *Végétaux crus*, sous forme de Hors-d'œuvres, de Salades et de Fruits, consommés et préparés ainsi qu'il est expliqué dans le chapitre 55. (Voir aussi : Salade japonaise 188 et Salades de « Tous-fruits 206.)

Comme Desserts ou Entremets : des Gâteaux de riz, des Crèmes et des Flancs 197, des Soufflés de châtaignes 198, des Compotes de Fruits *peu cuites* et sucrées au Miel, du *vrai* Pain d'épice 211, des Pâtisseries saines, comme les Tartes aux Fruits de ménage, etc.

Enfin, comme Boissons saines, d'abord l'Eau pure ou légèrement citronnée 237. Puis pour favoriser la Lactation, la *Décoction d'Orge* 246 et les Infusions d'*Anis vert* (une petite cuillerée à café pour une tasse à thé) sucrées au Miel. Eviter de prendre du Vin *pendant les repas*, même coupé d'eau, et surtout du Thé. Peu de Café noir. Ne prendre aucune Liqueur spiritueuse, même celles réputées (!) comme digestives; ni aucun Vin, dits « Tonique » ou « Fortifiant », dont les effets *passagèrement bienfaisants* — causés par les *réactions* que l'organisme oppose à leurs effets nocifs sur le Sang et les Nerfs — sont toujours suivis de *réactions inverses* nuisibles à la Santé.

Ces prescriptions alimentaires — je ne le donne que comme bases générales, — s'appliquant surtout aux mamans-nourrices qui ont quelques précautions hygiéniques à prendre ou habitent les villes, ne sont donc prescrites pour celles qui sont saines et vigoureuses ou habitent la campagne qui pourront y apporter toutes les modifications que leur instinct personnel leur indiquera ou que l'expérience ancestrale leur aura suggéré.

Dans tous les cas, le seul critérium sera toujours la Santé de l'enfant, car tant que bébé se portera bien, les mamans-nourrices pourront continuer à manger tout ce qui leur plaît et qu'elles avaient l'habitude de consommer, mais dès que bébé vient à souffrir ou devient chétif, c'est alors qu'il faudra que la maman modifie aussitôt sa nourriture dans le sens en rapport avec les fluctuations de sa Santé. Car, dans la circonstance, vouloir soigner l'enfant sans se préoccuper de la mère, qui est la cause de son indisposition ou de sa Maladie — abstraction faite des Maladies contagieuses du jeune âge, — serait un anachronisme.

276 ——— PRESCRIPTIONS MEDICALES. — C'est ainsi que si Bébé est *Constipé*, ce sera la mère qui devra prendre les remèdes pour supprimer cette affection, en choisissant ces remèdes parmi ceux qui ne feront de mal ni à l'une ni à l'autre, par exemple de la Tisane d'orge réglissée 251 — sans préjudice de quelques Suppositoires au Beurre de Cacao, Miel ou Savon (1) pour l'enfant — et d'un régime approprié; et, si, au contraire,

---

(1) Les Suppositoires au Savon, les plus simples et les plus pratiques dans la constipation passagère, se confectionnent en taillant du *bon* savon blanc de Marseille en petits cônes au moyen d'un couteau. Ceux au Miel se préparent en faisant cuire du Miel jusqu'à ce qu'il puisse prendre, en se refroidissant, une consistance solide; on le coule lorsqu'il est encore chaud, dans des cornets de papier huilé. Le poids moyen des Suppositoires est d'environ 5 grammes.

Bébé a de la *Diarrhée*, le traitement, pour la Maman, consistera à prendre de la Décoction de Châtaigne 248.

Lorsque les enfants ont une Alimentation mixte, Sein et Biberon, au traitement de la Maman on ajoute quelque peu de Tisane 251 ou de la Décoction 248 selon les cas à traiter, au Lait du Biberon.

Contre les Coliques venteuses, la maman-nourrice prendra des Infusions d'Anis-vert (une petite cuillerée à café d'Anis-vert, que l'on fait bouillir quelques minutes, pour une tasse à thé et que l'on sucre avec du Miel 135). Contre les Diarrhées glaireuses, de la Décoction de Châtaigne 128.

Si l'enfant a un peu de *Fièvre*, la maman prendra soir et matin une infusion d'Absinthe-Anis, composée comme suit :

Feuilles d'Absinthe : (0,50 une forte pincée);

Anis-vert : 2 gr. (une petite cuillerée à café),

pour une tasse à thé d'eau que l'on laisse bouillir avec ces plantes deux à trois minutes, et, ensuite, infuser une demi-heure. À prendre froid ou tiède non sucrée.

Cette infusion *Antifiévreuse* peut être remplacée par la « *Poudre A. B. C.* », qui répond aux mêmes buts, dont je donne la formule n° 303. Cette poudre peut aussi être employée avec avantage dans la *Constipation*, la *Diarrhée*, les *Flatuosités* et *Coliques venteuses*.

Pour fortifier Bébé et lui éviter Refroidissements et Bronchites, faites suivre le Bain quotidien par des *Frictions* sur tout le corps avec de l'Huile de Lavande, préparée avec 5 gr. d'*Essence de Lavande* première pour 200 gr. d'*Huiles d'olive* 143. Agiter chaque fois avant de s'en servir.

L'*Huile de Lavande* sert aussi à soigner les petits Bobos, les Éruptions, les Croûtes et Gerçures, l'Herpès, etc., aussi bien pour bébé que pour la maman.

Si le nez est enchiffrené ou menacé de Coryza (Rhume de cerveau) quelques frictions avec l'*Huile de Lavande* sur toute sa surface, y compris sa racine entre les yeux, et dans les narines, où l'on en fait pénétrer quelque peu avec un morceau d'ouate roulée en pointe, y remédieront rapidement.

Une recommandation essentielle pour la maman, si elle veut s'assurer de Bonnes digestions *saines* et *complètes*, sans « *Infection intestinale* » subséquente se répercutant sur la Santé du bébé c'est de *s'abstenir de boire en mangeant*, sinon quelques gorgées d'Eau pure ou Citronnée, ou, mieux encore de Décoction d'orge 246. C'est là la seule méthode pour s'assurer une Digestion parfaite et conserver son Estomac toujours solide. On ne doit donc boire qu'après les repas, lorsque le Bol alimentaire, logé dans l'Estomac, est suffisamment imprégné des Sucs gastriques et Salivaires *chargés de dissoudre* et de *modifier* les aliments; ce que ces sucs ne peuvent faire *complètement* et *rapidement* qu'à la condition d'être *à saturation*, c'est-à-dire, tels qu'ils sortent des Glandes secrétantes de la Bouche et de l'Estomac, *et non dilués* — c'est-à-dire affaiblis — par des liquides, notamment les Boisson fermentées qui, en les modifiant, troublent leur action digestive, tout en les diminuant en proportion de la quantité de liquide consommé pendant l'absorption des aliments. Il ne faut donc boire que lorsque les repas sont terminés, en commençant toujours par un verre d'eau pure ou Citronnée 237, que l'on peut faire suivre, selon ses goûts, d'une autre Boisson fermentée, mais en quantité raisonnable.

Enfin, dernière recommandation, ne pas abuser du Sel, qui pris avec exagération, est la cause des Œdèmes (Enflures des diverses parties du corps) et des Inflammations des Reins : affection qui, pour les raisons que j'ai expliquées au début de ce chapitre, peuvent se reporter sur l'enfant nourri au sein (1).

277 ———— ELEVAGE ARTIFICIEL DES ENFANTS. — Pour les pauvres petites victimes condamnées à être nourries au Lait d'animaux, essayez de remédier aux inconvénients, si néfastes pour eux, de l'*Ebullition* et de la Pasteurisation du Lait, qui, vous le savez, suppriment une partie des *Diastases modificatrices* 26 et des *Vitamines* 27, en « régénérant » le Lait au moyen d'un apport de ces corps indispensables pour que la Digestion, l'Assimilation et la Nutrition puissent s'accomplir normalement et que la Chaleur avait supprimée.

Pour cela, ajouter au Lait de l'enfant quelques gouttes de Citron 110 ou d'Orange, ou bien de Fruits quelconques, Cerises, Prunes, Groseilles bien mûres, et si vous avez une Presse à Fruits prenez aussi bien du jus de Pommes ou de Poires, car, quelques soient les Fruits que vous utiliserez, le liquide exprimé *renfermera toujours* les *Diastases* et les *Vitamines* 25 qui font défaut au Lait ayant subi une température élevée.

Par ces palliatifs, vous éviterez en partie à l'enfant les redoutables accidents de l'Avitaminose (Sorbut), et dont l'un des plus terribles est la Diarrhée verte.

Lorsque l'enfant aura plus d'un mois, il sera bon de lui donner chaque jour une cuillerée à café de Jus de Fruits *fraîchement exprimé* (le Citron excepté que l'on ne doit utiliser qu'en dilution).

Il faudra aussi ajouter à ses rations de Lait de la Décoction d'Orge 246 en commençant par de faibles quantités que l'on augmente progressivement avec l'âge. La Décoction d'Orge peut être remplacée par de la Dédoction de Pain complet, ce que l'on obtient en faisant cuire assez longuement des Croûtons de Pain complet dans une certaine quantité d'eau et dont, ensuite, en exprime le jus dans une étamine.

278 ———— DIARRHEE VERTE. — Lorsque la Diarrhée verte se montre, il faut aussitôt que l'enfant cesse de prendre le *Lait stérilisé* ou *bouillie* qu'il consommait et le remplacer par de la *Décoction de châtaigne* 248-128 fortement diluée, ou bien de la *Décoction d'orge* 246.

Dito pour la Diarrhée glaireux.

La *Décoction de son* (50 gr. de Son pour un litre d'eau que l'on fait bouillir à petit feu pendant 5 minutes et dont on extrait la partie fluide en la passant dans une étamine) est également excellente.

A toutes ces Décoctions, l'addition de quelques gouttes de Jus de Citron, d'Orange ou de fruits quelconques ne peut que favoriser la guérison.

Nice, Mars 1924.

---

(1) Ce chapitre est la reproduction amplifiée d'une lettre que j'adressais, le 11 février 1924, à Mme P..., en Tunisie, pour sa dernière fillette, âgée de six mois, et dont les cinq grandes filles ont été débarrassées des Fièvres intermittentes, grâce à ma méthode, par la « Cure A.B.C. ».

LES "FORCES VITALES"

Je ne puis résister à la joie de reproduire pour mes lecteurs une partie du magistral article que mon vénéré maître, le docteur Paul Carton, vient de publier dans « La Revue naturiste » (1) de mai 1924.

Peut-on mieux décrire le fonctionnement de nos « forces vitales » et l'enchainement des conséquences qui résulteront de leur gaspillage ?

Que mes bons amis lecteurs en jugent eux-mêmes, car ils pourront alors se rendre compte combien les conditions d'existence, lorsqu'elles sont normalement remplies — ainsi que les pratique le docteur Paul Carton, — peuvent conduire à une lucidité d'esprit et à une clarté d'explication qui ne peuvent être obtenues qu'à ces seules conditions.

L'organisme fonctionne comme un accumulateur électrique. — L'organisme est un centre de forces qui vit d'une provision potentielle reçue à la naissance et aussi d'énergies actuelles empruntées à l'extérieur par incorporations alimentaires, respiratoires, cutanées, nerveuses. La bonne conduite de ce genre d'accumulateur se règle à l'instar d'un budget. Il faut entamer parcimonieusement le capital natif pour durer longtemps et atteindre une longévité normale. Il faut faire des recettes bien choisies en qualité et quantité. Il faut savoir doser et répartir les dépenses. Toute inharmonie et tout vice dans le réglage des apports, de la répartition intérieure et des dépenses extérieures produisent fatigue, usure, gaspillage et déséquilibre, qui conduisent aux maladies, à l'usure précipitée, à la mort prématurée.

Dans la vie fiévreuse d'aujourd'hui, la bonne conduite des forces organiques est ardue. A chaque instant on risque de se trouver à court, pour avoir jeté par les fenêtres ses énergies disponibles, en répondant à des surexcitations incessantes. On mange trop ; ou abuse des aliments forts et irritants, des excitants. On trépide sans répit. On se précipite à table en arrivant du travail, on mange au galop, on court aussitôt le repas pris. L'organisme est en continuelle dépense et se vide sans cesse sans que s'opèrent des recharges compensatrices. Et même la nuit, dans les villes, le corps soumis aux trépidations des bruits de la rue et des voisinages n'a pas de repos complet et doit réagir à ces excitations, c'est-à-dire dépenser encore, inconsciemment.

Pourtant les défenses naturelles ne sont pas sans tirer la sonnette d'alarme. La fatigue musculaire, l'asthénie nerveuse, la perte de mémoire, les difficultés de digestion, le sommeil agité montrent à l'évidence que l'accumulateur organique est presque toujours déchargé, que le courant des forces nerveuses faiblit et qu'il ne peut être réparti à tension normale, sans arrêt et de tous les côtés à la fois. Sans réfléchir à cette origine des défaillances de force, que fait-on en face de ces avertissements, de ces demandes organiques de modération ? On ne veut rien modifier de ses fâcheuses habitudes. On croit à la paresse viscérale, là où il n'y a qu'épuisement par surmenage. Et alors, on demande aux toniques des surexcitations d'un nouveau genre. Viande crue, café, coca, strychnine, extraits opothérapiques, piqûres de cacodylate viennent donner le coup de fouet qui cingle le pauvre être fourbu et le font repartir d'un effort, jusqu'à un épuisement plus marqué. A chaque arrêt, on recommence les mêmes séries d'agressions alimentaires et chimiques, mais avec des résultats de plus en plus médiocres. Finalement, la maladie, gendarme de la Providence, accourt emprisonner l'imprudent pour lui faire expier ses fautes, pour l'obliger à réfléchir et à se mieux orienter, pour le sauver malgré lui, par un emprisonnement au lit, qui constitue un repos sauveur.

Il y avait un secret infaillible (mais trop simple hélas !) qui aurait permis le rétablissement des forces et de la santé. C'est l'économie. On ne devient capitaliste

---

(1) *La Revue Naturiste*, 48, rue Piard, à Brévannes (S.-et-O.).

qu'en économisant, en mettant chaque jour une certaine somme en réserve, en évitant les dépenses superflues, le gaspillage continuel, les emprunts coûteux. Le bon sens et la sagesse commandent d'agir pour le capital vie comme pour le capital argent. Un affaibli, un fatigué, un malade ne peuvent retrouver des forces en les prodiguant à réagir contre des aliments de grand feu, des irritations cutanées dispendieuses, des piqûres bouleversantes. Ils ne peuvent devenir forts et riches qu'en économisant leurs énergies potentielles natives et en capitalisant des énergies actuelles d'emprunt extérieur. Et cette économie doit porter sur leurs travaux d'exploitation alimentaire et sur leurs dépenses nerveuses de tout genre. La nourriture trop riche et trop copieuse coûte plus cher à exploiter, c'est-à-dire à transformer, qu'elle ne rapporte de forces actuelles. L'exercice immodéré épuise plus qu'il ne fortifie. L'hydrothérapie trop rude surmène plus qu'elle ne tonifie. La cure solaire trop prolongée fatigue plus qu'elle ne vitalise. En tout, il faut donc choisir avec discernement, agir avec modération et avec rythme. Il faut savoir récupérer sans que les frais de récupération dépassent le gain d'incorporation. I faut entreprendre chaque travail avec une réserve de force suffisante pour le bien conduire et pour l'achever. La marche est une occasion de dépense, la digestion en est une autre. Se mettre à table au sortir d'un exercice qui vient d'accaparer beaucoup de courant énergétique, c'est la certitude de ne disposer que d'un courant affaibli, incapable de suffire aux travaux d'assimilation digestive. C'est provoquer les lourdeurs et les imperfections de digestion (barre épigastrique, point de côté, asthénie). Par contre, un court repos, pris en position assise, allongée, avec détente musculaire et nerveuse totale, pendant quelques minutes, produit une recharge des accumulateurs nerveux et permet ensuite d'entreprendre un nouvel effort avec aisance et profit. C'est pourquoi, il est si utile de savoir se reposer cinq ou dix minutes avant et après le repas, avant et après les principales occupations qu'on alterne au cours de la même journée. Signalons aussi l'importance de la moindre activité hivernale, de l'économie des forces en hiver, pour obéir à la loi naturelle de repos hivernal qui permet les élans faciles au printemps et les bons rendements en été.

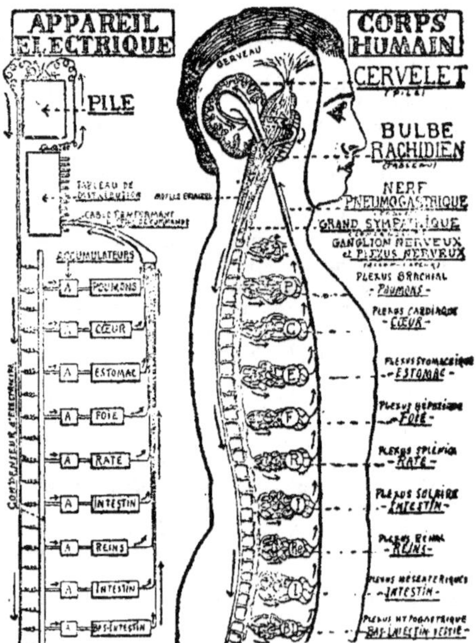

Comment les « Forces vitales » se répartissent dans le Corps humain par l' « Influx nerveux » accumulé dans le Cervelet.

(Extrait de « Connais-toi d'abord. »)

LES LÉGUMES QUI GUÉRISSENT

Le traitement des Maladies par des Remèdes ne s'adressant qu'aux symptômes ne peut que préparer d'autres « Maladies de remplacement », tant que les conditions d'Alimentation, causes des maladies soignées, n'auront pas été changées : la plupart des maladies remontant à une Alimentation défectueuse.

Dans « *Connais-toi d'abord* », Tome II, j'ai démontré comment on pouvait se soigner et se guérir, mieux que par n'importe quels médicaments, avec certains Légumes ou Fruits choisis avec discernement selon leur valeur médicale.

Ici, pour clore ce chapitre, je résumerai cette méthode en indiquant une liste de Légumes avec les particularités pharmaceutiques qui les concernent. Chacune de ces particularités étant traitée dans le chapitre 284, il suffira de s'y reporter pour voir à quelles maladies on peut les appliquer. Ainsi, par exemple, si nous prenons l'AIL, nous voyons qu'il renferme de l'ALLYLE, des *Aromates*, de l'IODE, de la SILICE et du SOUFRE, nous trouverons dans le chapitre 284, à chacun de ces mots, les applications médicales auxquelles chacun de ces éléments peuvent se rapporter. Les mots imprimés en caractères noirs sont ceux qui prédominent dans chacun des Légumes ou Fruits.

J'ai, en outre, dans le Tableau 282, donné la liste des meilleurs aliments pour soigner l'état général des personnes affaiblies par les Maladies, ou, le plus souvent, par une Alimentation défectueuse. En faisant dans les trois colonnes un choix raisonné d'Aliments, suivant des possibilités locales et les saisons, en commençant par ceux qui sont en tête, parce que plus riches en principes curatifs, on peut ainsi aisément se constituer un Régime composé d'Aliments variés et appropriés au mal à guérir, que ce soit les Os, le Sang ou les Nerfs.

Dans le Tableau 283, j'ai donné la liste des Aliments les plus riches en *Sels alcalins*, Potasse et Soude, estimant que pour conserver son Appareil digestif en bon état d'activité il fallait constamment le « ramoner ». Or, comme les *Sels alcalins organiques*, renfermés dans les Légumes et les Fruits sont les meilleurs de tous les nettoyeurs (*Détersifs*), il est donc indispensable que les personnes, dont l'Intestin est en mauvais état ou se libère difficilement, prennent dans la Liste des Légumes indiqués ceux qui renferment le plus de ces Sels.

Au surplus, cette méthode est vieille comme le monde, puisque l'instinct physiologique de la conservation et du maintien de l'équilibre moléculaire et vital du corps humain nous a toujours incité à *consommer les aliments qui convenaient le mieux à nos tempéraments*, comme lorsque le corps vient à se délabrer, en totalité ou dans l'un de ses organes seulement, à *rechercher l'Aliment spécifique* pouvant réparer les désordres produits dans l'organisme.

Mais, comme l'instinct d'auto-conservation a été à peu près annihilé par les bienfaits de la civilisation, il nous faut donc maintenant avoir recours à notre cuisinière — notre meilleur médecin — et lui demander qu'elle nous serve à table les Légumes renfermant les « Médicaments naturels » qui soient seuls propres à nous guérir réellement.

A vous maintenant, mes amis, de faire dans les tableaux et listes suivantes, le choix de ce qui vous conviendra le mieux suivant votre état général ou vos affections particulières.

281. Principaux Médicaments curatifs
renfermés dans certains Légumes

Les médicaments que renferment les Plantes culinaires désignées ci-dessous sont classés suivant leur importance d'action curative; se reporter au chapitre 284 pour leur usage médical.

AIL. — Allyle. Soufre. Iode. *Silice. Aromates.*
ASPERGE. — Nitre.
AVOINE. — Soude. Fer. *Phosphore. Magnésie. Chaux.*
CAROTTES. — Soude. *Fer.*
CÉLERI. — Aromates. Nitre.
CÉRÉALES COMPLÈTES. — Chaux. Magnésie. *Fer. Phosphore. Soude.*
CERFEUIL. — *Aromates.*
CHOUX. — Arsenic. Soufre. *Iode. Chaux. Soude.*
CIVETTE. — Aromates. Silice.
CIBOULE. — Aromates. Silice.
CRESSON. — Iode. Soufre.
DAHLIA (RHISOME du). — Inuline.
ÉCHALOTTE. — Aromates. Silice.
ÉPINARD. — Soude. Fer. *Chaux.*
FROMENT. — Phosphore. *Magnésie. Chaux. Soude. Fer.*
FRAISE. — Salicyline. *Chaux. Fer.*
FRAMBOISE. — Salicyline. *Chaux. Fer.*
HARICOTS ÉCOSSÉS. — Phosphore. Potasse. *Fer.*
LAITUE. — Lactucarium. *Fer. Magnésie.*
LAURIER-SAUGE. — Aromates. Camphre.
LENTILLE. — Fer. Soude. Potasse.
NAVET. — Arsenic. *Magnésie. Nitre.*
OIGNON. — Soufre. Silice. *Iode. Fer. Nitre. Aromates.*
ORGE. — Phosphore. Fer. Potasse. *Magnésie. Chaux.*
PAIN GRIS. — Phosphore. Fer. *Magnésie. Potasse. Chaux.*
PERSIL. — Apiol. Aromates.
POIREAU. — Fer. Magnésie. Silice. Soude. *Soufre. Nitre.*
POIS ÉCOSSÉS. — Phosphore. Potasse. *Fer.*
POMMES. — Soude. — *Phosphore.*
POMMES de TERRE. — Potasse.
PRUNE. — *Fer. Phosphore.*
RADIS. — Iode. Soufre.
SALSIFIS. — Inuline. *Nitre.*
SAUGE. — Aromates.
THYM. — Thymol. Aromates.
TOMATE. — *Fer. Phosphore.*
TOPINAMBOUR. — Inuline. *Nitre.*

Aliments fortifiants des Os, du Sang et des Nerfs

classés suivant la quantité de principes spécifiques, *Fer, Chaux, Phosphore,* renfermés dans les Aliments désignés ci-dessous, par rapport au même poids de **Lait,** ce dernier étant pris comme Aliment-type et pour **1**.

Fortifiant du Sang		Fortifiant des Os et de l'Etat général		Fortifiant des Nerfs	
FER (Quantité pour 1000 gr.)		CHAUX (Quantité pour 1000 gr.)		PHOSPHORE (Quantité pour 1000 gr.)	
Epinard.......	15	Epinard........	2 1/4	Orge..........	19
Laitue	13	Choux	2	Pois nouveau.	11
Orge..........	13	Chou-fleur	2	Haricot écossé	11
Avoine........	9	Fraise	2	Froment	10
Lentille.......	7	Framboise	2	Avoine........	9 1/2
Oignon	7 1/2	Pois nouveau..	1 1/4	**Pain gris**....	8
Poireau	5	Haricot nouv...	1 1/4	Lentille	7 1/2
Froment	5	Avoine........	1 1/4	Viande........	5
Pain gris....	5	Lentille	1	Œuf..........	4 1/2
Chou	5	Œuf..........	1	Chou	2 1/4
Pois écossé...	5	**LAIT**	1	Pain blanc....	2
Haricot écossé	5	Carotte	0 3/4	**LAIT**	1
Pain blanc....	3	Orge..........	0 1/2	Epinard.......	1
Prune.........	2	Froment	0 1/2	Oignon........	1
Fraise	2	**Pain gris**.....	0 1/2	Laitue	1
Framboise	2	Pain blanc.....	0 1/4	Carotte	1
Carotte	2	Pomme de terre	0 1/4	Pomme	1
Tomate	2	Viande........	0 1/4	Prune........	1
Viande........	1	Oignon........	0 1/4	Fraise	1
Œuf..........	1	Tomate	0 1/4	Framboise	1
LAIT	1	Prune.........	0 1/4	Tomate	1

Dans le tableau ci-dessus, on remarque que les aliments les plus riches en **Fer** sont, par rapport au **Lait,** pris comme aliment-type, l'Epinard (15 fois plus), la Laitue et l'Orge (13 fois plus), l'Avoine et la Lentille (9 fois plus), l'Oignon et le Poireau (7 fois plus), le Froment, le Pain gris, le Chou, les Pois et Haricots nouveaux (5 fois plus), etc.

En **Chaux,** l'Epinard vient en premier avec 2 1/4 fois plus que le **Lait,** puis les Choux divers, la Fraise et la Framboise (2 fois plus), etc.

En **Phosphore,** toujours par rapport au **Lait,** nous trouvons que l'Orge en renferme 19 fois plus ; les Pois et Haricots nouveaux, 11 fois plus ; le Froment, 10 fois plus ; l'Avoine, le Pain gris et la Lentille, en moyenne 8 fois plus. (Remarquez que le Pain gris, à 82 % d'extraction (voir 69), renferme *quatre fois plus* de Phosphore que le Pain blanc.)

283 Aliments détersifs (qui nettoyent) du Tube digestif et du Gros Intestin et *Alcalanisateurs* des Acidités exagérées de l'Estomac et du Sang, classés selon l'importance de la quantité de *Sels alcalins* qu'ils renferment, soit en *Potasse*, soit en *Soude*.

Les Aliments qui contiennent le plus de ces Alcalins conviennent notamment aux personnes souffrant de l'*Estomac* (Aigreurs, Renvois acides, Hyperchlorydrie), aux *Arthritiques*, aux *Constipés* et aux *Entériteux*.

Quantité de *Sel de Potasse* pour 1000		Quantité de *Sel de Soude* pour 1000	
Pois 99	10	Epinard	21
Haricots écossés 99	10	**Œuf** 177	6 3/4
Orge	9 1/2	Lentille	6 1/4
Pomme de terre	6 1/2	Chou	5 3/4
Lentille	5 3/4	Poireau	5 3/4
Avoine	5 1/2	Pomme	5 3/4
Froment	4 3/4	Carotte	4 3/4
Pain gris 69	4 3/4	Pois 99	3 3/4
Pain blanc 69	3 3/4	Haricots 99	3 3/4
Laitue	3 3/4	Orge	3 3/4
Poireau	3 3/4	Viande	3
Pomme	3 3/4	Laitue	2 1/2
Viande	3 3/4	Avoine	1 1/2
Chou	3 3/4	Froment	1 1/2
Carotte	3	**Pain gris** 69	1 1/2
Epinard	2 1/4	Pain blanc 69	1
Oignon	1 3/4	**LAIT** 177	1
Œuf 177	1 3/4	Pomme de terre	0 3/4
LAIT 79	1	Oignon	0 3/4

Dans ces tableaux, on remarque que les aliments les plus fortement chargés en *Sels de Potasse* sont : les Haricots, les Pois (dont il convient, pour certains malades, de se méfier, ainsi que je l'ai expliqué au chap. 98) et l'Orge, qui en renferment dix fois plus que le Lait, pris comme type alimentaire; et que les aliments les plus riches en *Sels de Soude* sont : les Epinards (21 fois plus que le Lait), les Œufs, les Lentilles, le Chou, le Poireau, la Pomme et la Carotte (de 4 3/4 à 6 3/4 fois plus que le Lait). D'après ces proportions, on peut donc se constituer des *Régimes* plus ou moins *alcalins*, en tenant compte que les *Sels de Soude* sont plus *rafraîchissants* et plus *doux* que les *Sels de Potasse*. Et lorsque l'on ignore quels Alcalins il conviendrait de prendre de préférence, on proportionne les deux sortes, de manière que la *Soude* et la *Potasse* y soient en parties égales.

 # Principes médicamenteux n'appartenant
qu'à certains Légumes et Fruits

ALLYLE : Ail. — Accélération de la Circulation du Sang (Varices, Phlébites, Artério-sclérose, Règles difficiles (Dysménorée), Retour d'âge (Ménopause), Antiputrides; et par l'intense Circulation du Sang qu'il provoque convient aux Frileux. Facilite la Digestion. Voir *Apiol*.

AMERS : Chicorées (toutes les espèces, y compris les **Endives**), **Pissenlit.** — Les Amers étant des Stomachiques et des Dépuratifs, conviennent aux personnes qui souffrent d'Anémie (Perte d'Appétit) et de Vices du Sang.

ANTISEPTIQUES : Tous les Légumes frais, notamment les **Plantes aromatiques,** et les **Fruits aqueux** acidulés sont des Antiseptiques naturels agissant avec d'autant plus de puissance qu'ils seront consommés crus ; c'est pourquoi ils font partie des Régimes rationnels concernant le traitement de toutes les Entérites, dont les causes remontent toujours à des Putridités engendrées par les Aliments carnés, non digérés dans l'Estomac, et venant se décomposer dans la fosse Iléo-cæcale, logée dans le Bas-intestin, comme chacun sait.

APIOL : Persil. — Le principe actif du Persil, l'*Apiol,* est un des meilleurs remèdes pour activer la Circulation du Sang, il favorise donc la Digestion : l'Estomac, comme les autres Organes digestifs, dépensant, pendant la période digestive. une énergie considérable qui lui est fournie par le Système nerveux, lequel est d'autant plus actif que le Sang se renouvelle plus rapidement autour des Fibrilles nerveuses qu'il sustente. Pour ses autres applications, voir *Allyle*.

AROMATES : Ail, Céleri, Cerfeuil, Civette, Echalotte, Laurier-sauce, Oignon, Persil, Sauge, Thym. — Les Aromates excitent l'Appétit et favorisent la Digestion; ils sont aussi des Antiputrides (les véritables Antiseptiques intestinaux), et, par suite, des Dépuratifs du Sang. De ce fait, ils sont nécessaires aux Arthritiques, Rhumatisants, pour toutes les Maladies de la Peau, aux Phlébiteux, Variqueux, Bronchiteux, etc.

ARSENIC : Choux, Navet. — Le corps humain renfermant quelques milligrammes d'Arsenic, ce métalloïde qui engendre de la vigueur, d'où son nom *Arsèn,* vigoureux, et *nikan,* dompter, est donc nécessaire dans les Maladies où la Consomption se manifeste, comme dans la Tuberculose notamment.

CAMPHRE : Laurier, — Le *Camphre* est extrait du Camphrier, sorte de Laurier. C'est un des meilleurs Antiseptiques, parce qu'il a une origine végétale. Or, comme dans le Laurier-sauce il existe aussi du *Camphre,* son usage dans la cuisine est des plus recommandable pour conserver saines les voies digestives.

CHAUX : Epinard, Choux, Fraise, Framboise. Et dans les **Céréales complètes** 159. — Fortifie les os en leur apportant la substance principale à leur structure (Rachitisme, Cachexie). Calcifie les Foyers purulents (Abcès, Furonculose, Tuberculose).

DIURETIQUES (Voir aussi *Nitrates*) : Les **Racines culinaires,** les **Légumes verts** et tous les **Fruits aqueux.** — Tous les Végétaux et les Fruits aqueux frais sont des Diurétiques naturels, pour la raison essentielle qu'ils renferment en moyenne 90 pour cent d'Eau de végétation (leur Sang), et que l'Eau est encore le meilleur des Diurétiques ; ils conviennent donc comme Dépuratifs du Sang, Désinflammatoires de tous les Organes digestifs et Décongestionnants.

FER : Epinard, Laitue, Orge, Avoine, Lentille, Poireau, Oignon, etc. — Régénérateur et Fortifiant des Globules rouges du Sang (Anémie, Chlorose, Affaiblissement, Croissance, Tuberculose).

INULINE : Salsifis, Topinambour, Rhizomes des Dahlias. — L'Inuline étant du *Sucre inverti*, sans l'intervention des Sucs du Pancréas, convient donc aux Diabétiques.

IODE : Ail, Choux, Cresson, Oignon, Radis. — L'Iode décongestionne les Ganglions lymphatiques et favorise la Phagocytose dans les Systèmes défensifs du corps humain, en même temps qu'il active les sécrétions des Glandes à sécrétion interne, et de ce fait augmente les Echanges cellulaires (Antiscorbutique, Décongestionnant, Rachitisme, Lymphatisme, Scrofule, Bronchite, Obésité, Tuberculose, Maladies de la Peau).

LACTUCARIUM : Laitue, Romaine. — Le Lactucarium possède les mêmes vertus Calmantes et Dormitives que l'Opium. Les Légumes qui en renferment conviennent donc aux personnes qui souffrent d'Insomnies ou d'Irritations internes, Nerveuses, Bronchiques ou autres.

LAXATIFS : Les légumes amers et les fruits aqueux, sont d'excellents laxatifs. Pour les fruits, il faut les consommer seuls, sans pain, et en prendre une certaine quantité pour obtenir l'effet désiré.

MAGNÉSIE : Poireau, Navet, Laitue, Céréales complètes 159, Carotte, Céleri, Pommes, Prunes. — Régénérateur de la substance fibreuse des Nerfs, la Magnésie, conjointement avec le Phosphore, convient pour remonter les Nerfs affaiblis et particulièrement dans certaines affections nerveuses (Névrites et Polynévrites, ainsi que dans les maladies affectant l'état général : Cachexie, Tuberculose, Diabète, Cancer, etc.).

MUCILAGES : Mâches, Pourpiers, Poireau, Oignon, Ail, Citron, Oranges, Pommes et tous les Fruits aqueux (1). — Les mucilages sont de la plus haute importance pour favoriser dans notre corps les Mucus lubrificateurs que l'on trouve aussi bien dans les jointures des articulations (Synovie) que dans les intestins et les bronches. Ils conviennent donc aux personnes dont les articulations ne sont pas assez souples, aux Constipés pour, en lubrifiant leurs intestins, favoriser leur défécation, et aux Bronchiteux, dont ils facilitent à la fois le glissement des bronchioles les unes sur les autres et leur expectoration.

NITRE (Sels de) : Asperge, Oignon, Navet, Carotte, Poireau, Ail, Crosnes du Japon, Ignames, Topinambour, Pommes de terre. — Les Sels de Nitre naturels renfermés dans les racines culinaires sont des Diurétiques de choix qui favorisent, par l'Urination abondante qu'ils provoquent, la Dépuration du sang, et par le passage dans les organes, la désinflammation du Foie, des Reins, de la Prostate et de la Vessie (sauf l'Asperge en cas de Néphrite ou de Cystite). Ces racines culinaires conviennent aux Arthritiques et aux Rhumatisants (sauf pour ces derniers, l'Asperge qui contient des *oxalates*), ainsi qu'aux Phlébiteux, Congestifs et aux personnes atteintes de maladies de la Peau.

PHOSPHORE : Orge, Pois et haricots nouveaux, Froment, Avoine, Pain gris 69, Viande, Œuf. — Le *Phosphore* régénère l'activité nerveuse. Dans ces aliments le jaune d'Œuf renfermant de la *graisse phosphorée* (*Lécithine*), assimilable dans sa meilleure forme, c'est ce dernier que l'on utilisera lorsque l'on désire obtenir des effets rapides, mais pour un effet continu, ce sont les Céréales que l'on choisira de préférence. Applications générales : Maladies nerveuses, Névroses, Affaiblissement, Croissance, Tuberculose.

POTASSE (Sels de) : Pois, Haricots, Orge, Pommes de terre, Lentilles, Avoine, Froment, Pain gris (Voir Tableau 283). — Les *Sels de Potasse* sont des *Détersifs* (qui nettoyent) du Tube digestif et du Gros intestin; ce sont aussi des Alcalinisateurs des Acidités exagérées de l'Estomac ainsi que du Sang.

----

(1) et les **Concombres**.

SALICYLINE : Fraises, Framboises. — La véritable *Salicyline*, extraite de la Reine des prés, étant le spécifique de choix pour guérir les crises de Goutte, de Rhumatisme, de Gravelle, et apaiser les Douleurs qu'elles engendrent, les fruits qui en renferment doivent être utilisés par les malades atteints de ces affections; lors même qu'il se montrerait, à la suite de leur ingestion, de l'Urticaire : preuve que la *Salicyline* aurait fait rejeter au dehors les Toxines, causes du mal.

SOUDE (Sels de) : Epinard, Lentille, Chou, Poireau, Pomme, Carotte (Voir Tableau 283). — Les *Sels de Soude*, comme les *Sels de Potasse* sont des Détersifs (qui nettoyent) du Tube digestif et du Gros intestin; ce sont aussi des Alcalanisateurs des Acidités exagérées de l'Estomac et du Sang. Les *Sels de Soude* agissent avec plus de modération que les *Sels de Potasse*.

SILICE : Ail, Oignon, Poireau, Echalotte, Ciboulette. — La *Silice* en combinaison avec la *Chaux* consolide en les conservant souples les Os et les Artères. La *Silice* participe aussi à la formation de la Peau, des membranes de nos Viscères, des Ongles, des Poils et des Cheveux. Cet élément convient donc dans le Rachitisme, l'Artério-sclérose, pour fortifier nos Organes intestinaux, activer la guérison des Maladies de la Peau, assouplir les Ongles et leur donner de la Force, et faire repousser les Cheveux en l'utilisant, pour cet usage, conjointement avec le *Soufre*.

SOUFRE : Ail, Oignon, Chou, Cresson, Radis, Poireau, Œuf (notamment dans le blanc). — Le Soufre est un Antiputride qui, par les Gaz sulfureux, se diffuse dans toutes les parties du corps. C'est donc un excellent Antiseptique et un Dépuratif du Sang des plus actifs. On utilisera donc le Soufre dans ses formes alimentaires avec le plus grand succès dans l'*Infection intestinale* 302, les Maladies de la Peau, des Bronches, les Rhumatismes et contre l'Alopécie (chute des cheveux), causée par une Infection des Glandes pilaires.

THYMOL : Thym. — Le *Thymol* est le Camphre que l'on retire du Thym. C'est un puissant Antisptique des Voies intestinales, du Sang et des Bronches. C'est aussi le meilleur des Vermifuges et des Tænicides.

Nota. — *Voir à la fin du volume la Table des Maladies s'appliquant à cette méthode de guérison.*

Quelques Légumes intéressants comme Curatifs

---

²⁸⁵ L'OIGNON MÉDICAMENT

L'OIGNON DANS LA MEDECINE. — L'Oignon (*Allium Cœpa*) est non seulement un comestible précieux, en raison de sa composition riche en éléments nutritifs, mais encore, par sa teneur abondante en Silice, un remède de choix : le meilleur des spécifiques dans le Rachitisme et l'Artério-Sclérose.

Dans mon ouvrage « *Comment guérir les Maladies et se soigner par les Aliments* » j'ai démontré l'intérêt primordial qu'il y avait à consommer certains aliments en raison des particularités physiologiques qui leur appartiennent et dont la présence — en tant qu'éléments constitutifs — est indispensable dans les différentes parties du corps humain.

Car, si l'un de ces éléments vient à manquer dans le corps humain, il se produit alors des troubles et des déchéances physiologiques qui sont à la base des maladies, lesquelles ne pourront *jamais guérir* tant que ces éléments ne leur auront pas été restitués par des *moyens naturels*, c'est-à-dire par les *Aliments et non par des Médicaments* renfermant ces Elément à *l'état chimique*, lesquels ne peuvent s'assimiler dans le corps humain comme les corps naturels.

Parmi ces Aliments, il en est qui renferment en quantités importantes certains de ces éléments lesquels feront défaut chez d'autres.

Ainsi, par exemple, les Choux et les Navets sont à peu près les seuls aliments renfermant en notables quantités de l'*Arsenic*, les Poireaux de la *Magnésie*, les Lentilles et les Epinards du *Fer*, etc., etc.

Quant à l'*Oignon*, sa particularité est de renfermer notamment — comme l'*Ail* — (*Allium Sativum*) — de la *Silice*, corps indispensable à la formation des Os et des Artères, dont elle assure la liaison intime et la souplesse.

C'est pourquoi, lorsque l'on ordonne aux *Rachitiques*, dont le Système osseux est anormal, de la Chaux dans le but de fortifier leurs Os et leurs Artères, on pratique une thérapeutique incomplète, puisque les os, pour se constituer normalement en tant qu'éléments et *conserver leur souplesse*, ont besoin également de *Silice* qui par combinaison avec la Chaux forme du *Silicate de Chaux*.

Donc, si la *Silice* vient à manquer dans l'organisme, les Os et les Artères étant mal constitués perdent de leur force et de leur élasticité et, par conséquence, se déforment ou deviennent *friables* et *cassants*.

C'est pourquoi, dans mon 2ᵉ volume, traitant de l'Alimentation, j'insiste tant sur la nécessité de choisir les Aliments renfermant les *Eléments nécessaires* propres à guérir les *Maladies* dont, justement, la cause remontait à l'insuffisance de ces *mêmes Eléments* dans le corps humain.

Et, pour en revenir aux *vertus curatives de l'Oignon*, il faut ajouter qu'il renferme aussi en quantités appréciables, en outre de la *Silice*, du *Soufre;* c'est donc aussi un *Antiseptique* des *Voies intestinales* et du *Sang* et, par ce double traitement — Désinfection Intestinale et du Sang, — l'Oignon devient *un curatif des Maladies de la Peau* ainsi que du *Système pileux* dont il *favorise la repousse;* et, enfin, par l'*Iode* qu'il renferme également — et sa richesse en *Vitamines* — l'Oignon est aussi un *Antiscorbutique* (v. Tab. 284).

Il en résulte que l'Oignon, par l'heureuse combinaison des divers éléments physiologiques qu'il renferme, peut être considéré comme le *Spécifique* harmonieusement composé des Maladies des *Os* et des *Artères*, du *Sang* (donc de la Peau) des *Intestins* et du *Foie* (et par corrélation des *Poumons* du fait que ces derniers ne reçoivent plus que du *Sang neuf non infecté*), des *Reins* par suite de la destruction des produits infectés qui circulaient dans le Sang et enflammaient cette glande, du *Rachitisme* et de l'*Artério-Sclérose* par la reconstitution normale des Os et des *Artères*, de la *Cirrhose* et de l'*Hydropisie* par la Diurèse abondante qu'il procure, et enfin, d'après divers médecins, de la *Grippe*. (Voir plus loin.)

Sait-on, aussi, que les Romanitchels, ces nomades dont les ancêtres viennent en ligne directe de l'Inde, soignent tous les maux avec l'Oignon : les *Enfants faibles* sont frictionnés par tout le corps avec des Oignons crus; sur les *Plaies* et les *Abcès*, ils appliquent des Oignons crus écrasés;

dans les *Angines*, avec les mêmes purées, il en font des compresses, dont ils enveloppent la gorge des malades, dans les *Bronchites* et les *Fièvres*, ils prennent des Décoctions d'Oignon, etc., et comme ces divers traitements leur réussissant très bien pourquoi alors n'agiraient-ils pas également, de même, sur les autres races?

A tous ces points de vue l'Oignon mérite la place de choix qui lui est consacrée dans toutes les bonnes cuisines (1).

(*Voir : Soupe* 165. *Purée* 173. *Décoction* 174).

285 B ——— UN REMEDE CONTRE LA GRIPPE. — « Il existe un vieux remède aussi surprenant dans ses effets qu'il l'est dans sa simplicité; c'est l'Oignon.

« Un médecin militaire, qui joint la modestie à la science la plus éprouvée, traite les Grippés de l'hôpital qu'il dirige en leur donnant chaque jour dès le début de la maladie 200 ‰^{3} de *suc d'oignon pilé*, pris en trois fois dans du thé chaud. La fièvre tombe en deux jours. Sur plus de 80 malades ainsi traités, aucun n'est décédé. Un seul, qui avait refusé le breuvage, a été atteint de Broncho-pneumonie; mais, celle-ci n'a pas résisté plus de 6 jours au médicament administré en lavement.

« La médication s'accompagne d'enveloppements sinapisés du thorax.

« Il semble que les résultats ci-dessus indiqués sont assez concluants pour mériter l'attention du public, des médecins, voire des autorités. »

(Le *Cri de Paris*, 2 novembre 1918.)

286 L'AIL MÉDICAMENT

L'AIL DANS LA MEDECINE. — De tout temps, que ce soit, au point de vue médical ou culinaire, l'Ail a eu ses adorateurs fervents comme ses détracteurs acharnés.

En Orient et depuis la plus haute antiquité toute la série des allyacés Ail, Echalotte, Oignon, Poireau, etc, fût à l'honneur, au point d'être considérée comme une panacée, ainsi qu'on le voit encore maintenant pour l'Ail dans le Midi de la France.

L'Ail (*Allium sativum*) possède en effet, des vertus médicales indéniables : comme activant de la *Circulation du Sang* aucun remède ne possède sa valeur, comme *Antiseptique intestinal* et comme *Vermifuge* — voire comme *Corricide* —, il est souverain comme *Antiputride*, base de l'Aseptie, et comme *Antiseptique externe* et *Microbicide*, il mérite qu'on l'utilise aussi bien à l'extérieur qu'à l'intérieur du corps.

A ce propros je rappelle un excellent produit, oublié comme tant d'autres, le « Vinaigre des quatre voleurs » où l'Ail figure et dont la formule, pour les usages auxquels on le destine, est une merveille de conception. (Voir plus loin la formule.)

Comme le progrès consiste, de temps en temps, à retourner en arrière,

---

(1) Cet article est la reproduction modifiée d'un prospectus que je fis pour aider à la propagation d'un excellent produit culinaire, « JUDOGNON », que M. Laurent Asso, de Nice, a créé avec beaucoup de peine. Ce produit, sous une forme liquide très pratique, est obtenu exclusivement par extraction de la pulpe totale de l'Oignon sans adjonction d'aucun autre produit. Cette préparation permet donc de consommer, d'*une façon pratique*, l'Oignon, tel que ou mêlé à des plats culinaires.

voici que, de nos jours, *des maîtres de la médecine remettent l'Ail en faveur* — non pas pour ce que l'on savait déjà, mais pour des buts beaucoup plus élevés — en lui conférant le pouvoir de guérir la *Tuberculose*, ce à quoi tant de savants s'acharnaient en recherchant dans la chimie et les sérums le remède à cette maladie, tandis qu'il était si simple de les trouver dans nos Aliments.

Ne voyons-nous pas, entre autres, le Docteur Séjournant, dans un rapport déposé à l'Académie de Médecine, attribuer à l'Ail le pouvoir de guérir les *Bronchites*, l'*Asthme* et la *Tuberculose* (1).

J'ai, moi-même, dans mon ouvrage « *Comment guérir les Maladies et se soigner par les Aliments* », page 223, relaté cette observation et indiqué aussi que l'Ail, par sa remarquable composition thérapeutique en *Allyle, Soufre, Iode* et par la *Silice* qu'il renferme en abondance — comme l'Oignon et ses congénères —, était le remède de choix dans l'*Artério-Sclérose* (et toutes les *Scléroses*) : la *Silice* ayant la propriété, en combinaison avec la Chaux, de reconstituer les *Cartilages des Artères* (ainsi que les *os*) en leur donnant la souplesse qu'elles avaient perdue, faute, certainement, d'une consommation suffisante de produits alimentaires renfermant de cette *Silice* indispensable à leur constitution.

C'est pour les mêmes raisons que j'ai toujours recommandé l'Ail et l'Oignon dans le *Rachitisme*.

On reproche à l'Ail — du moins les personnes qui n'en ont pas l'habitude — son odeur persistante. Pourtant, on ne peut nier que l'Ail convenablement utilisé est indispensable dans la bonne cuisine. C'est pourquoi tous les « chefs », dignes de ce nom, savent l'utiliser à propos et, en grands artistes qu'ils sont, ont découvert, depuis longtemps, que le Persil était l'antidote olfactif de l'odeur de l'Ail. En effet, un mélange savamment dosé d'Ail et de Persil hâchés ne « revient » pas et supprime, par la suite, l'odeur de ce précieux Condiment.

Et j'ajoute que lorsque l'Estomac s'est adapté à ce Condiment sa digestion devient si parfaite que, si l'on n'en abuse pas, personne autour de vous ne sait alors si l'on en a mangé.

(*Voir : Soupe à l'Ail* 164).

286 B — *Vinaigre antiseptique, dit, des quatre voleurs.* — **Le nom de ce** vinaigre remonte à ce que, pendant la grande Peste qui décima Marseille au moyen-âge, quatre voleurs qui pillaient les pestiférés, sans pour cela contracter ce terrible mal, eurent la vie sauve à la condition de dévoiler la recette à laquelle il devait leur Immunité. Ils expliquèrent alors qu'ils se lotionnaient toutes les parties du corps avant et après leurs « opérations avec le composé suivant, lequel figure toujours au Codex et que l'on trouve encore chez tous les bons pharmaciens.

Vous remarquerez que dans cette composition, en outre des Plantes aromatiques, si précieuses pour la Santé interne et externe du Corps, figurent l'*Absinthe*, le meilleur des *Antiputrides* et le *Vinaigre blanc* de Vin, le meilleur des *Antiseptiques naturels*, non destructeurs des Cellules de la chair.

---

(1) J'ai entre les mains un prospectus, prônant des Pilules à base de suc d'Ail, les *Pilules d'Aloysine*, dans lequel figurent comme références bibliographiques, 20 auteurs français et 16 auteurs étrangers ayant publié des travaux sur les vertus thérapeutiques de l'Ail.

Voici la formule du « Vinaigre des quatre voleurs » :

Pour 2.500 grammes (2 litres et demi) de Vinaigre blanc de vin, prendre :

Sommités sèches de *Grande Absinthe*	40	grammes
— — — *Petite Absinthe*	40	—
Romarin	40	—
Sauge	40	—
Rue des Jardins	40	—
Fleurs de Lavande	40	—
Calamus Aromaticus	5	—
Ecorce de Cannelle	5	—
Girofle (Clous de)	5	—
Noix muscade	5	—
Camphre	10	—
Ail	5	—
Vinaigre radical (Acide acétique)	50	—

Laissez macérer dans un lieu tempéré pendant 15 jours, au moins, et filtrer sur du coton hydrophile.

Pour quelqu'un qui voudrait préparer lui-même cet excellent Vinaigre antiseptique, chose facile, j'ajoute qu'il n'est pas indispensable que tous les produits indiqués y figurent essentiellement. Ainsi les deux espèces d'Absinthe peuvent être remplacées par une seule, à condition, bien entendu de doubler la dose; le *Calamus Aromaticus* et la *Noix muscade* peuvent être supprimés sans inconvénient, ainsi que le *Vinaigre radical*, ce que je conseille. Comme tous les autres produits sont faciles à se procurer, rien ne devient donc plus facile que de le confectionner soi-même au cas où l'on ne pourrait s'en procurer chez son pharmacien.

286 c —— L'AIL DANS LA MÉDECINE, D'APRES MONTAIGNE. — Montaigne, dont la philosophie s'est étendue à peu près sur toutes les questions, sociales, économiques ou domestiques, a écrit, dans le chapitre « De la ressemblance au père », l'amusante et cinglante satire suivante sur la science médicale, lorsque celle-ci entreprend de vouloir détruire de vieilles coutumes et méthodes de Médecine et d'Hygiène naturelles ayant fait leurs preuves, et qui chez les peuples rustiques suffisent, le plus souvent, à guérir ou empêcher les maladies, surtout lorsqu'elles sont fondées sur une base thérapeutique sérieuse comme celle de l'usage, sous toutes ses formes médicales, de l'Ail, dont on ne peut dénier les vertus efficaces, comme préventifs et curatifs dans toutes les maladies ayant une ORIGINE INFECTIEUSE, MICROBIENNE OU PUTRIDE (1), ce dont, maintenant, tout le monde est à peu près d'accord : *l'Ail étant avec l'Absinthe l'Antiputride — donc l'Antimicrobes — par excellence.*

« Le baron de Caupène en Chalosse, et moy, avons en commun le droit de patronage d'un bénéfice qui est de grande étendue, au pied de nos montagnes,

---

(1) Ce qui, au fond, est la même chose : les Microbes ne pouvant devenir dangereux pour notre santé que lorsqu'ils vivent dans un " *milieu putride* », dans lequel ils puisent les éléments de leur nourriture et de leurs « *excreta toxiques* »; ces derniers, sous le nom de « *Toxines* » spécifiant chaque maladie, selon leurs espèces, étant les seules causes des Maladies qu'ils engendrent. Donc, supprimer dans notre corps ou sur nos plaies les « *Foyers putrides* », c'est empêcher, en toute certitude, le danger microbien. Ce que j'explique, en développant cette proposition sur des bases certaines, dans le manuscrit terminé de mon dernier ouvrage en deux parties : « *Self-défense du corps humain* », lequel n'attendra pour paraître qu'un concours pécuniaire, toujours improbable lorsqu'il s'agit de choses sérieuses, mes ressources personnelles étant à peu près épuisées (Voir page 3 de la Couverture).

qui se nomme *Lahotan*. Il est des habitants de ce coing, ce qu'on dit de ceux
de la vallée d'Augrougne ils avoient une vie à part, les façons, les vêtements et
les mœurs à part; régis et gouvernez par certaines polices et coustumes particulières receus de père en fils, auxqueles ils s'obligeoient, sans autre contrainte
que de respecter leur usage.

« Ce petit estat s'estoit continué de toute ancienneté en une condition si heureuse, qu'aucun juge voisin n'avoit été en peine de s'informer de leurs affaires;
aucun advocat employé à leur donner advis, n'y estranger appelé pour esteindre
leurs querelles, et n'avoit on jamais veu aulcun d'eulx demander l'aumosne : ils
fuyoient les alliances et le commerce des aultres mondes, pour n'altérer la pureté
de leur police, jusques à ce, comme ils récitent, que l'un d'entre eulx, de la
mémoire de leurs pères, ayant l'âme espoinçonnée d'une noble ambition, s'advisa,
pour mettre son nom et crédit en réputation, de faire de l'un de ses enfants
maistre Jean, ou maistre Pierre, après l'avoir faict instruire et écrire en quelque
ville voisine, le rendit enfin un beau notaire de village.

« Cettuy cy, devenu grand, commença à desdaigner leurs anciennes coustumes et à leur mettre en tête la pompe et les usages des pays voisins : le premier
de ces compères à qui on escorna une chèvre, il luy conseilla d'en demander
raison aux juges royaux d'autour de là; et de celtuy ci à un aultre, jusques à ce
qu'il eût tout abastardy.

« A la suite de cette corruption à leurs mœurs, ils disent qu'il en y surveint
incontinent une aultre de pire conséquence, par le moyen d'un médecin à qu'il
print envie d'espouser une de leurs filles, et d'habiter parmi eulx. Cettuy cy
commença à leur apprendre premièrement le nom des fiebvres, des rheumes èt
des aposthumes (1), la situation du cœur, du foye et des intestins, qui étoient une
science jusques lors très esloignée de leur cognoissance; et, *au lieu de l'Ail, de
quoy ils avoient apprins à chasser toutes sortes de maux, si violents et extrêmes
qu'ils fussent*, il les acoustuma, pour une toux ou pour un morfondement, à
prendre les mixtions estrangières, et commença à faire traficque non de leur
santé seulement, mais aussi de leur mort. Ils jurent que, depuis lors seulement,
ils ont apperceu que le serein leur appesantissoit la teste, que le boire, ayant
chauld, apportait nuisance, et que les vents de l'automne estoient plus griefs que
ceulx du printemps; que, depuis l'usage de cette médecine, ils se treuvent accablez
d'une légion de maladies inaccoustumées, et qu'ils apperceoivent, un général
deschet en leur ancienne vigueur, et leurs vies de moitié raccourcies » (2).

287 LE CHOU MÉDICAMENT

LE CHOU DANS LA MÉDECINE. — « ...Le Chou (*Brassica Oleracea*)
et le Navet sont peut-être les seuls légumes renfermant de l'*Arsenic*, et
comme le corps humain en contient quelques milligrammes, cet élément
lui est donc indispensable.

« Personne n'ignore que l'*Arsenic* 284 est recommandé comme fortifiant
et ordonné dans les Maladies causées par les Misères physiologiques, la
Consomption, etc., ou qui leur sont consécutives, comme la Tuberculose
notamment

« Or, la meilleure manière pour administrer l'*Arsenic*, n'est-elle pas la
forme naturelle, en laissant à l'organisme le soin de se débrouiller et de
le recueillir lui-même dans les Légumes qui en renferment.

« C'est faute de négliger ces Aliments, Choux et Navets, possédant de
l'*Arsenic*, que l'on voit tant de Consomptions dont on cherche vainement
la cause et qui, le plus souvent, n'ont d'autres origines que leur privation,
ce qui, par conséquence, amène la disparition progressive dans notre organisme de l'*Arsenic*, faute pour cela d'y avoir été renouvelé.

---

(1) *Aposthume* : tumeur extérieure avec suppuration.
(2) Essais de Michel MONTAIGNE. — V. Lecou, éditeur, 10, rue du Bouloi, Paris (Edi-
tion 1853, p. 492.)

« Il est un fait que l'expérience a démontré : c'est la résistance et la puissance organique des Auvergnats, des Bretons et des Piémontais, qui ne les doivent qu'à cette raison : c'est que le Chou est à la base de leur Alimentation.

« L'histoire nous apprend aussi que les Romains — peuple fort et énergique — étaient de grands mangeurs de Choux. » (« *Connais-toi d'abord* », page 222.)

En outre, ces mêmes Romains, selon Caton, grâce aux Choux employés comme Topiques, Purgatifs, Cataplasmes et Médicaments, se passèrent de médecins pendant plusieurs siècles.

Cette médecine par le Chou fut reprise dès 1851, à Romans, par le Dr A. Blanc qui assura obtenir des Guérisons merveilleuses de Plaies variqueuses, d'Arthrites et d'Ulcères, par simple application de Feuille de Chou, préalablement arasée sur ses grosses côtes et nervures, au moyen d'un couteau tranchant, et laminées par un rouleau à pâte ou une bouteille. Ce pansement est entouré d'une bande de toile propre ou de tarlatane et renouvelé deux fois par jour.

Le Dr A. Blanc étendit cette thérapeutique, sous forme de Pansements ou de Cataplasmes, à toutes les Maladies éruptives, Furonculose comprise, ainsi que contre toutes les Douleurs, Névralgiques ou autres, de la tête, de l'abdomen, des Reins ou tous autres endroits du corps; et pour la Sciatique et les Rhumatismes.

En outre, je me souviens que, il y a quelques années, Emile Gautier relatait des cures merveilleuses de Laryngites : des chanteurs et des chanteuses — devenus Aphones — retrouvaient en quelques heures toute leur puissance vocale à la suite de l'application sur le Larynx d'une simple *Feuille de Chou.*

Pour ces cures, toutes les sortes de Choux conviennent, quoique celle dite de Milan soit à préférer. Pour l'usage, on prendra les plus vertes, saines et bien propres, ce que l'on obtient en les rinçant à l'Eau vinaigrée (une cuiller à bouche de Vinaigre de vin 147 par quart de litre d'eau), on les assouplit ensuite, comme il est expliqué ci-dessus.

Pour toutes ces applications médicales de la Feuille de Chou, on peut avec avantage en superposer plusieurs les unes au-dessus des autres.

Maintenant, voulez-vous savoir d'où vient l'origine médicamenteuse des vertus quasi merveilleuses de la Feuille de Chou dans la cure des diverses maladies précitées — y compris celle de détruire les Vers intestinaux (1)?

Reportez-vous pour cela au tableau 281 et vous y verrez qu'à la suite du mot Choux figurent ceux d'*Arsenic, Soufre, Iode*, etc.

Or, l'*Arsenic* (Tab. 284) *engendre la vigueur* et, par conséquent, facilite les guérisons en donnant une *résistance vitale* plus grande;

Le *Soufre* (Tab. 284) est *Antiseptique, Dépuratif* du sang, *Antirhumatismal*, etc.;

L'*Iode* (Tab. 284) *décongestionne les Ganglions lymphatiques et favorise la Phagocytose* dans les Systèmes défensifs du corps humain.

Vous voyez comme c'est simple et que toutes ces guérisons n'ont rien de mystérieux *lorsque l'on en connaît la cause*, et, j'ajoute, qu'il en est ainsi, au point de vue médical, pour tous les Légumes et Fruits dont j'ai cité les principaux dans le cours de cet ouvrage.

---

(1) « J'ai vu, en Flandre, des enfants expulser des Lombrics, après avoir absorbé 20 à 30 grammes de suc de chou cru. » *Précis de Physothérapie*, p. 34. Dr Henri Leclerc.

 # LES SALADES MÉDICAMENTS

LES VERTUS MÉDICALES DES SALADES. — Les salades ne sont pas seulement d'excellentes « crudités » 55, favorisant la Digestion, mais elles jouissent encore de nombreuses vertus médicinales, dont voici quelques exemples choisis parmi les plus typiques.

289 — La **Laitue** et la **Romaine**, notamment la première, par le *Lactucarium* qu'elles renferment, et dont les principes s'apparentent avec l'*Opium* sans en avoir les inconvénients, sont des remèdes contre l'Insomnie, les Bronchites et les Entérites. Pour obtenir une action plus complète on les utilisera en Infusions, en Soupes ou comme Légumes. Ces Salades utilisées crues agiront également bien pour tout le monde.

En outre, la Laitue a toujours été conseillée pour embellir le Teint, prise à l'intérieur ou en applications.

290 — La **Chicorée** ordinaire ou frisée, l'**Endive** et le **Pissenlit** par les principes *Amers* qu'ils renferment, sont d'excellents Dépuratifs, Diurétiques et Laxatifs. On peut également les utiliser en Infusions, Soupes et comme Légumes.

291 — Le **Céleri**, principalement le Céleri en branches, par les *Aromes* particuliers qu'il contient est un des meilleurs Antirhumatismaux. On le consomme cru ou cuit comme les précédents. Pour le Céleri en branches, il faut en utiliser toutes les parties, y compris les plus vertes, avec lesquelles on fait d'excellentes soupes, sans pour cela être obligé de les consommer si elles sont trop dures. On en mettra dans les Soupes de Légumes, sans oublier le Pot-au-feu national.

292 — Pour la **Tomate** voir le chapitre que j'y ai consacré (118).

293 — La **Mâche** et le **Pourpier** (1) renferment un *Mucilage* dont l'action sur les Bronches et les Intestins est des plus heureux. Comme pour les précédentes on les consommera crus ou cuits, etc., etc.

L'usage de toutes ces **Salades crues** ou **cuites** est le meilleur des spécifiques contre la Constipation.

(Voir aux *Recettes culinaires*, N° 185, la formule de l'exquise Salade japonaise aux Fruits et aux Légumes mélangés, ainsi que les autres recettes, toutes aussi précieuses pour la Santé.)

 # LES FRUITS MÉDICAMENTS

Comment on doit manger les Fruits. — Pour profiter des merveilleuses vertus renfermées dans les fruits ce n'est pas seulement au Dessert qu'on devrait les consommer, mais comme *entremets* — au vrai sens du mot : *entre les mets* — au commencement et à la fin des repas; car, dans ces conditions, ils rempliraient alors leur véritable rôle de « Diastaseurs » et de « Vitamineurs » vis-à-vis des Aliments cuits, lesquels par la cuisson en sont plus ou moins dépourvus.

Par cette méthode on s'assure des digestions parfaites en même temps qu'une jouissance gastronomique qu'il ne faut pas dédaigner, car c'est une des plus naturelles et que le Créateur n'a pas oublié — il n'a rien oublié; — à seule fin que par cette délectation — notre Digestion, s'accomplissant dans les meilleurs conditions — notre corps, aussi bien au physique qu'au mental, se maintienne toujours en parfait état d'équilibre physiologique et psychologique.

---

(1) Sans oublier le **Concombre**.

En procédant ainsi point n'est besoin de manger beaucoup pour profiter *intégralement* des Aliments consommés.

Ainsi dans les régions méridionales, où l'Art de manger subsiste encore, on voit toujours sur la table des Fruits placés en abondance; ce sont, selon les saisons, des Cerises, des Prunes, des Abricots, des Pêches, des Melons, des Tomates, des Figues fraîches, des Raisins, etc., que l'on mange par petites quantités comme Hors-d'œuvre, entre chaque plat, comme Entremets, et au Dessert.

De cette manière les Fruits consommés par quantités modérées — notamment pour le Melon, — au lieu de refroidir l'intérieur de l'Estomac, ce qui paralyse la digestion, en se mêlant avec les Aliments chauds, n'ont plus cet inconvénient.

En outre, le mélange des Fruits « *supra-diastasés* » avec les Aliments cuits fortement « *dédiastasés* » rétablit l'équilibre de la teneur en Diastases 25, qui était en déficit chez les derniers, en même temps que leur température est ramenée à un degré plus proche de celle de l'intérieur du corps, par conséquent à un point plus normal pour que la Digestion s'accomplisse convenablement.

295 CURES DE FRUITS

I. — Pour les personnes souffrant de leur Appareil digestif, que ce soit de l'Estomac, des Intestins ou du Foie, et, par surcroît de n'importe quel autre organe — tous se tenant l'un par l'autre, — il est bon pendant la Saison estivale de faire des cures de Fruits, ce qui vaudra souvent mieux que des Cures d'Eaux minérales.

II. — On procédera ainsi qu'il suit: Pendant quelques temps, 3, 7 ou 21 jours, selon la gravité des cas à traiter, on ne prendra *exclusivement* que des Fruits de Saison en les mélangeant le plus possible; soit en nature, en Compotes préparées « à froid » 201, ou en Salade 207; mais, quelque soit la manière d'utiliser les Fruits, il faudra les consommer avec du Pain, *légèrement grillé* ou *desséché* à four doux, 157 B.

III. — L'emploi du Pain avec les Fruits offre plusieurs avantages notamment ceux d'assurer une Sustentation plus concentrée, par conséquent plus nutritive qu'exclusivement avec des Fruits, dont il faut alors de très grandes quantités pour équilibrer les pertes de la Désassimilation quotidienne; et par l'obligation de mâcher le Pain avec les Fruits, ces derniers lorsqu'ils arriveront dans l'Estomac auront acquis une température voisine de celle du corps, ce qui évite le refroidissement des organes digestifs, toujours dangereux surtout lorsque ces organes n'ont pas assez de vigueur pour réagir à propos.

296 L'UTILITÉ DES PÉPINS & DES GRAINES DE FRUITS

Le Dr Crouzet du Buisson, recommande d'avaler les Pépins de raisin sans les broyer : « dans le tube intestinal, il se gonflent, leurs pellicules éclatent et se déchirent pour se remplir des éléments septiques qui peuvent exister dans les produits alimentaires ou provenant de leur digestion imparfaite. »

J'ajoute que, personnellement, j'ai toujours recommandé de consommer tous les Fruits sans les séparer de leurs Pépins; d'abord pour profiter du Mucilage qui les enrobe, si précieux pour la lubréfaction des Intestins (voir Tomate 118), puis aussi pour les principes particuliers que renferment leurs semences (voir Citron 110 et Eau Citronnée 237), ce qui entre autres, favorise la Digestion et évite la Constipation. (Voir aussi : L'utilité des Salades 185, Haricots et Pois secs 99, Citron 110, Tomate 118.)

297 LES GRAINES AROMATIQUES

Vous savez, mes amis, quelle importance primordiale j'attribue aux Aromes naturels, à la fois comme *préservatifs* et *curatifs* des maladies.

A la raison que j'ai fréquemment développée pour expliquer comment les Aromes intervenaient dans notre corps pour y donner l'*immunité* aux maladies et *paralyser* les effets des micro-bactéries dans les maladies, donc en intervenant comme *Aseptiques* et *Antiseptiques*, il en est une autre qui a fait l'objet d'une thèse que je soutiens dans « Self défense du corps humain » (1) et qui aboutit à cette proposition :

Les Aromes et les Baumes étant des Antiputrides par excellence et les micro-bactéries pathogènes ne pouvant se nourrir que dans les milieux putrides, riches en corps dérivés des Albumines animales, la disparition de ces milieux supprime, ipso facto, la nocivité de ces Micro-bactéries; car, ceux-ci, faute d'aliments pour se nourrir, ne peuvent plus excréter leurs toxines, seules causes dangereuses — les Micro-bactéries ne l'étant par eux-mêmes — : ces toxines n'étant, en réalité, que les excréments des microbes et bactéries pathogènes résultants de la digestion des Albumines putréfiées.

En vertu de cette thèse, que je ne peux développer davantage, ici, faute de place — il m'a fallu un volume entier pour le faire, avec preuves à l'appui —, la thérapeutique se trouve alors singulièrement simplifiée, puisqu'elle ramène l'origine des maladies *à une seule cause*, déterminant l' « Infection » ou l' « Intoxication nerveuse », donc à un seul traitement.

Mais avant que les maladies ne se déclarent, n'est-il pas préférable de les prévenir, en prenant. tout simplement, dans son alimentation des *Plantes* et des *Graines aromatiques*.

C'est pourquoi je recommande constamment l'usage des Aromes, aussi bien dans les aliments que pour la médication, et cela avec le plus grand succès, ainsi que me le prouvent, les cures quasi-merveilleuses que j'obtiens avec cette méthode, conjointement avec mes procédés de « Ranimation nerveuse » et d' « Alimentation rationnelle ».

Dans l'alimentation, l'action *antiputride* est obtenue dans les meilleures conditions et sans contrariété pour le goût avec les Graines aromatiques, dont l'*Anis vert* (*Pimpinella anisum*) est le prototype, c'est pourquoi avec la *plante d'Absinthe* (*Arthemisia absinthium*), pour la médication. ces graines sont à la base pharmacologique de mon *Traitement de toutes les maladies* (voir (302).

En outre de l'*Anis vert* on peut utiliser avec les aliments, le *Cumin* et le *Fenouil*, plantes de la même espèce — voire des graines de *Persil* et de *Cerfeuil*, qui sont également des *ombellifères* ayant les mêmes vertus.

---

(1) Cet ouvrage, en deux volumes, dont le manuscrit et les nombreux dessins qui l'accompagnent sont terminés, paraîtra ultérieurement, si les conditions que je développe page 3, de la couverture, peuvent être remplies.

Leur emploi s'indique en premier lieu pour tous les aliments pouvant engendrer les Fermentations putrides : pour les Fromages fermentés 189 et le Fromage blanc 194, entre autres.

Mêlées aux pâtisseries, ces Graines aromatiques sont également excellentes pour contre-balancer les effets toxiques des Albumines d'œufs et des Albuminoïdes toxiques renfermées dans certaines vieilles Farines (1).

Les digestions les plus pénibles, les Indigestions causées par des Intoxications produites par certains aliments à leur passage dans l'estomac, n'ont pas de meilleur spécifique qu'une infusion très chaude et sans sucre d'*Anis vert*.

A ce propos, je crois devoir signaler une erreur très grave que l'on commet un peu partout, lorsque l'on vous remet de l'*Anis étoilé* au lieu d'*Anis vert*, en disant, en cas de réclamation, *que c'est la même chose*, au point de vue des effets.

Eh bien! non, il faut protester énergiquement : l'*Anis étoilé*, ou Anis de Chine, c'est de la *Badiane*, très grosse graine, en forme d'étoile, de la fleur du *Magnolia*, et qui était à la base de l'épouvantable liqueur vendue sous le nom d' « Absinthe », laquelle, pour la plupart du temps, ne renfermait pas ou que peu de cette dernière.

D'une étude que j'ai faite, il résulte que certaines *Badianes* peuvent causer sur l'organisme des effets toxiques, parfois très dangereux, ce qui expliquerait les effets si terribles de l'Alcoolat que l'on appelait « Absinthe », et qui se reproduiront certainement, avec les succédanés que l'on offre maintenant partout, si, comme je le crains, ils sont fabriqués avec de la *Badiane au lieu d'Anis vert*.

Donc, en vertu de la loi sur les appellations des produits nécessaires à la consommation, il conviendrait que les services d'hygiène imposent pour la vente de l'*Anis étoilé*, et de tous les produits qui en dérivent, la supression de ce nom générique d'*Anis*, qui prête à la confusion au détriment de la santé, et qu'on le remplace par son véritable nom : *Badiane;* car il ne suffit pas que cette dernière ait l'odeur de l'*Anis* pour qu'elle en ait les vertus, l'expérimentation ayant prouvé le contraire.

Au reste, pour ne pas nous tromper, voici les caractéristiques de ces deux semences :

L'*Anis vert* est une *petite graine de forme régulière*, un peu plus grosse que celle du persil, tandis que l'*Anis étoilé* est une *très grosse graine en forme d'étoile;* et pour mieux encore faire comprendre la différence, au point de vue volume, un paquet contenant 10 grammes d'Anis vert, *renferme des* MILLIERS *de graines*, tandis qu'un paquet contenant 10 grammes d'Anis étoilé *ne renferme que* QUELQUES-UNES *de ces dernières graines.*

Maintenant que votre jugement est éclairé, ne laissez plus commettre cette erreur, funeste pour votre santé, et ne prenez pour vos aliments et vos infusions que de l'*Anis vert*, ce merveilleux médicament.

---

(1) En Grèce et en certains pays d'Orient, on fabrique un pain, dit « Pain grec » — que l'on trouve dans les grandes villes, en France, chez certains boulangers —, dont la surface a été revêtue avant sa cuisson d'une couche de graine d'Anis vert. Ce pain étant excellent, au point de vue de la santé, je conseille aux personnes qui souffrent des organes digestifs de donner de l'Anis vert à leur boulanger pour qu'ils en revêtent la pâte de leur pain avant sa cuisson.

QUELQUES EXCITANTS NON RECOMMANDABLES

298 Le Café

Chacun peut se rendre compte, par soi-même, si le Café lui est nuisible ou non. En effet, parmi ses particularités médicales, il en est une qui fait du Café un Diurétique très actif ; donc si cette action s'accomplit normalement, c'est-à-dire, très peu de temps après sa consommation, le Café ne peut être que peu nuisible, car, en s'éliminant par les urines, il entraîne avec lui les principes actifs, la Caféine notamment, qui lui sont propres et, de ce fait, ne peut causer d'Intoxication ni de Troubles cardiaques appréciables. Comme le Thé 299, il peut aussi chez certaines personnes troubler la Digestion et nuire aux fonctions stomacales et intestinales. Il y a là, certainement, un manque d'accoutumance ou un antagonisme dont il convient de tenir compte.

Pris à jeûn, surtout au début de la journée, avec le petit déjeuner, il peut causer des tremblements des mains et une agitation générale. Si ces symptômes se produisent, il est bon de le supprimer ou de le mêler avec du Lait, ce dernier, par les Albumines qu'il renferme, coagule en partie la Caféine, ce qui la rend moins active.

Pour le travailleur intellectuel et chez certaines personnes apathiques, une légère consommation de café peut rendre des services. Mais si l'on n'y est pas habitué, il vaut mieux compter sur d'autres procédés, telle que, par exemple, la consommation des *Fruits crus*, pour obtenir avec avantage des résultats bien meilleurs et surtout plus continus, parce que plus naturels.

299 Le Thé

Lorsque le Thé n'a été infusé *que quelques secondes* — cinq à six au maximum, — ainsi que le font certains Russes avec l'excellent Thé de Chine, on obtient une Boisson aromatique des plus délicates, digestive et légèrement stimulante, n'offrant pas de dangers pour la Santé.

Mais si on laisse le Thé infuser *assez longtemps* dans les théières, comme c'est l'usage, d'après ce que je me suis toujours rendu compte, cette *infusion prolongée* dissout des principes dangereux pour la Santé, et notamment de la Théine qui est un Excitant pour le cerveau et un Inhibiteur (paralysant) pour le Système nerveux animateur de l'appareil digestif, notamment de l'Estomac.

C'est, du reste, pourquoi on recommande de prendre en mangeant du Thé « pour maigrir » : sa consommation pendant les repas, amenant la suppression des sécrétions intestinales — les glandes sécrétantes étant paralysées, *la digestion des aliments ne peut plus s'effectuer.*

Les inconvénients du Thé, longuement infusé, absorbé *en mangeant*, ne se limitent pas seulement à cette Atonie stomacale, mais, ce qui est encore plus grave, peut aussi causer la Paralysie des Cellules nerveuses chargées de fournir l'*Animation* aux muscles de l'Estomac et à la Valvule (le Pylore) par où s'écoulent dans le Duodénum, les aliments consommés par les Sucs peptiques. Et, par aggravation, le Thé en séjournant dans la base de l'Estomac — comme tous les liquides, — d'autant plus longtemps qu'il existera une Ptose (Abaissement) de cet organe, y déterminera à la longue une *Irritation continue* de la muqueuse avec laquelle il sera en contact. Cette irritation y engendrera un trouble si profond dans la constitution cellulaire de la base stomacale, par la destruction lente de la Cellule nerveuse, régularisatrice de la composition harmonique de ces cellules, qu'il en résultera des bourgeonnements cellulaires de nature parasitaire, proliférant à la façon des loupes et des « Chancres » sur les arbres. Ces excroissances sont pour le corps humain à la base de toutes les Tumeurs logées dans les organes du corps et peuvent dégénérer en Cancer lorsque le « Terrain » (1) du malade s'y prête.

Bu à jeun le Thé fortement infusé n'a pas autant d'inconvénients pour la Santé, à la condition, bien entendu, qu'il n'existe pas de Ptose stomacale permettant à ce liquide d'y séjourner tant que l'estomac reste dans la position verticale (2), c'est à-dire debout ou assis; puis aussi que les émonctoires de liquides, Reins et Glandes sudoripares, soient en excellent état de bon fonctionnement, de façon que le Thé absorbé puisse s'écouler rapidement sous forme d'Urine et par la Sueur ; sinon l'Irritation se portera dans les Reins, qu'elle enflammera, et sur les Nerfs superficiels de la Peau, lesquels se pertuberont ou s'inhiberont en causant des Démangeaisons ou des Eruptions. Ou encore, par le Passage du Thé dans les Articulations, il se produira, pour les mêmes causes que pour la Peau, des Inhibitions des Nerfs logés dans ces parties, lesquelles ne fonctionnant plus ne pourront plus tenir en état de bon fonctionnement les Artérioles et Veinules, chargées d'apporter la Vie dans ces articulations.

Il en résultera donc des Rhumatismes dans ces articulations, les Urates charriés par le Sang s'y *arrêtant en s'y accumulant*, faute de pouvoir y circuler librement comme lorsque Veinules et Artérioles ont toute leur animation.

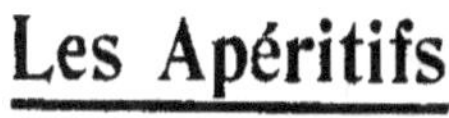

300 # L'Alcool

Les Liqueurs

Les Apéritifs

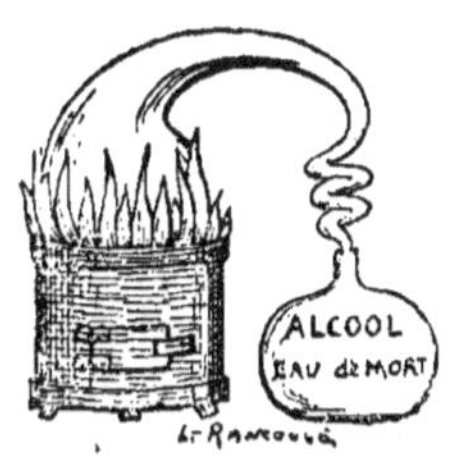

(Cognac, Marc, Eau-de-Vie, Calvados, etc.)

Il est des organismes si admirablement conformés — grâce à des générations d'ancêtres très sains — que l'Alcool ne les intoxique point, du moins apparemment. Cela tient surtout à ce que leurs Poumons fonctionnent avec leur maximum d'activité, ne laissant pas passer d'Alcool dans le Corps humain par le sang : l'*Alcool étant totalement brûlé* à son passage dans les Alvéoles pulmonaires. J'ajoute que cette activité pulmonaire ne se constate que chez les personnes vivant en plein air et, d'autre part, se nourrissant sainement.

C'est là l'explication des exemples que vous entendez citer autour de vous pour démontrer qu'il existe des Buveurs d'Alcool *ayant vécu très vieux*, sans infirmité apparente.

Pourtant, il est un organe, le Foie, dans lequel la *totalité de l'Alcool*

---

(1) Aptitude à contracter certaines maladies.

(2) C'est pourquoi je recommande aux Malades qui sont affligés de Ptoses et que, par suite, tous les liquides incommodent par leur stagnation dans la base de l'Estomac, de s'allonger sur un lit ou un divan en se plaçant sur le ventre quelques minutes seulement. Par cette méthode, les liquides s'écoulent par le Pylore, comme lorsque l'on vide un tonneau par la bonde.

absorbé passant *en nature* (voir chap. 260) ne peut résister *indéfiniment à l'irritation* que lui cause ce liquide toxique. Tôt ou tard de la Cirrhose plus ou moins accentuée se montrera donc inéluctablement.

La consommation de l'Alcool chez les femmes détermine *toujours* des résultats déplorables au point de vue de la descendance, et les enfants qui en résulteront seront voués à une existence lamentable, atteints qu'ils seront, ou de Rachitisme, ou de Scrofule, ou de Tuberculose, ces trois maladies ayant presque toujours une origine remontant à l'Alcoolisme — ou à la Syphilis — des géniteurs et spécialement de la mère.

Ainsi, j'ai connu à C..., où j'habitais, un ménage plein de force et en parfaite santé et qui consommait de façon abusive Alcool (Eau-de-Vie de prune) et Apéritifs. Ils eurent deux enfants : une fille qui mourut Tuberculeuse à 18 ans et un fils qui mourut de la même maladie à 23 ans.

Ce qui s'explique très facilement : pendant le temps de la Gestation, les fœtus subissent l'Intoxication alcoolique causée par les Sucs nutritifs qui leur étaient destinés; parce que, passant *directement* de la Veine-porte, venant de l'Intestin, dans la Veine ombilicale, l'*Alcool n'a pu être brûlé* au préalable dans les Poumons de la mère.

C'est là une terrible loi de l'Hérédité qui fait payer aux enfants les suites de l'Intempérance des parents.

En outre, lorsque, notamment, l'Alcool est bu à jeun, sous n'importe quelles formes, Liqueurs, Spiritueux ou Apéritifs, sa présence dans la base de l'Estomac, surtout s'il y a Ptose (affaissement), en y séjournant finit par y causer des *Irritations* déterminant dans cette région un déséquilibre dans la composition du Protoplasma cellulaire constituant cette partie de la tunique stomacale, ainsi que celle de la texture du Pylore; et par la destruction des Cellules nerveuses, *régulatrices de la Vie harmonique des Cellules protoplasmiques*, il en résulte que ces dernières n'étant plus régularisées dans l'équilibre de leur constitution, se développent en **bourgeonnant**, à la façon des excroissances parasitaires que l'on voit sur les arbres, les loupes et les chancres. Dans notre organisme, ces excroissances parasitaires, nées de la destruction des Cellules nerveuses par un *corps irritant* (1), s'appellent des Tumeurs et peuvent devenir des Cancers lorsque le « Terrain » (2) du malade s'y prête.

C'est pourquoi, *pris après le repas*, l'Alcool et toutes les Boissons en renfermant, tout en causant de l'Éthylisme (Alcoolisme), avec toutes ses conséquences sur les Organes et le Cerveau, n'offre pas les mêmes dangers au point de vue Tumeurs et Cancers que lorsqu'il est *pris à jeun*,

L'Alcool peut parfois être un bon remède, — ainsi que tous les toxiques et le Sucre d'épicerie — par exemple pour les Refroidissements, quand on le prend mêlé à des Infusions ou des Potions. Parce que, à son passage dans les Poumons, il se transforme en Calories, c'est-à-dire en Chaleur. Mais il est bon de n'user que modérément de cet Agent toxique, surtout si les Reins ne fonctionnent qu'imparfaitement, sinon l'Alcool irait se loger dans le Cerveau en y causant des Céphalalgies graves, surtout chez les malades (Voir chap. 260, note sur les effets pathologiques de l'Alcool).

---

(1) Les Radiographes qui perdent successivement toutes les parties de leurs bras, en commençant par les doigts, sont les victimes des Rayons Rœntgen qui, par leur pouvoir de traverser les corps et leur action destructive, font périr successivement les Cellules nerveuses de leurs bras et de leurs mains.

(2) Aptitudes à contracter certaines maladies.

Le Tabac

Je n'entends pas ici prendre la défense du Tabac, qui est un poison par l'alcaloïde toxique qu'il renferme : la Nicotine; mais toutefois, qu'il me soit permis d'avancer que si le Tabac est fumé dans *certaines conditions*, ne permettant pas à la Nicotine d'atteindre les voies d'introduction dans nos organes, son action pernicieuse ne peut intervenir dangereusement. Car, pour que la Nicotine puisse nuire à nos organes, Estomac, Intestins, Poumons ou Cerveau, faut-il encore qu'elle puisse les atteindre.

Or, pour cela, il est essentiel que deux conditions interviennent :

1º *Avaler la fumée*, ce qui transporte la Nicotine dans les Poumons;

2º *Fumer et boire de l'Alcool en même temps* — par Alcool, j'entends tous les Spiritueux, Liqueurs et Apéritifs, qui en contiennent, — parce que l'Alcool étant le plus puissant des diffuseurs *dissous la totalité de la Nicotine* imprégnée dans les replis de la Bouche et du Pharynx (1), le transporte dans l'Estomac, et de là, par les voies digestives il s'acheminera par le Sang dans toutes les parties du corps, y compris le Cerveau. Et, pour ceux qui « avalent la fumée », lors de la remonte de l'Alcool en nature (2) dans les Poumons, celui-ci dissolvera la Nicotine qui s'y est logée et par le sang prendra la même route en atteignant tous les organes du corps.

Si donc en fumant on ne fait qu'aspirer et rejeter la fumée dès son introduction dans la bouche, et que en même temps on ne boive pas de boissons pouvant dissoudre la Nicotine logée dans la bouche, on ne peut donc se *Nicotiniser*. Au surplus, l'intervention du phénomène bien connu de la Mithridatisation qui permet, par l'accoutumance, de s'habituer aux poisons les plus toxiques sans en ressentir les effets — comme les Morphinomanes et Cocaïnomanes qui absorbent impunément des doses mortelles pour tous autres —, finit par rendre le Tabac à peu près inoffensif. Au reste en l'occurrence chacun doit être son propre juge et d'après les effets qu'il constate sur lui-même diminuer sa consommation de Tabac, ou même cesser complètement de fumer si cela est nécessaire, comme lorsqu'il existe une petite Induration persistante à la Lèvre ou à la Langue.

Car il est bon, pour certaines personnes qui y sont prédisposées, de se méfier du Cancer des fumeurs dont les causes remontent à l'*Irritation continue* d'un même point de la Lèvre ou de la Langue, à la fois par la toxicité de la Nicotine et la chaleur de la fumée; et parfois l'Irritation s'aggravera du fait qu'un Chicot ou une Dent cassée, lèseront pendant un certain temps le point de la langue en contact avec la dent détériorée.

Si donc, je le répète, un fumeur s'aperçoit que sur un point de la lèvre ou de la langue, il existe une petite inflammation *persistante* et *dure* au toucher, il lui faut aussitôt cesser de fumer et traiter ces Indurations avec du jus de Citron 110 pur.

Effets du Tabac sur le rendement du travail. — Dans un article de *Science* (mai 1923), des expériences ont été faites en Amérique sur dix-huit étudiants pour déterminer l'influence du Tabac sur leur travail productif. Dans six cas il y a si peu de différence avec ceux qui ne fumaient pas qu'on ne peut en tenir compte, et pour les autres les résultats n'offrent guère de particularités sensibles. Ces expériences ayant été faites sur douze différents genres de travaux il n'y a guère pour les uns ou pour les autres de résultats marquants. Toutefois, il a paru aux expérimentateurs que la sensibilité au Tabac, au point de vue intellectuel, est plus nuisible chez les sujets d'intelligence ordinaire ou médiocre que chez les sujets supérieurs. Assurément, ajoute *Science*, il faut tenir compte aussi des Idiosynchrasies (tempérament) et il ne faut pas se hâter de généraliser.

---

(1) Voire dans l'Estomac, chez les Aérophages (qui mangent de l'air par ingurgitations).

(2) Voir 260.

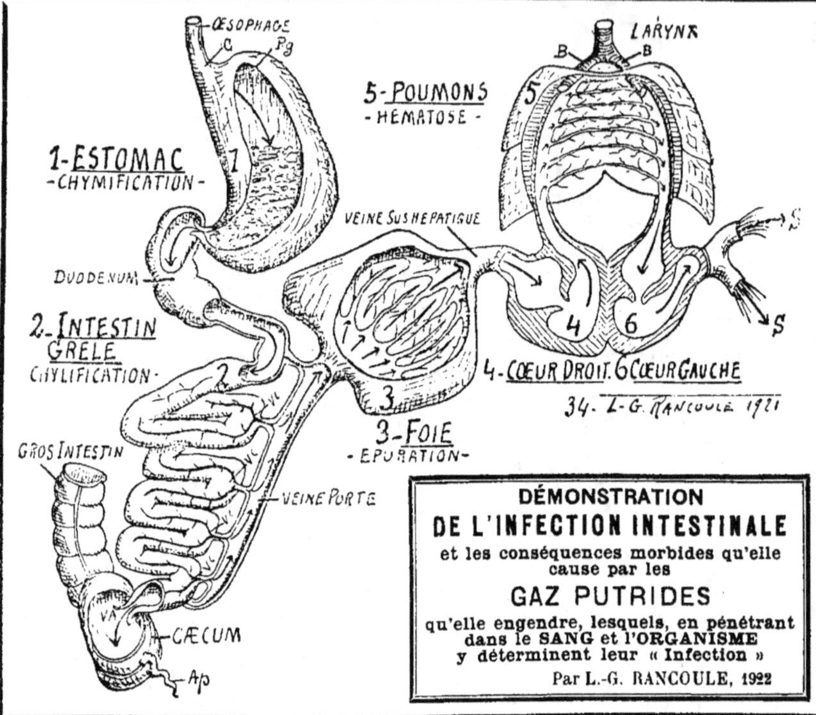

Fig. 45. — Comment se créent l'iNFECTiON INTESTINALE et les GAZ PUTRIDES
par suite d'une DIGESTION STOMACALE INSUFFISANTE.

1. — ESTOMAC : Quand un Estomac affaibli reçoit des aliments riches en Albumine (Viande, Poissons, Blancs d'œufs) ou en Albuminoïdes (Farineux, notamment quand ils sont vieux ou réchauffés, ce qui cause un commencement de décomposition), ces aliments ne sont qu'imparfaitement Chymifiés (Digérés).

2. — INTESTIN GRÊLE : Ce Chyme incomplet, lorsqu'il pénètre dans l'Intestin grêle, ne se Chylifie que pour les parties complètement Chymifiées dans l'Estomac. *Le surplus entre en putréfaction et dégage des* GAZ PUTRIDES lesquels, par osmose, se mêlent au Chyle régénérateur du Sang qu'il infecte.

3. — FOIE : Ce Chyle infecté traverse le Foie, organe purificateur, mais n'est aseptisé que dans sa partie liquide, et les Gaz putrides que le Foie ne peut purifier continuent leur acheminement vers le Cœur.

4. — CŒUR DROIT : A sa sortie du Foie, le Chyle toujours infecté par les Gaz putrides pénètre dans le Cœur droit ;

5. — POUMONS : puis dans les Poumons ;

6. — CŒUR GAUCHE : d'où il est aspiré par le Cœur gauche, lequel le projette dans les Artères en S, S, sous forme de SANG INFECTE par les GAZ PUTRIDES.

Il en résulte, des Inflammations du Foie et du Cœur, se traduisant par les Maladies qui les atteignent ; une Infection générale du Sang, laquelle crée de l'Infection nerveuse, cause de nombreuses Maladies organiques.

En outre, cette *Infection générale du Sang* prédisposera aux Maladies contagieuses : Les GAZ PUTRIDES charriés par le Sang étant un milieu indispensable à l'existence des Micro-bactéries.

Extrait de *" Connais-toi d'abord "*, page 90.

(*L'infection intestinale et les Gaz putrides : Conséquences morbides d
de cette infection sur la Santé générale.*)

L'Infection intestinale

Son traitement
par la « POUDRE A. B. C. » Radio-active

« *A l'origine des Maladies organiques et des Maladies infectieuses on trouve toujours une „ Infection intestinale ".* »

Dans « *Connais-toi... d'abord* », j'ai fait ressortir l'importance primordiale que joue l'*Infection intestinale* à l'égard des Maladies qui en résultent.

Je vais, ici, résumer ma thèse.

Dans le chapitre 12 j'ai démontré comment les aliments renfermant des *Albumines animales*, la Viande et les Œufs notamment, lorsque ces Albumines n'ont pas été *complétement digérées*, c'est-à-dire *peptonisées* et *solubilisées* dans l'Estomac, sont la cause génératrice de *fermentation putride* dans les Intestins des *Albumines non-digérées*.

Là est la véritable cause de l'*Infection intestinale*, laquelle ne limite pas ses seuls effets morbides au siège où elle se trouve, mais, par les « Gaz putrides », qu'il ne faut pas confondre avec les Gaz normaux qui se développent pendant la digestion, affecteront tour-à-tour, tous les organes du corps, particulièrement les moins résistants, suivant les tempéraments.

En effet, ce sont ces « *Gaz putrides* » qui, par leur *dissolution dans le Chyle* régénérateur de toutes nos fonctions vitales, empoisonneront, à la fois, le sang, le système nerveux et, consécutivement, tout l'organisme.

Chez les *Constipés*, les conséquences de l'*Infection intestinale* sont encore plus graves, car, du fait de la *stase prolongée des résidus excrémentiels remplis de débris albumineux putréfiés*, il en résulte que dans la région Iléo-Cæcale, où les résidus s'accumulent outre mesure, il se crée en permanence un *Foyer d'infection* qui y déterminera l'Inflammation de cette région intestinale.

C'est alors que l'on voit apparaître la *Typhlite*, et, par aggravation, de la *Pérityphlite*, plus connue sous le nom d'*Appendicite*.

Et lorsque l'Inflammation vient à gagner le *Rectum* — surtout si les Lavements sont devenus d'un usage habituel — elle peut alors causer un mal beaucoup plus terrible, car l'*irritation continue*, que causent les Lavements et les matières infectées non expulsées, apporte dans le *Système nerveux adjacent* ainsi que dans les *Organes excrétoires* un déséquilibre de leur constitution cellulaire qui engendrera le *Cancer du Rectum*, si fréquent chez les *Constipés*.

Pour lutter avec succès contre l'*Infection intestinale*, génératrice des « *Gaz putrides* » morbides, et contre la *Constipation*, ce n'est pas, ainsi qu'on croit devoir le faire, avec des *Antiseptiques chimiques*, si préjudiciables à la structure si sensible des Organes intestinaux, ainsi qu'aux *Leucocytes*, ces bons microbes chargés de détruire les mauvais, ni les *Purgatifs*, qui agissent sur nos organes digestifs comme des *Poisons* et que, pour cette cause, notre Système de « Self-défense » expulse pour s'en débarrasser et qui, par leur usage trop fréquent, désorganisent les tissus intestinaux et, en même temps, paralysent, en les détruisant, leurs *Nerfs animateurs*, mais en procédant par d'autres moyens plus rationnels, donc inoffensifs pour le corps, ce qui ne peut être obtenu que par la *suppression des causes* qui ont engendré l'*Infection intestinale*.

Par le court exposé qui précède, on voit que le problème de la lutte contre cette *Infection* et la *Constipation* ne consiste pas seulement, comme quantité de gens en sont persuadés, à prendre constamment *Purgatifs* et *Laxatifs*, mais — ce qui paraît une vérité de La Palice — à empêcher la formation de l'*Infection intestinale* en détruisant les « *Gaz putrides* » qu'elle engendre et dont les effets morbides sont si dangereux pour toutes les parties de notre organisme.

Pour aboutir logiquement et en toute certitude à la solution de ce problème, j'avais donc imaginé une Cure en trois stades, agissant ainsi qu'il suit :

1er *Stade*. — **Cure A**. — Cure de *Désinfection du Tube intestinal*, en même temps que du *Chyle* élaboré par l'Intestin grêle, donc du *Sang* neuf fabriqué par le Tube digestif, avec, pendant ce temps, *abstinence totale d'Albumines animales* (Viande, Œufs et Poissons), génératrices des « *Gaz putrides* ».

2e *Stade*. — **Cure B**. — *Nettoyage du Tube intestinal et Expulsion des Matières désinfectées*, en continuant l'abstinence des *Albumines animales*.

3e *Stade*. — **Cure C**. — *Tonification de l'Estomac, du Système nerveux* et de *l'État général*, avec reprise de ses habitudes alimentaires, sans toutefois exagérer la consommation des aliments renfermant des *Albumines animales*.

Cette cure, qui varie de trois à vingt et un jours, selon la gravité des cas à traiter, si logiquement étudiée et raisonnée, et que son auteur appelait la « **Cure A. B. C.** », nécessitait l'acquisition de six plantes et de leur infusion subséquente, ce qui n'était pas toujours pratique pour tout le monde.

C'est alors que, pour répondre à quantité de demandes qu'on me fit, après des recherches et des études longuement méditées, j'ai résolu la difficulté en composant une poudre, dont tous les éléments réunis répondent aux conceptions thérapeutiques que je m'étais posé pour la confection de la « **Cure A. B. C.** »

C'est ce produit nouveau que M. F. Vénard, pharmacien de 1re classe, nous présente, et dont l'usage a été rendu si pratique que, même en voyage ou pour les personnes n'ayant pas d'intérieur fixe, en emportant cette poudre avec soi, chacun pourra l'utiliser n'importe où pour se soigner ou éviter des maladies

303 —— Composition de la « **Poudre A. B. C. radio-active** », selon la formule de M. L.-G. Rancoule :

Arthémisia absinthium (Absinthe)...............	75 gr.
Pimpinella anisium (Anis vert).............	350 —
Glycyrrhisa glabra (Réglisse)....................	350 —
Sel végétal de Crème de tartre.................	150 —
Soufre natif.............................	25 —
Magnésium (Phosphate de).....................	20 —
Calcium (Carbonate de).........................	20 —
Fer (Pyrophosphate de).......................	5 —
Fluorine..................................	5 —

(Doses pour un kilog de poudre).

En se reportant à la formule ci-dessus, on constate que dans la composition de la « **Poudre A. B. C.** » il n'entre aucun *Antiseptique chimique*, dont les effets toxiques sont si pernicieux sur tous les organes digestifs, y compris le Foie et les Reins, ni *Purgatifs drastiques*, comme l'*Aloès*, le *Séné*, le *Jalap* et la *Scammonée*, que l'on trouve à la base de presque tous les « Thés » et Pilules purgatives ou Laxatives et qui sont si préjudiciables à la Tunique intestinale ainsi qu'aux Nerfs chargés d'y fournir leur animation.

Tous les produits utilisés ont été choisis avec la plus scrupuleuse attention pour que leurs effets curatifs ne causent jamais d'*Intoxications médicamenteuses*, comme cela se passe avec la plupart des médicaments ayant une *action rapide* sur les symptômes du mal et non sur les causes, ces derniers produisant ainsi de *fausses guérisons*, lesquelles sont suivies de rechutes inévitables, souvent plus graves.

Examinons maintenant chacun des produits utilisés dans la « **Poudre A. B. C.** » pour nous rendre un compte exact des buts auxquels ils sont destinés.

Arthémisia absinthium. — Cette plante est l'*Antiputride* par excellence, elle est en outre *Fébrifuge, Stomachique, Tonique, Diurétique, Stimulante, Antiacide, Emménagogue, Vermifuge* et légèrement *Narcotique*. C'est donc un médicament de choix qui fait merveille comme curatif, préventif et abortif dans toutes les maladies, et dans les *Fièvres intermittentes* elle est souveraine.

Pimpinella anisium est une plante qui complète harmonieusement la précédente, car, contre les *Gaz intestinaux*, les *Coliques venteuses*, les *Maux d'Estomac* et les *Indigestions*, c'est le meilleur des médicaments. (Ne pas la confondre avec l'*Anis étoilé de Chine* qui n'en a que l'odeur.)
On la recommande en outre, pour favoriser la *Lactation* chez les nourrices ; et, contre les *Coliques* des enfants au sein, il suffit que la maman ou la nourrice en prenne des infusions — ou mieux encore, de la « **Poudre A. B. C.** » — pour les faire cesser.

Glycyrrhisa glabra. — Renferme un produit actif, dénommé *Glycyrrhisine*, *que la chaleur détruit* ; dans notre préparation, cette intervention néfaste n'intervenant pas, la *Glycyrrhisine* agit avec toutes ses qualités.
Cette plante est un *Laxatif doux*, ne causant jamais d'irritation sur le Tube intestinal ; elle est, en outre, *Pectorale*, car son action sur les Bronches favorise l'*Expectoration* et redonne de la souplesse à l'élasticité des Poumons.

Sel végétal de Crème de tartre. — Ce sel, de nature organique, présente cette particularité de « tenir le milieu entre le Règne végétal et le Règne minéral » (*Trousseau*). C'est un très bon *Laxatif*, sans action destructive sur les Intestins et un des meilleurs *Antifermentescibles*.

Soufre natif. — Le Soufre, dans la Médecine, a toujonrs été utilisé comme un *Dépuratif* du Sang et des Humeurs et recommandé comme *Spécifique* pour les Maladies de la Peau, des Bronches et les *Scléroses* de toutes natures.

Phosphate de magnésium. — Ce sel, par son heureuse composition, est le meilleur des *Reconstituants des Nerfs*, car il renferme les deux éléments qui leur sont indispensables pour conserver toute leur puissance : le *Magnésium* et le *Phosphore*.

Carbonate de calcium. — Le *Calcium*, autrement dit, la Chaux, est un corps indispensable pour le Corps humain, car il contribue, pour la plus grande partie, à la formation des Os.

C'est pourquoi on le recommande avec raison dans le *Rachitisme*.

Il est en outre reconnu que la Chaux a une action puissante dans la guérison de la *Tuberculose*, en favorisant la *Cicatrisation des Abcès, Tumeurs, Cavernes* et *Adénites*, d'origine Tuberculeuse ou non.

Certains auteurs la recommandent même contre le.*Cancer*. C'est aussi un des meilleurs *Antiacides*.

Pyrophosphate de fer. — Le Fer est le Spécifique reconnu comme indispensable pour le traitement de l'*Anémie* et de la *Chlorose*, parce que, en enrichissant les globules rouges de sa présence, il favorise l'*Oxygénation du Sang* dans les *Poumons*.

Fluorine. — La *Fluorine*, qui provient du *Spath-fluor*, a été recommandée par le Professeur Robin dans les *Dyspepsies* et contre les *Fermentations intestinales*, C'est aussi un des meilleurs Reconstituants des *Cartilages* et des *Os*.

La *Fluorine*. — dont le nom remonte à la particularité que ce corps a de dégager des *fluorescences*, sous forme de lueurs phosphorescentes présentant les plus belles colorations, — a, en outre, ceci de remarquable, c'est qu'elle possède, du fait de cette *fluorescence*, un pouvoir de *Radio-activité*, précieux pour notre formule. En effet, son intervention dans les phénomènes si complexes et mystérieux des échanges inter-cellulaires, aussi bien pour les multiples corps puisés dans les aliments que pour les principes renfermés dans les Médicaments, favorise dans le Corps humain l'adaptation de ces corps ou de ces principes *là où ils doivent se fixer*.

La Fluorine ayant aussi le pouvoir de *stabiliser les « Principes vivants »* renfermés dans les *Plantes*, son intervention, dans notre formule, ne peut donc être que des plus favorables pour la conservation, au maximum, des *Principes actifs*, des *Diastases* et des *Vitamines*, *qu'elles contiennent*.

En outre, grâce à la *Radio-activité* de la *Fluorine*, le Corps humain ne pourra que profiter de ces bienfaisants effets; car cette *Radio-activité* remontera l'Etat général, plus ou moins désorganisé chez les Malades et les Surmenés, en agissant à la fois, sur les *Forces physiques* et *mentales*, qui lorsqu'elles sont en équilibre constituent l'état de bonne santé.

Le Dr Maurice Wolf, de son côté, à démontré que le Fluorure de Calcium, par des propriétés encore mal définies, agissait comme *frenateur* et *inhibiteur* dans les manifestations biologiques du métabollisme (1).

De ce fait il a observé que le Calicum ralentissait le rythme vital des Tumeurs Cancéreuses, donc pouvait aider à leur guérison.

Note importante. — *Aucune chaleur* n'étant intervenue dans la préparation de la « **Poudre A. B. C.** », et son absorption ne nécessitant aucune infusion, les produits dont elle est composée seront tous consommés dans leur *forme naturelle*, tels que la Nature les a créés, donc *sans avoir subi la moindre altération* de leurs *Principes actifs*, ni de destruction des *Eléments vivants* ou *Radio-actifs* qu'ils renferment.

Nota. — La « **Poudre A. B. C.** ». Radio-active, avec son mode d'emploi, est en vente chez M. F. Vénard, Parmacien de 1re classe, 158, Faub. Saint-Martin (gare de l'Est), Paris-X^e.

---

(1) *Métabollisme :* Transformation que subissent les Aliments vivants dans les phénomènes nutritifs, tant au point de vue Assimilation que construction.

L'Alimentation et ses conséquences sur la Santé

304 — La Santé ne dépend que d'une Alimentation rationnelle.

« La Santé publique dépend principalement du régime alimentaire suivi par la collectivité. Les maux qui déciment l'humanité ont leur source capitale dans une alimentation mal choisie. L'Amélioration de la race ne résultera jamais de combats menés séparément et simplement contre les infections chroniques (tuberculose, cancer, syphilis), ou contre les maladies aiguës (fièvre typhoïde, diphtérie, etc.). Tant que les hommes s'alimenteront de produits impurs ou antinaturels, les déficits de résistance vitale et les usures organiques ne feront que croître. Tant que les Instituts officiels déploieront leurs efforts à lutter non pas contre les vraies causes de la mauvaise santé (les désobéissances aux lois naturelles), mais seulement contre les conséquences de ces désobéissances (les maladies qui en sont résultées), ces institutions ne serviront guère qu'à donner satisfaction à des intérêts matériels et à des ambitions honorifiques. »

Docteur Paul CARTON. *La Revue naturiste*, 2ᵉ année, p. 85.

305 — L'Alimentation naturelle.

« L'Alimentation naturelle est la façon de se nourrir où, dans la mesure du possible, l'on conserve l'Aliment en son état primitif. *A cette condition seulement il est naturel* et peut se définir : « Toute substance qui, introduite dans l'organisme, nourrit, excite et minéralise, en même temps qu'elle apporte avec elle cette force aussi réelle qu'impondérable qu'est la vie. »

Dʳ MONTEUUIS (de Nice).

306 — Influence du Psychisme sur les Sécrétions digestives.

Accomplir l'action de manger « sans avoir faim », ou bien « sans y penser », ou bien encore consommer des aliments qui ne sont pas « appétissants », sont des choses plus nuisibles qu'utiles.

Il faut, en effet, pour que les Glandes digestives sécrètent normalement, qu'elles aient été au préalable « averties et excitées » par des réflexes venant des impressions perçues par la Vue et l'Odorat. Ainsi l'odeur d'une cuisine bien préparée, la vue d'un plat bien présenté ou de beaux fruits odorants et savoureux, nous « mettent l'eau à la bouche », et créent des « tiraillements dans l'Estomac ». Cela démontre que les Glandes salivaires et stomacales entrent en action dès que nous « voyons » et « sentons » ce que nous allons manger. Si ces phénomènes ne se sont pas accomplis, la plus grande partie de ce que nous absorberons passera *intacte* dans les Intestins, *sans profit* pour la Nutrition (l'Assimilation), causant un danger permanent pour notre Santé, par l'*Infection putride* qui résultera de cet apport d'Aliments *non digérés*.

Il est donc indispensable pour que la Digestion puisse s'accomplir normalement que cette intervention psychique soit réalisée. C'est pourquoi il est nécessaire qu'une table soit bien servie, avec des plats appétissants dégageant des Aromes 150 agréables à l'Odorat, si l'on veut profiter *inté-*

gralement des aliments que nous consommons. Car, par suite de ces impressions olfactives et concordantes avec leurs rôles à accomplir dans la Digestion, l'Odorat accomplira sa fonction culino-digestive en transmettant au Cerveau et de là, par concomitance, au Cervelet, les Impressions qu'il a perçues. C'est alors que le Cervelet, par l'intermédiaire des Nerfs Pneumogastriques, se chargera de faire le nécessaire pour mettre en branle les myriades de Glandes sécrétantes digestives (1).

Parmi ces Aromes, en outre de ceux qu'apporte avec elle toute cuisine bien préparée, il en est de naturels qui jouent, eux aussi, un rôle important comme excito-digestif ; c'est ainsi que le Persil, le Cerfeuil, l'Oignon, l'Ail, la Ciboulette, la Civette, l'Estragon, la Sauge, la Menthe, le Citron (Voir ces mots) et encore le véritable Vinaigre, ont le pouvoir d'agir, à la fois, *indirectement*, par les réflexes olfactifs qu'ils déterminent par le dégagement de leurs Aromes, et de provoquer *directement*, par leur contact avec les muqueuses des Organes digestifs une abondante Sécrétion salivaire, stomacale, pancréatique et hépatique (Foie), il en résulte que ces produits favorisent la totalité des phénomènes indispensables pour une parfaite digestion.

Il faut en outre « manger avec plaisir » et ne jamais être distrait à table par des Préoccupations morales, éviter en mangeant toutes Discussions ou Emotions, ainsi que la Lecture. Ce sont là des pratiques déplorables, sources de Gastro-entérite et d'Indigestions, sans compter que dans ces conditions les Aliments ingérés « ne profitent pas », mais, pis encore, qu'ils *deviennent nuisibles* et dangereux en se putréfiant par la suite dans les fosses iléo-cæcales.

Comprenez-vous, maintenant, que, dans certaines conditions antiphysiologiques, l'alimentation au lieu d'être la chose la plus indispensable à l'entretien de notre existence et au maintien de la conservation de notre Santé, puisse être la cause de la Source de tous nos maux et abréger, par surcroît, la durée de notre existence.

Le peu de temps que nous consacrons dans notre vie à notre alimentation devrait donc s'accomplir comme un sacerdoce, c'est-à-dire *avec joie et en ne pensant exclusivement qu'à cet acte biologique qui prime tous les autres*.

Sinon, je le répète, l'Alimentation devient une fonction inutile et dangereuse.

307 — Le Secret pour avoir un bon Estomac.

Pour s'accomplir normalement la confection du bol alimentaire dans l'Estomac ne doit être composé que *d'un seul plat* principal.

C'est, au reste, ce que font les campagnards, les ouvriers et... les chiens, ainsi que presque tous les animaux. Les Granivores et les Herbivores exceptés étant donné que leur alimentation procède de deux stades : un emmagasinage des Aliments pour les broyer — les graines — ou les faire fermenter — les herbages —, suivie d'une seconde opération qui consiste à faire passer dans le tube digestif ces Aliments appropriés pour leur digestion définitive.

En ce qui nous concerne, la première digestion, la solubilisation, se fait d'emblée et presque en totalité dans l'Estomac. Pour lors si l'on consomme à son repas *en une seule fois* un plat composé de Viande, Poissons ou Œufs, garni avec des Légumes quelconques, il se produit dans

---

(1) « Connais-toi d'abord », Tome Ier : *Les deux Cerveaux.*

l'Estomac un travail intense et corrélatif avec chaque substance absorbée *de toutes les Glandes sécrétantes* qui aboutit à une bien meilleure Chymification (1) que si tous ces produits avaient été absorbés *successivement*.

Il est facile d'en donner l'explication : si le plat que l'on nous présente est savoureux, l'odorat et le goût étant satisfait augmentent le sens de l'Appétit, il en résulte que tous les organes chargés de sécréter la totalité des Sucs digestifs fonctionneront au maximum en correspondance avec l'ensemble des substances que ce plat contient : les aromes qui s'en dégagent ayant mis en branle les réflexes nerveux aboutissant aux Glandes sécrétantes chargées de dissoudre chacune des substances renfermées dans ce plat. Le résultat est une parfaite digestion produite par la sécrétion maximum de tous les Sucs digestifs nécessaires à son accomplissement.

Tandis que si le contenu de ce Plat unique avait été servi séparément, chaque produit l'un après l'autre, le premier produit servi eût seul profité de cette sécrétion intensive et les suivants de moins en moins, parce que l'Appétit — je ne parle pas des gros mangeurs doués d'appareils digestifs formidables — se réduisant progressivement il s'ensuit que le travail de la Digestion va en décroissant de plus en plus.

Donc, si vous tenez à votre Estomac, ne prenez — à part les Hors-d'œuvre, Potages ou Desserts — qu'un seul plat sain et substantiel.

Puis, et cela est aussi essentiel, « ne buvez pas en mangeant », cet acte antirationnel en *diluant les Sucs gastriques* diminue d'autant leur action dissolvante qui se ralentit alors proportionnellement à la quantité de liquide absorbé, ainsi que je l'ai expliqué plus au long dans le tome II de « *Connais-toi d'abord* ».

En outre cette mauvaise habitude de boire en mangeant donne des Lourdeurs de tête et des Congestions après manger, des Envies de dormir et, dans tous les cas des Aigreurs avec Renvois acides, sans oublier que la plupart des Couperoses et l'Acné rubescent, chez les gens sobres, n'a le plus souvent pas d'autres causes.

308 — Médecine simplifiée.

C'est une méthode vraiment trop simpliste que de dire à une personne qui ne digère pas certains aliments de les supprimer. Ne vaudrait-il pas mieux rechercher les raisons *pourquoi ils ne sont pas digérés et pourquoi ils font souffrir ces personnes ?*

Ainsi, la plupart du temps il suffirait de modifier le mode de cuisson de ces aliments, soi-disant indigestes, voire de les *consommer crus*, pour que tout alors se passe le mieux du monde.

Avec cette méthode on aboutirait à des résultats plus logique que celle de la suppression de certains aliments *indispensables pour obtenir une Nutrition intégrale*.

309 — Les causes des Maladies de la Peau remontent à une Mauvaise alimentation.

« Les éruptions cutanées s'attaquent volontiers aux femmes, aux jeunes gens, aux personnes prédisposées par leur peau fine et délicate. On dirait que, chez certains Rhumatisants, les nerfs vaso-moteurs, parésiés et comme neurasthéniques, rendent les tissus cutanés débiles et la nutrition des diverses couches de la peau imparfaite et défectueuse. Souvent hérédi-

---

(1) Partie de la Digestion qui s'accomplit dans la Bouche, l'Estomac et le Duodénum.

taires, les éruptions indiquent toujours une vitalité affaiblie et la nécessité
de remédier à cet affaiblissement par un traitement général bien compris.

« Les émotions morales et surtout la frayeur ; les brusques ascensions
du thermomètre, parfois aussi le séjour au bord de la mer, sont coutumiers
de fluxionner l'activité fonctionnelle de la peau et de provoquer des Eczé-
mas tenaces, étendus en profondeur comme en surface. *Mais, en cherchant
bien, c'est presque toujours le régime alimentaire qu'il faut incriminer : c'est
lui qui, le plus visiblement, agit sur la fragilité, l'irritabilité, la vulnérabilité
du revêtement épidermique.* Que d'excitations réflexes, à allures inconnues
ou mystérieuses, partent, sournoisement, de l'appareil gastro-intestinal,
boîte de Pandore, cheval de Troie *où s'embusquent nos morbides ennemis !*

« On ne connaît pas, évidemment, la filière physiologique par laquelle
les mets indigérés sollicitent des troubles vaso-moteurs. On sait seulement
que chez les Arthritiques, la production anormale des acides organiques
et gras (acétique, butyrique, lactique, etc.), influence formellement en mal
la nutrition de la peau. Gigot-Suard a pu déterminer des Eruptions Herpé-
tiques chez des chiens par l'administration de faibles quantités d'acide
urique dans leurs aliments. D'un autre côté, Vogel affirme que, lorsqu'il y
a *excès d'albumine* dans le sang, cette substance tend à se séparer soit par
l'Albuminurie, soit par des Eruptions cutanées *riches en albumine*, telles
que l'Eczéma, l'Impétigo. Toutes ces observations nous expliquent les heureux résultats curatifs amenés par la seule réforme d'un régime irritant et
défectueux et par la restriction de l'albuminisme (1). »

Dʳ E. Monin.

310 — La Médecine moderne et la Médecine naturelle.

« Au milieu du tourbillon d'idées où s'agite la thérapeutique moderne,
le médecin se surprend parfois à se demander s'il ne fait pas fausse route ;
à ce moment troublant il jette instinctivement un regard en arrière, et, si
les doctrines hippocratiques lui sont familières, il revient à la Nature et
l'interroge. C'est dans ces conditions que personnellement j'ai trouvé mon
chemin de Damas : en m'orientant vers la Médecine naturelle j'ai retrouvé
la santé et la foi dans l'art de guérir. »

Dʳ A. Monteuuis (*L'alimentation et la cuisine naturelle*, p. 631).

311 — La stupidité d'être malade !

La Revue naturiste a publiée dans son numéro de novembre 1923, un
petit article paru dans le *Daily Mail*, qui peut se résumer ainsi :

A l'Aldwych-Club, le Dʳ Léonard William, de Harley-Street, Londres,
dans une conférence sur la « Force physiologique », dit que si les gens
contractent des maladies, c'est toujours par leur propre faute et que, par
conséquent, on ne devrait pas en avoir pitié ni les considérer comme des
victimes, mais au contraire, les condamner comme ils le méritent.

En effet, l'homme qui se dit martyr de la Goutte ou de Rhumatisme,
dit une grosse bêtise, car, aussi bien, l'alcoolique pourrait dire qu'il est un
martyr du Delirium tremens.

L'un et l'autre paient les fautes qu'ils ont commises.

Lorsqu'un homme est arrivé à l'âge mûr, c'est à lui de faire ce qu'il
faut pour s'y maintenir le plus longtemps possible, et non pas en diminuant sa force physiologique par des excès ou des fautes de toutes natures,

------

(1) A la base de ma méthode, je fais remonter la cause des maladies à « l'Infection intestinale » 302, déterminée par la putréfaction dans l'intestin des albumines
animales non digérées dans l'estomac.

qui constituent en réalité des appels de S. O. S., à tous les microbes pour qu'ils viennent prendre résidence dans son organisme.

Le poids moyen d'un jeune homme robuste et sain de 24 ans est de 70 kilogs, tandis que celui des mêmes hommes à 50 ans est de 78 kilogs. Cela est absurde, la normalité devant être plutôt inférieure pour les gens âgés que supérieure au poids de jeune homme.

L'homme devrait vivre jusqu'à 120 ou 140 ans. Sans Vitamines on ne peut pas vivre ; on les trouve dans les aliments crus, tandis qu'elles sont presque absentes des aliments cuits. Le fourneau de cuisine n'a certainement pas été inventé par la puissance supérieure qui a tout créé ce qui existe dans la nature.

La question de force et de capacité physiologique revient donc, en fin de compte, à une question de régime alimentaire et d'hygiène naturelle : manger peu, absorber toutes sortes d'aliments crus, salades, laitages et œufs et respirer de l'air pur.

Car si l'on veut éviter des bouleversements dans son installation corporelle, il faut faire attention aux clauses de réparations contenues dans le bail que nous avons signé en venant habiter le monde où nous vivons.

312 — Bénédicité.

« Ce n'est point vers une perfection chimérique et contraire à ses œuvres, ce n'est point vers des privations contre nature, que le père des humains élève les désirs de ses enfants; c'est à des besoins journaliers, à des joies qui leur sont propres qu'il rattache les devoirs qu'il leur impose.

« Buvez et mangez », « croissez et multipliez » ; c'est ce qu'il a dit à la postérité d'Adam, depuis l'origine des siècles, et ce qu'il leur répète par la voix de leur estomac.

« ... Le plaisir de manger, la destination la plus évidente de nos organes, la fonction la plus habituelle de notre corps, le besoin le plus impérieux de notre être, a donc été consacré par ce qu'il y a de plus vénérable et de plus spirituel. »   BALZAC (Honoré de).

313 — Les meilleurs amis.

« Les meilleurs amis de l'homme s'appellent l'Estomac et le Cerveau qui, sains, permettent la jouissance de tous les paradis terrestres »

A. MARTEL.

314 — Pour que l'esprit domine la matière.

« En premier lieu, il faut être en bonne santé (donc se bien nourrir); alors seulement l'esprit domine la matière charnelle. »   P. NYSSEN.

315 — Une mauvaise Alimentation engendre le Septicisme.

Le Septicisme, ce cancer qui ronge le moral et le déprime, est ce qu'il y a de pire pour l'entreprise de la rude marche à la vie. Or, cette maladie psychologique est toujours causée par une Alimentation Antinaturelle : la Saine nourriture donnant toujours un fond d'optimisme, ce facteur de la réussite en tout.   L.-G. RANCOULE.

316 — Connais-toi d'abord.

Si tu veux bien te porter et ne jamais être malade, avant toutes choses, *Connais-toi d'abord* et sache *comment et pourquoi tu vis.* L.-G. RANCOULE.

Et, pour conclure,
qu'est=ce que la Vie ?

La Vie est un phénomène d'une complexité si inextricable que tout ce que nous pouvons en dire consiste à savoir que chez les Etres animés c'est la *transmutation* de myriades d'atomes chimico-organiques, d'impondérables êtres vivants, dont nous ne pouvons que constater l'existence sans jamais pouvoir les voir, et de radiations émanant du Soleil — source de toutes les existences, — que nous consommons ou que nous respirons.

Laissant de côté la question de l'origine de l'Influx nerveux animateur, provenant certainement de certaines radiations solaires appropriées à ce but, et, ne nous préoccupant que de la récupération permanente de notre Vie corporelle, nous sommes obligés de constater que son maintien consiste à recueillir dans ce que nous consommons en aliments ou boissons, d'une part les multiples corps « chimico-organiques » et, d'autre part, les « éléments vivants », qu'à l'état naturel, ils renferment tous. Parmi ces derniers figurent les impondérables Diastases 25 et les Vitamines 31, ainsi que les Leucites et les Aleurones 140 c, ces derniers visibles. L'intervention des Diastases, vis-à-vis des corps chimico-organiques, comme je l'ai expliqué au chapitre 25, ayant pour but de *dissocier* la totalité de tous les corps renfermés dans les Aliments, ainsi que de les *transformer* de manière qu'ils puissent se substituer et s'adapter — c'est-à-dire « s'humaniser » — à nos propres cellules corporelles.

Pour les Vitamines Aleurones et Leucites, leur rôle, consiste à mon avis, à favoriser le remplacement de nos propres Cellules animées, les Leucocytes et Cellules nerveuses, lesquelles contiennent, il ne faut pas l'oublier, des Leucites, qui ainsi que je l'expliquais dans le second volume, au chapitre 198, doivent intervenir vis-à-vis de ces Cellules animées comme des agents destinés à favoriser leur reproduction.

Ainsi, par ces divers processus régénérateurs, normalement accomplis, notre corps, luttant contre les pertes continues qu'il subit sans arrêt, peut se maintenir en parfait état d'équilibre corporel et vital, grâce aux apports constants des myriades d'*éléments chimico-organiques et vivants* qui lui sont fournis quotidiennement et en quantité suffisante.

Mais que dans nos aliments ou boissons viennent à manquer Diastases, Vitamines, Aleurones et Leucites, aussitôt — les corps chimiques renfermés dans les Aliments ne pouvant plus *s'assimiler ou se régénérer* — nous nous *affaiblissons* et chaque jour *perdons un peu plus de notre résistance vitale*, si bien que, fatalement, *nous devenons malades*.

Or, *être malade c'est commencer à mourir*, puisque, en réalité la maladie n'est que la déchéance d'un ou de plusieurs de nos organes, actifs ou défensifs, causée par l'absence dans notre alimentation de certains corps essentiels et indispensables pour que les aliments que nous consommons répondent aux buts qui leur sont destinés ; c'est-à-dire l'entretien normal de ces organes actifs ou défensifs, lesquels *lorsqu'ils sont en bon état de fonctionnement nous garantissent une existence saine, donc une Santé permanente.*

Si nous remontons à l'origine de ces causes morbides, nous sommes obligés de constater qu'elles proviennent de ce que nous violons les Lois de l'Alimentation normale qui nous imposaient comme règles de *manger cru.* Donc en utilisant constamment la chaleur *pour cuire nos aliments,* ou, ce qui est le comble de l'abomination biologique, en les *stérilisant,* nous avons détruit partiellement, dans le premier cas, et totalement, dans le second, les Diastases qui seules, comme je viens de le dire, permettent les transmutations corporelles pouvant *assurer à notre corps son équilibre vital* ; sans oublier les Vitamines, Aleurones et Leucites dont la destruction — et ses effets — suit la même loi que pour les Diastases.

Moralité en guise de conclusion. — Pour vous maintenir en bonne Santé, ou la rétablir si vous l'avez perdue, *mangez cuit,* puisque c'est l'usage et que, en vérité, c'est très agréable, mais n'oubliez pas, ainsi que je vous l'ai expliqué tout le long de cet ouvrage, de ne pas exagérer ni prolonger la cuisson et, surtout, d'ajouter à chaque repas des *Aliments crus,* afin de pallier et de contrebalancer aux inconvénients graves qu'engendre la cuisson des Aliments, surtout lorsque celle-ci a été exagérée.

« Le Clos-St-Jean »
Dinard.

Rancoule
Juillet 1924.

P.-S. — Dans le présent ouvrage, dont le texte a dépassé de beaucoup mon programme, vous y trouverez de nombreuses fautes. Je m'en excuse auprès de vous, mes chers amis ; mais, je tiens à vous en donner la principale cause.

Remarquez d'abord que ce livre est composé de 240 pages représentant plus de 700.000 lettres ou signes ;

Et comme il m'a fallu refaire mon manuscrit au moins trois fois, corriger les épreuves d'imprimerie un nombre égal de fois, je vous avoue que, aujourd'hui, jour où j'ai donné le « Bon à tirer », je n'en pouvais plus et me sentais à la limite de mes forces intellectuelles. De là les nombreux *lapsus calami* et autres fautes que vous rencontrerez et pour lesquels, en connaissant maintenant la cause, vous voudrez bien me donner l'absolution.

31 Août 1924.   L.-G. R.

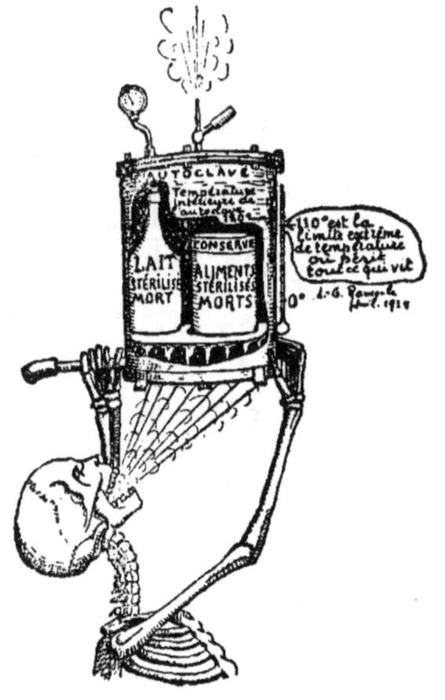

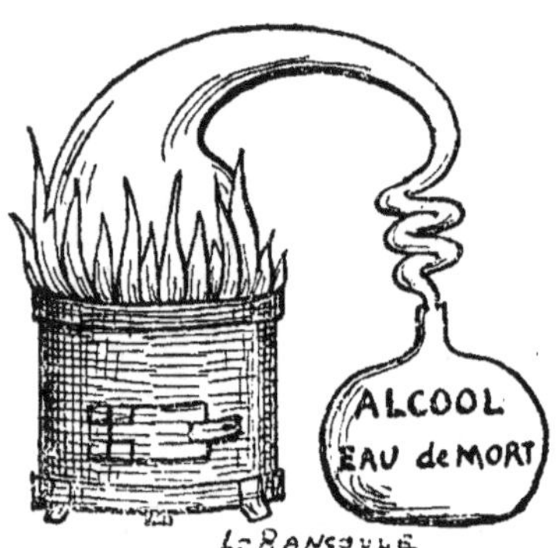

Au Professeur Charles Richet.

Tous les Êtres animés
   — sauf l'Homme —
   mangent cru.

Or le Feu
   transforme ou détruit
   tout ce qu'il touche :
   d'un « Aliment vivant »,
   approprié aux fins
   de la Nutrition
   et de l'Assimilation,
   il en fait
   un « Aliment mort »
   impropre à conserver
   la Vie et la Santé

Et pour les Boissons naturelles
   il en est de même.

Si bien que les Animaux
   — exempts de Maladies
   tant qu'ils vivent
   à l' « État naturel » —
   perdent leur Santé dès que,
   vivant avec nous,
   nous leur donnons.
   comme pâture
   des « Aliments cuits ».

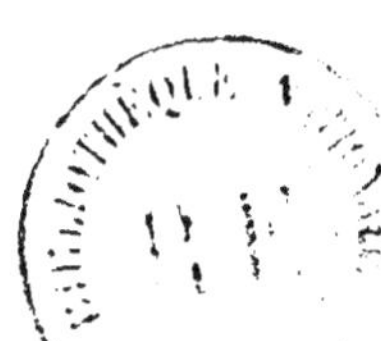

TABLE ANALYTIQUE

*Nota. — Les numéros placés devant les rubriques renvoient
aux chapitres et non aux pages.*

1re PARTIE

2e PARTIE

3e PARTIE

5e PARTIE

QUELQUES RECETTES DE CUISINE HYGIÉNIQUE ET « REVITALISANTE »

6ᵉ PARTIE

LES BOISSONS

7e PARTIE

SUPPLÉMENT

AUTEURS REPRODUITS OU CITÉS
dans cet ouvrage.

NOTA. – Les numéros renvoient aux chapitres et non aux pages.

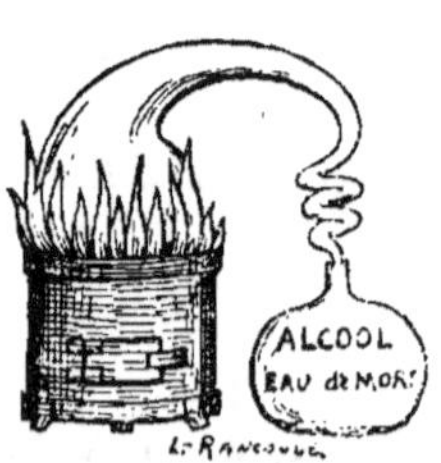

TABLE RÉPERTOIRE ALPHABÉTIQUE

Nota. — Les numéros renvoient aux chapitres et non aux pages.

Les **Légumes**, les **Maladies** et les **Médicaments** faisant l'objet d'un classement spécial, voir à la suite de cette Table :

LES LÉGUMES QUI GUÉRISSENT

NOTA. — Les numéros renvoient aux chapitres et non aux pages.

MALADIES susceptibles d'être traitées par les **Éléments médicamenteux renfermés dans les Aliments** et dont on trouvera les numéros des chapitres où ces mots sont traités, et notamment plus loin dans la **Table des Médicaments**.

NOTA. — Les numéros renvoient aux chapitres et non aux pages.

MÉDICAMENTS NATURELS
que l'on ne trouve que dans les Aliments et les plantes.

NOTA. — Les numéros renvoient aux chapitres et non aux tables.

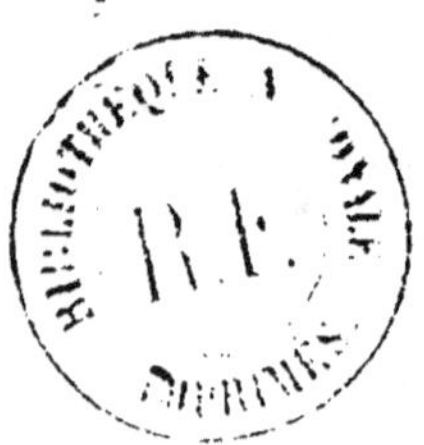

Imp. d'Ouvriers Sourds-Muets, Paris.